DER GRENZGÄNGER

Begegnungen mit Gunther von Hagens

Arts & Sciences

Herausgeber
Angelina Whalley
Franz Josef Wetz

GUNTHER VON HAGENS

Zum 60. Geburtstag

INHALT

9   Vorwort

10-29   Genialer Prügelknabe – Etappen, Wege und Ziele

30-43   Meine Erlebnisse mit Gunther Liebchen in Greiz
Dietrich Wagner

44-75   Unsere gemeinsame Zeit in Cottbus
Bernd Wolfram

76-83   Aus der Anfangszeit
Wolfgang Koser

84-105   Erfinder – Unternehmer – Ausstellungsmacher – Spieler
Klaus Tiedemann

106-115   Gunther von Hagens zum Sechzigsten
Wilhelm Kriz

116-135   Für Gunther in Zuneigung
Karine Oostrom

136-145   Die Grenzbewegung der Plastination
Bernd Hillebrands

146-157   Über meinen Vater
Rurik von Hagens

158-185   **CARPE DIEM – Nutze den Tag!**
Angelina Whalley

186-203   **Mit Gunther auf Reisen**
Wolfgang Heindl

204-211   **Avicenna des 21. Jahrhunderts**
Nyschanbek Kotschkorov

212-233   **Der Kosmopolit aus dem Osten**
Harald Biskup

234-267   **Journalistischer und persönlicher Zugang –
welcher ist „wahrer"?**

**Teil I: Tote aufs Fließband
Teil II: „Aus Scheiße Gold machen"**
Stephan Rathgeb

268-273   **In der Nachfolge**
Bazon Brock

274-293   **Der Grenzgänger**
Franz Josef Wetz

295   **Impressum**

Vorwort

Der vorliegende Band über Gunther von Hagens wird bislang unbeleuchtete Facetten dieses berühmten Anatomen und Schöpfers der Ausstellung KÖRPERWELTEN durch Menschen erhellen, die dessen bisherigen Lebensweg ein Stück weit begleitet haben. Angefangen von seiner Kindheit und Jugend – darüber wird der Schulkamerad *Dietrich Wagner* berichten – über die Gefangenschaft in der Strafvollzugsanstalt Cottbus aus der Sicht des Mitgefangenen *Bernd Wolfram* sehen wir von Hagens an seiner ersten Wirkstätte, der Medizinischen Fakultät der Universität Heidelberg. *Wolfgang Koser* und *Klaus Tiedemann* schildern die Anfänge und ersten Erfolge der Plastination, die sie technisch und medizinisch als Experten, Kollegen und Freunde begleiteten. *Wilhelm Kriz*, der damalige Dienstvorgesetzte am Anatomischen Institut, geht auf das schließlich scheiternde Spagat zwischen Medizinerausbildung und Laienaufklärung ein, nicht ohne Gedanken über von Hagens' Motivation anzustellen. *Karine Oostrom* und *Bernd Hillebrands* reflektieren seinen weiteren Weg aus Sicht einer ehemaligen Plastinationsschülerin und Freundin der Familie sowie als Mitarbeiter und Geschäftsführer der Fa. BIODUR. Mit *Rurik von Hagens* und *Angelina Whalley* kommen der Sohn und die zweite Ehefrau zu Wort, die sehr persönliche Eindrücke über den Vater und Gatten von Hagens wiedergeben. *Wolfgang Heindl*, Finanzberater und Freund, sowie die Journalisten *Nyschanbek Kotschkorov*, *Harald Biskup* und *Stefan Rathgeb* begleiten den Ausstellungsmacher durch einige Tiefen und Höhen seines mittlerweile bis nach Kirgisien, China und den USA expandierenden Unternehmens KÖRPERWELTEN. *Bazon Brock* und *Franz Josef Wetz* schließlich, der eine Künstler, der andere Philosoph, beide Gunther von Hagens freundschaftlich verbunden, treten einen Schritt zurück und zeichnen Gunther von Hagens als spirituellen Asketen und seinen bisherigen Lebensweg als die konsequente Bewegung eines viel umstrittenen und bewunderten Grenzgängers.

Die Herausgeber   *Heidelberg, im Januar 2005*

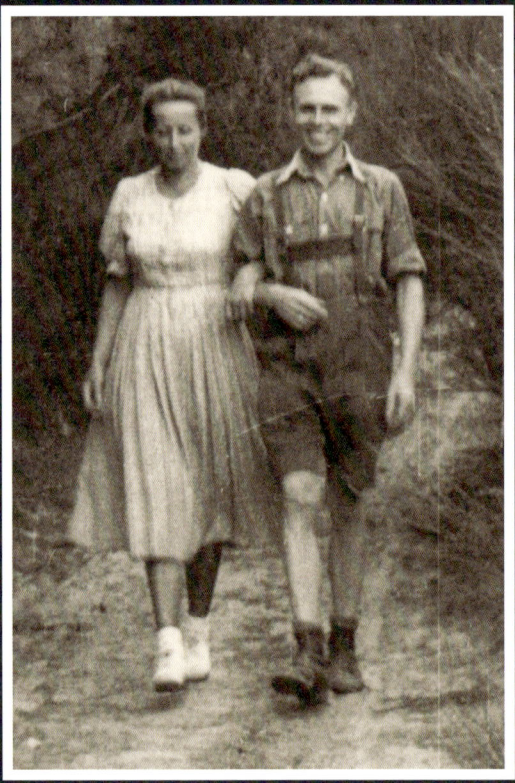

Die Eltern

Gunther von Hagens

Genialer Prügelknabe – Etappen, Wege und Ziele

Gunther von Hagens wird als Gunther Gerhard Liebchen am 10. Januar 1945 in Alt-Skalden bei Posen im heutigen Polen geboren. Im Alter von gerade fünf Tagen stecken ihn seine Eltern in einen Wäschekorb und begeben sich auf eine sechs Monate währende Flucht vor den anrückenden Russen – über Berlin, Gera und schließlich nach Greiz an der Elster. In der thüringischen Stadt im Vogtland wächst Gunther von Hagens als mittleres von fünf Geschwistern auf.

Gunther Liebchen stammt aus einer Arbeiterfamilie. Sein Vater, Gerhard Liebchen, erlernt zunächst den Beruf des Bankkaufmanns, später des Müllers und betreibt vor der Flucht mehrere Jahre eine eigene Mühle. In der DDR arbeitet er über viele Jahre als Leiter eines Kohlenhandels und später als Tankstellenleiter. Als Parteiloser hat er es im Berufsleben der DDR nicht leicht. Er arbeitet schließlich als Imker, weil sich Bienenvölker nicht in üblicher DDR-Manier kollektivieren lassen. Gunthers Mutter, Gertrud Liebchen, geb. Knaack, ist dagegen sehr kommunistisch und linientreu und übt in diesem Sinne großen Einfluss auf die Kinder aus. Von Beruf ist sie Krankenschwester.

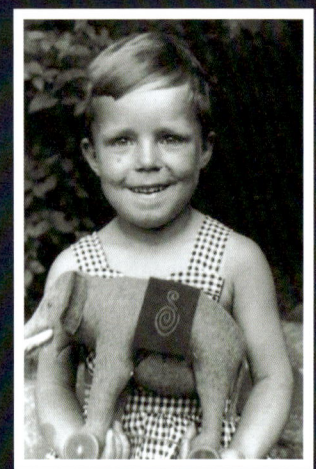
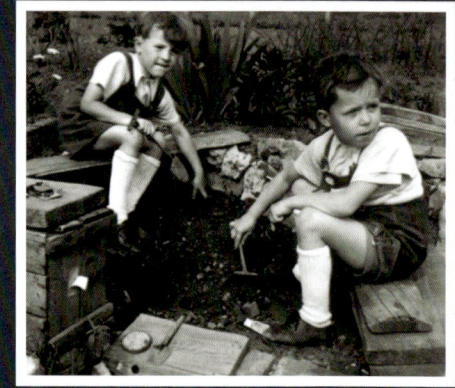
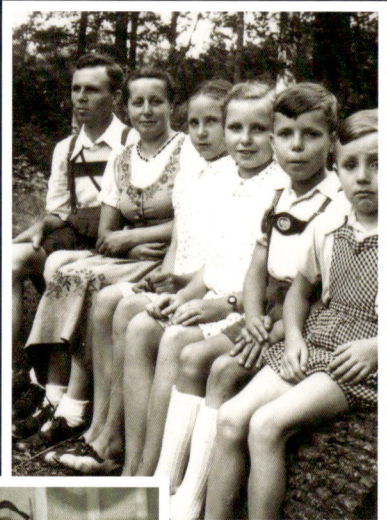
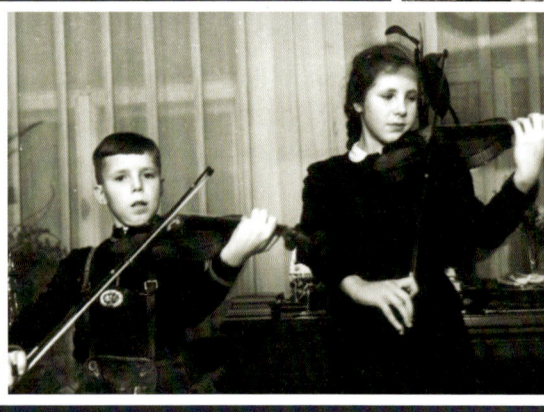
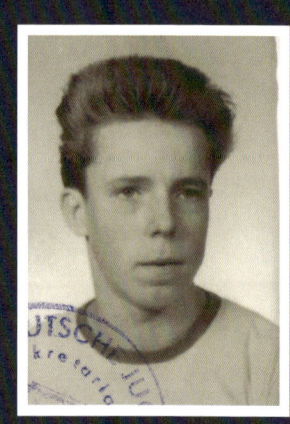

Eine Bluterkrankheit ist in Gunthers frühen Kindheitsjahren verantwortlich für häufige, teils wochenlange Krankenhausaufenthalte. Das lässt ihn zum Außenseiter und Sonderling werden. Den hautnah erlebten Medizinbetrieb findet er so faszinierend, dass er schon frühzeitig den Wunsch entwickelt, Arzt zu werden.

Von 1951 bis 1961 besucht Gunther die zehnklassige „Polytechnische Oberschule" in Gera und Greiz. Seine schulischen Leistungen liegen im Durchschnitt der Klasse, und er besteht die Abschlussprüfung mit der Gesamtnote „gut". Nach Abschluss der „mittleren Reife" beginnt er seine berufliche Laufbahn als „Ungelernter" im Kreiskrankenhaus Greiz, zunächst als Pförtner, Postbote, Fahrstuhlführer und schließlich als Hilfspfleger. Doch letztlich befriedigen ihn diese Tätigkeiten nicht. In Abendkursen der Volkshochschule holt er das Abitur nach und legt es 1963 mit gutem Ergebnis ab. 1964 ist er als Apothekenhelfer in der Greizer Elster-Apotheke tätig und anschließend bis Studienbeginn im Kreiskrankenhaus Greiz.

1965 wird er in der Friedrich-Schiller-Universität Jena für das Studium in der Fachrichtung Medizin immatrikuliert. Er erhält ein Stipendium in Höhe von 200 Mark monatlich. In einem Auskunftsbericht seines Seminar-Sekretärs im Rahmen des späteren Ermittlungsverfahrens gegen ihn heißt es: *„Gunther Liebchen ist aber eine Persönlichkeit, die an Aufgaben nicht schematisch herangeht. Diese Eigenschaft und sein Ideenreichtum, der ihn manchmal die Realitäten vergessen ließ, führten dazu, daß er teilweise sehr eigenwillige und ungewohnte Arbeitsweisen entwickelte, die aber die Seminargruppe als Kollektiv in keiner Weise schädigten und im Gegenteil viele Kommilitonen zur Überprüfung ihrer eigenen Arbeit anregten."*

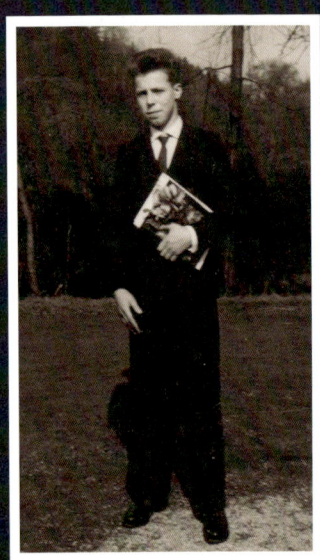

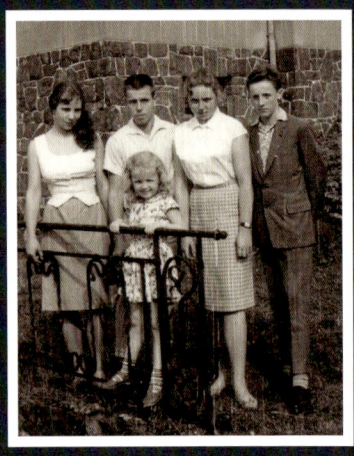

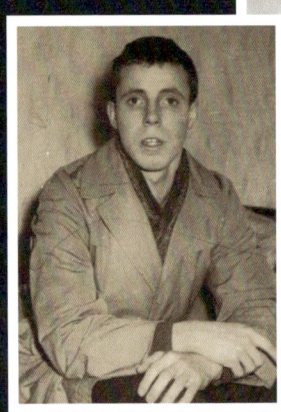

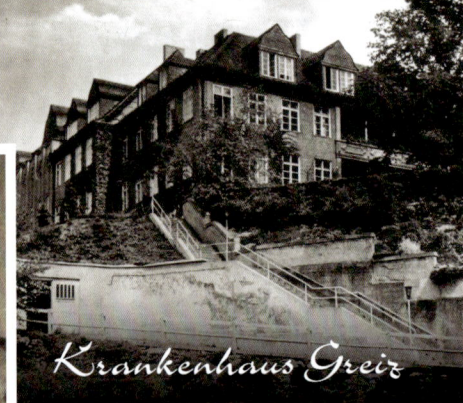

Krankenhaus Greiz

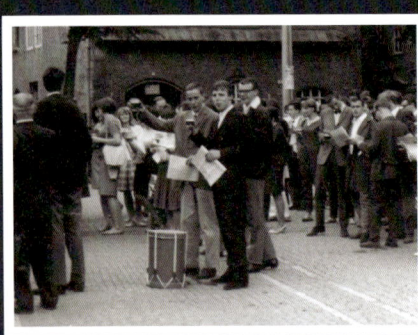

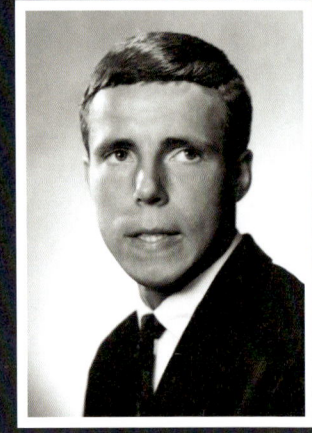

Das politische Umfeld prägt den Heranwachsenden: „Ich bin außerordentlich kommunistisch erzogen worden", gesteht er heute freimütig. „Für mich, den atheistisch erzogenen FDJ-Pimpf, war der Sozialismus die Ersatzreligion." Mit 17 stellt er Antrag um Aufnahme in die SED. Mit zunehmendem Alter und der Fähigkeit, kritisch zu urteilen, überkommen ihn jedoch Zweifel am System. Er fängt an, sich anhand der westlichen Berichterstattung in Rundfunk und Fernsehen zu orientieren und kommt schließlich zu einer ablehnenden Einstellung gegenüber den gesellschaftlichen Verhältnissen in der DDR. Mit dem Einmarsch der Truppen der Staaten des Warschauer Paktes in die Tschechoslowakei beschließt er, die DDR zu verlassen.

Er gibt vor, eine Urlaubsreise nach Bulgarien und Ungarn machen zu wollen und beantragt zu diesem Zweck einen Reisepass. Seiner Familie teilt er mit, er wolle in den Semesterferien in die ČSSR zu Freunden fahren. Auf der Rückfahrt von Budapest nach Bratislava lässt er sich am 5.1.1969 in der österreichischen Botschaft in Bratislava ein Einreisevisum nach Österreich ausstellen. Mit einem Reisebus fährt er am 7. Januar abends zu einer Grenzübergangsstelle in der Nähe von Bratislava, wird jedoch bei der Kontrolle durch die Grenzsicherungsorgane der ČSSR ohne nähere Begründung zurückgeschickt. Daraufhin versucht er am 8.1.1969 noch einmal mit dem Zug, die tschechoslowakisch-österreichische Staatsgrenze über den Grenzkontrollpunkt Devinska Nova Ves zu überschreiten. Bei der Kontrolle wird jedoch festgestellt, dass er nicht im Besitz eines Ausreisevisums der DDR für die Fahrt nach Österreich ist. Darüber hinaus sei seine im Reisepass vermerkte Reisefrist bereits überschritten. Daraufhin erfolgen seine Festnahme, die Abschiebung und der Rücktransport in die DDR.

Gunther Liebchen kommt in Untersuchungshaft nach Gera, ihm wird der Prozess gemacht, und er wird am 25.4.1969 vor dem Kreisgericht Greiz zu einem Jahr und neun Monaten Freiheitsentzug wegen „versuchten ungesetzlichen Grenzübertrittes" sowie der „versuchten Verletzung der Geldverkehrsordnung" verurteilt. Seine Haftstrafe verbüßt er in der Vollzugsanstalt Cottbus. Dort erfährt er über Mitgefangene erstmals von der

Ausfertigung   Urteil ist seit dem 26.4.19 69 rechtskräftig!

Greiz, den 2.5. 19 69
Der Schriftführer der Geschäftsstelle
des Kreisgerichts

BStU
FA 000048

Im Namen des Volkes!

In der Strafsache

gegen d en ehemaligen Studenten
Gunther **L i e b c h e n ,**
geb. am 1o.1.1945 in Kalmen,
wohnhaft in Greiz, Am Roth 1,
-lt. Strafregisterauszug nicht vorbestraft-
seit dem 8.1.1969 in Haft

wegen ungesetzlichen Grenzübertritts u.a.

hat die Strafkammer des Kreis. gerichts Greiz
in der Hauptverhandlung vom 25.4.1969   an der teilgenommen haben:

Direktor Schulze
_____
als Vorsitzender

Angestellte Ronniger
_____
Papierarbeiterin Waldmann
_____
als Schöffen

KStA Himmer
_____
als Staatsanwalt

./.
_____
als Verteidiger

./.
_____
als gesellschaftlicher Ankläger / gesellschaftl. Verteidiger

J.-A. Richter
_____
als Protokollführer

für Recht erkannt:

Der Angeklagte wird wegen mehrfachen Vergehens, des versuchten
ungesetzlichen Grenzübertrittes, der versuchten Verletzung
der Geldverkehrsordnung (§ 213 Abs. 1u.2, Ziff. 2, Abs. 3 StGB
i.V.m. § 7 Abs. 1 und 2 Geld -VO) zu einer Freiheitsstrafe von
-1- einem Jahr und -9- neun Monaten
verurteilt.

Der Geldwert in Höhe von 2o7,76 M wird entschädigungslos einge-
zogen.

Der Angeklagte hat die Auslagen des Verfahrens zu tragen.

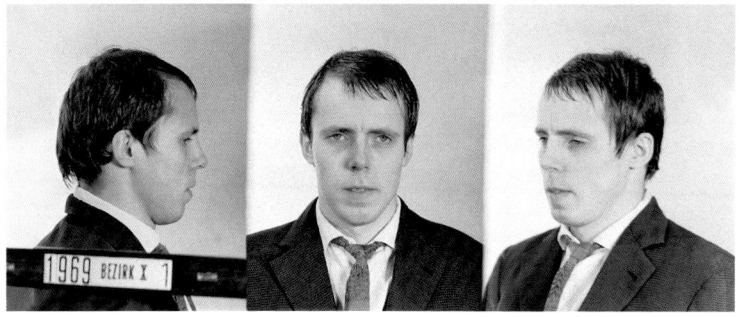

Möglichkeit eines Gefangenenaustauschs, der seinerzeit zwischen der Bundesrepublik Deutschland und die DDR gegen Zahlung von Westmark inoffiziell praktiziert wurde. Während eines Sprechtermins steckt Gunther seinem Vater einen Kassiber zu, den er unter der Oberlippe verborgen hat. Der Vater soll, hat er aufgeschrieben, bitte zu Rechtsanwalt Dr. Vogel in Berlin gehen und für ihn die Ausreise beantragen. Der Vater leitet alles in die Wege, und der Antrag ist erfolgreich. Etwa einen Monat vor seiner vorgesehenen Entlassung wird er in das Gefängnis des Staatssicherheitsdienstes in Chemnitz verlegt.

Für 40 000 Deutsche Mark wird Gunther Liebchen freigekauft und betritt am 27.8.1970 erstmals bundesdeutschen Boden. Wenigstens anderthalb Jahre lang hat er große Schwierigkeiten, sich an die Geräusche und tausendfältigen optischen Reize der Städte zu gewöhnen. Er nimmt sein Medizinstudium an der Universität Lübeck wieder auf und legt dort 1973 sein Examen ab. Seine Medizinalassistentenzeit verbringt er im kleinsten Gemeindekrankenhaus Deutschlands auf der Insel Helgoland. Dort arbeitet er in der Abteilung für Notfallmedizin und Anästhesie. Auf dem „Fuselfelsen", wie die Einwohner ihre zollfreie Insel zu dieser Zeit nennen, muss er viele Alkoholiker behandeln, nicht selten auch Kinder, die unter den Augen ihrer Lehrer Schnaps aus Cola-Flaschen trinken. Außer den Schnapskindern behandelt er meistens Kniegelenke; denn sein Chef ist gleichzeitig Sportarzt vom Hamburger Sportverein (HSV).

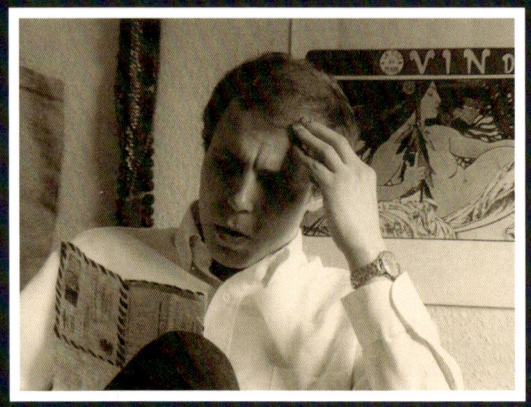

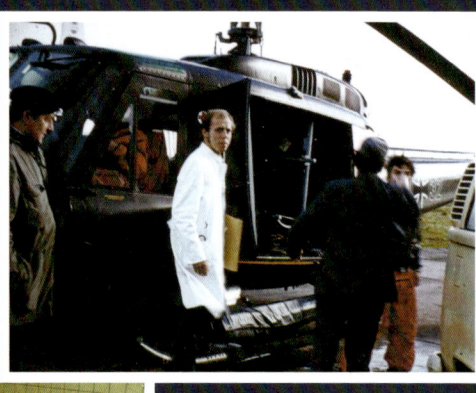

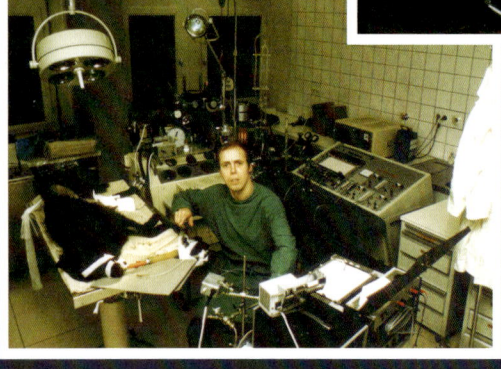

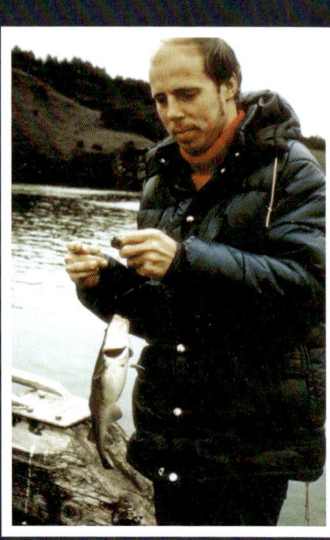

1974 erlangt er die Approbation und nimmt noch im selben Jahr eine Anstellung als Assistenzarzt in der Abteilung für Anästhesie und Notfallmedizin der Universität Heidelberg auf. Hier schreibt er seine Doktorarbeit zum Thema „Die Wirkung der intravenösen Narkotika Etomidate, Propanidid, Methohexital und der Inhalationsnarkotika Lachgas, Halothan und Ethrane auf den unteren Ösophagussphinkter (Untersuchungen zum Problem der Regurgitation unter Narkosebedingungen)".

Am 20. Juni 1975 heiratet er die ehemalige Studienkollegin Cornelia von Hagens. Nach einem Jahr Verheiratetsein ist es Cornelia Liebchen Leid, im Klinikbetrieb dauernd als „das Liebchen" gehänselt zu werden. Das Paar überlegt eine Namensänderung und entscheidet sich, weil dies weniger aufwändig erscheint, für eine Scheidung zwecks erneuter Heirat. Im August 1976 heiraten sie zum zweiten Mal und verwenden fortan den Familiennamen „von Hagens". Aus der Ehe gehen später drei Kinder hervor: Rurik Gunnar, Bera Anuk und Tona Gerrit.

Während seiner klinischen Tätigkeit merkt Gunther sehr bald, dass der Arztberuf mit seiner ständigen Routine doch nicht das Richtige für ihn ist. „Ich habe ein grüblerisches Gehirn", analysiert er. Lieber würde er in einer internationalen Organisation, z. B. der Weltgesundheitsorganisation WHO arbeiten. Zu diesem Zweck will er das amerikanische Staatsexamen (ECFMG) ablegen, doch dazu braucht er Zeit – mehr, als ihm der Klinikbetrieb erlaubt. Er beschließt daher, in die Anatomie zu gehen und nimmt im Juli 1975 eine Beschäftigung als Wissenschaftlicher Angestellter am Anatomischen Institut der Universität Heidelberg auf. Er schließt die ECFMG-Prüfung 1977 erfolgreich ab, doch seine berufliche Laufbahn soll einen anderen Weg nehmen als geplant.

Als Anatomieassistent sieht er zum ersten Mal in Kunststoffblöcke einge-
bettete Präparate und fragt sich, warum der Kunststoff wohl um das Präparat als Block herum gegossen worden ist, statt sich im Präparat zu befinden
und es von innen heraus zu stabilisieren. Die Frage lässt ihn nicht mehr
los. Wochen später hat er für ein Forschungsprojekt Serienschnitte von
menschlichen Nieren anzufertigen. Das übliche Einbetten der Nieren in
Paraffin und das Schneiden in feinste Serienscheiben erscheint ihm jedoch
als zu aufwändig, weil er davon nur jede fünfzigste Scheibe braucht. Im
Universitätslädchen kommt ihm beim Betrachten der Schinken schneiden-
den Verkäuferin der zündende Gedanke, eine Wurstschneidemaschine
zum Nierenschneiden zu verwenden. So wird eine „Rotationsschneidema-
schine", wie er sie im Investitionsantrag nennt, zur ersten Plastinationsin-
vestition. Zur Einbettung der Nierenscheiben verwendet er flüssiges Plexi-
glas. Die beim Einrühren des Härters eingeschleusten Luftblasen müssen
im Vakuum entzogen (extrahiert) werden. Die Betrachtung dieser Blasen
führt nun zur entscheidenden Idee: Ein mit Azeton durchtränktes Nierenstück müsste sich unter Vakuumbedingungen mit Kunststoff imprägnieren
lassen, und zwar durch Extraktion des Azetons in Form von Blasen, wie
zuvor beim Entlüften.

Der Versuch ist erfolgreich. Tatsächlich treten reichlich Azetonblasen aus
dem Präparat aus, aber nach einer Stunde ist das Nierenstück kohlraben-
schwarz und geschrumpft. Die meisten hätten wohl das Versuchsergebnis
als untauglich verworfen. Aber nicht Gunther von Hagens: Weil er von seinem physikalisch-chemischen Basiswissen her weiß, dass die Schwarzfär-
bung auf die besondere Lichtbrechung des Plexiglases und die Schrumpfung auf zu schnelles Imprägnieren zurückzuführen sind, wiederholt er
eine Woche später das Experiment mit flüssigem Silikonkautschuk. Er imprägniert langsam und, um die vorzeitige Härtung des Silikonbades samt
der darin befindlichen Präparate zu vermeiden, in drei Silikonbädern nach-
einander. Nach der Härtung im Wärmeofen hält er das erste vorzeigbare
Plastinat in der Hand. Das ist am 10. Januar 1977, seinem 32. Geburtstag.

Im März desselben Jahres reicht er dieses Verfahren beim deutschen Patentamt unter „Konservierte biologische verwesliche Objekte und Verfahren zu ihrer Herstellung" ein.

Gunther von Hagens begreift diese Erfindung als seine Lebenschance, die er nicht mehr loslassen will. Die praktische Umsetzung und weitere Entwicklungen bedürfen zahlloser grüblerischer Nächte. Viele, viele Versuche sind nötig, um eine Methode zu finden, wie sich das Wasser und das Fett aus biologischen Geweben bei Zimmertemperatur entfernen und durch Kunststoff ersetzen lassen, ohne dass die Präparate schrumpfen. Sein intensives Engagement kollidiert jedoch zunehmend mit den Interessen seines Chefs, Prof. Wilhelm Kriz, der Gunther zur Rückkehr zu seinen „normalen" Forschungsaufgaben drängt und ihn schließlich vor die Wahl stellt. Doch Gunther bleibt hartnäckig, verlässt das Anatomische Institut und nimmt im Oktober 1977 eine Assistentenstelle am Pathologischen Institut der Universität Heidelberg an.

Parallel wird ihm eine Stelle am Anatomischen Institut der Universität Aachen angeboten, die ihm die weitere Entwicklung der Plastination und eine Habilitation auf diesem Gebiet ermöglichen soll. Dieses Angebot bleibt im Heidelberger Anatomischen Institut offenbar nicht ohne Wirkung, und man bietet Gunther auch hier eine erneute Anstellung an. Er willigt ein und tritt mit dem 1. Oktober 1978 wieder in den Dienst der Anatomie Heidelberg. Sein spezielles Aufgabengebiet lautet fortan: „Entwicklung neuer Methoden für die Herstellung und Konservierung makroskopischer und mikroskopischer Präparate".

Am Anatomischen Institut der Universität Heidelberg verbringt er als Dozent und Wissenschaftler die nächsten zwanzig Jahre und entwickelt dort die Technik der Plastination beständig weiter. Es folgen weitere Einzelerfindungen, wie beispielsweise die Härtung von Silikon mittels Gas, die ihm eine beinahe unbegrenzte Verarbeitungszeit für silikonimprägnierte Prä-

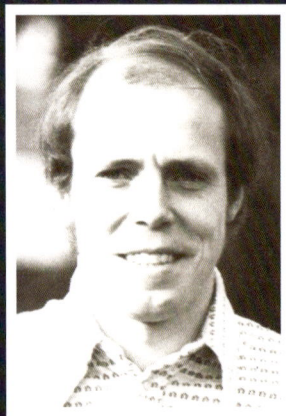

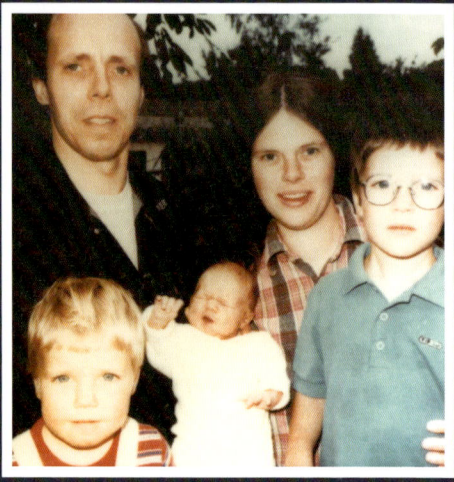

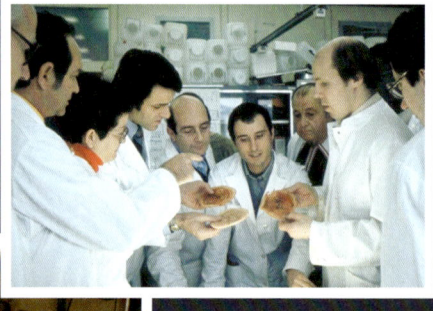

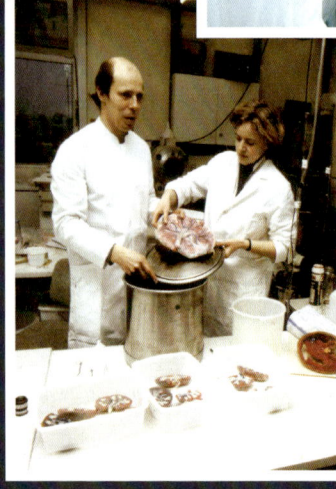

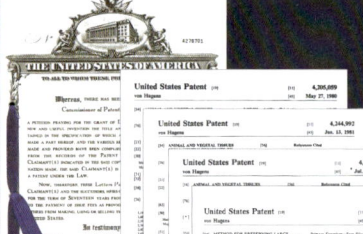

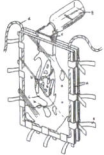

parate erlaubt. Oder die Plastination dünner transparenter Körper- oder Gehirnscheiben, die nicht nur eine Verfeinerung der Technologie in vielen Teilbereichen erfordert, sondern vor allem auch die Entwicklung geeigneter Kunststoffsysteme. Weitere Patente folgen in verschiedenen Ländern, vor allem in den USA.

Auf Fachkongressen wird man auf seine Technologie aufmerksam, und Anfang der 1980er Jahre berichten auch erstmals Medien über Gunther von Hagens und seine Erfindung. Doch um seiner Technik im Fachbereich Anatomie zum Durchbruch zu verhelfen, bedarf es einer geeigneten Firma, die auch anderen Universitäten die erforderlichen Spezialkunststoffe verfügbar macht. Es laufen verschiedene Verhandlungen, u. a. mit der Firma *Merk*, doch man winkt schließlich ab mit der Begründung, dass dafür kein ausreichender Markt vorhanden sei. So meldet Gunther von Hagens 1980 neben seiner universitären Tätigkeit selbst ein kleines Gewerbe an: die Firma BIODUR, die fortan Kunststoffe und später auch Geräte und andere Hilfsmittel für die Plastination vertreibt.

Die Plastination verbreitet sich langsam aber stetig und findet Anwender auf allen Kontinenten. Insbesondere in den USA findet die Plastination große Anerkennung. Im April 1982 wird erstmals eine „Conference on Plastination" in San Antonio, Texas, organisiert, und die „International Society for Plastination" (ISP) wird gegründet. Fortan finden alle zwei Jahre internationale Plastinationskongresse statt, und die ISP gibt zweimal jährlich ein Fachjournal heraus. Zusätzlich veranstaltet Gunther von Hagens regelmäßig Workshops für interessierte Wissenschaftler aus aller Herren Länder, um seine Technologie zu verbreiten. Oftmals sind die Teilnehmer weitaus qualifizierter bzw. höherrangiger als er. Mit dem zunehmenden weltweiten Interesse an seiner Erfindung gewinnt Gunther von Hagens die Internationalität, die ihm in der kleinbürgerlichen DDR gefehlt hatte.

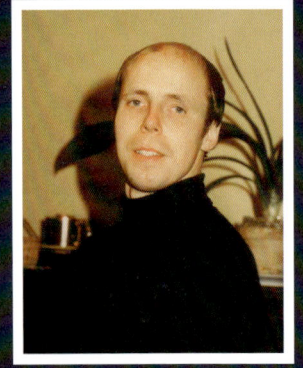
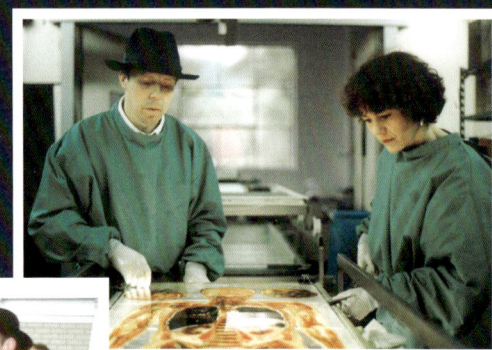
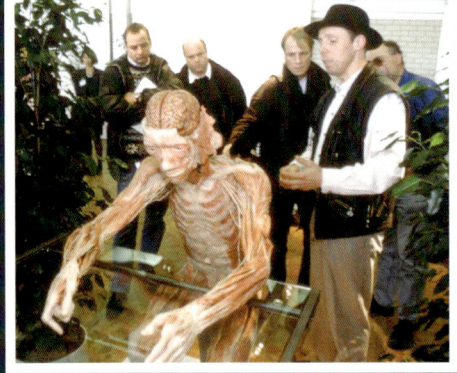
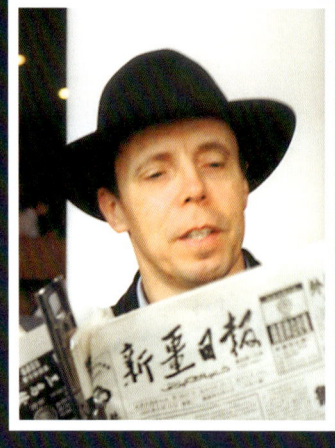
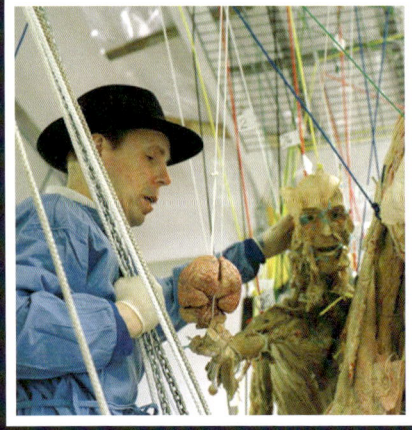

Dieser Drang nach Internationalität ist es auch, der Gunther von Hagens später zunehmend Kooperationen mit anderen Universitäten im Ausland eingehen lässt. Beispielsweise mit der *State Academy* in Bischkek, Kirgisien, wo er 1995 ein „Plastination Center" am dortigen Morphologischen Zentrum gründet. 1999 verleiht ihm die Akademie in Bischkek eine Ehrenprofessur.

Mit der stetigen Weiterentwicklung nimmt die Plastination schließlich Dimensionen an, mit denen sie unter den universitären Dächern an ihre Grenzen stößt. So gründet Gunther von Hagens 1993 in Heidelberg das *Institut für Plastination*; seine universitäre Position reduziert er dafür auf halbtags. Zusammen mit seiner zweiten Ehefrau, Angelina Whalley, die er 1987 als junge Kollegin kennen lernt und 1992 heiratet, betreibt er die Plastination zunehmend auf privatwirtschaftlicher Ebene.

Der große Durchbruch stellt sich jedoch erst einige Jahre später mit der öffentlichen Ausstellung plastinierter Präparate ein: 1995 wird Gunther von Hagens von der Japanischen Anatomischen Gesellschaft eingeladen, mit seinen Plastinaten an einer Ausstellung im *National Science Museum* in Tokio teilzunehmen, die sie anlässlich ihrer 100. Jahrestagung vorbereitet. Die Ausstellung ist von unerwartet großem Erfolg – mehr als 450 000 Menschen besuchen in nur vier Monaten die Schau. Weitere erfolgreiche Ausstellungen schließen sich in Japan an, bis sie Ende 1997 erstmals in Deutschland in Mannheim gezeigt wird.

Anders als in Japan ist die Ausstellung KÖRPERWELTEN, wie sie fortan heißt, in Deutschland von heftigen öffentlichen Kontroversen begleitet, die auch in späteren Ausstellungen immer wieder aufs Neue entflammen. Die Ausstellung hinterlässt in allen Bevölkerungsschichten Deutschlands in gleichem Maße Befürworter wie Gegner und spaltet auch das Anatomische Institut in Heidelberg in zwei Lager. Der Streit macht es Gunther von Hagens unmöglich, hier seine Arbeit fortzusetzen, und er verlässt Ende 1997 die Universität. Gleichzeitig wird ihm die

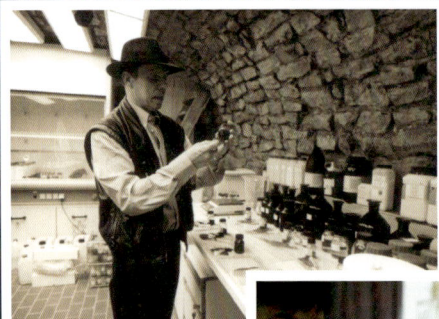

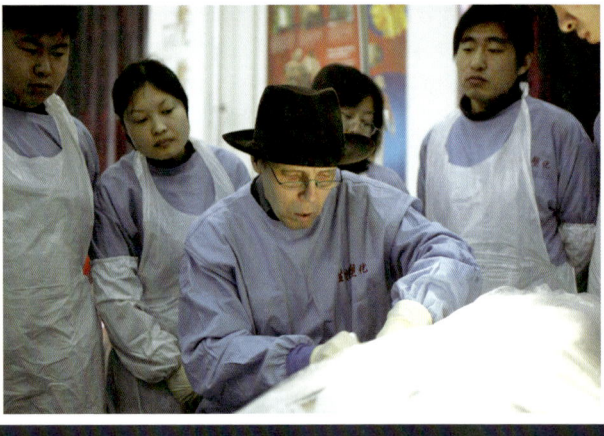

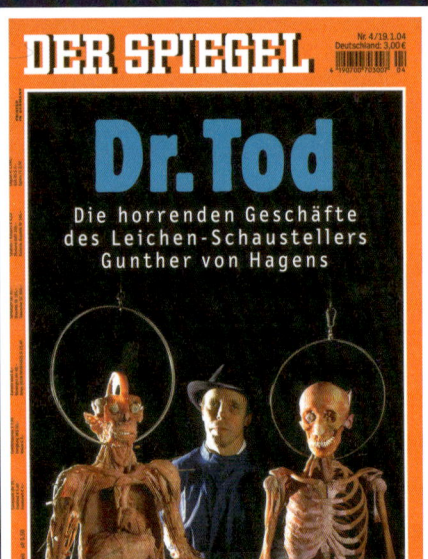

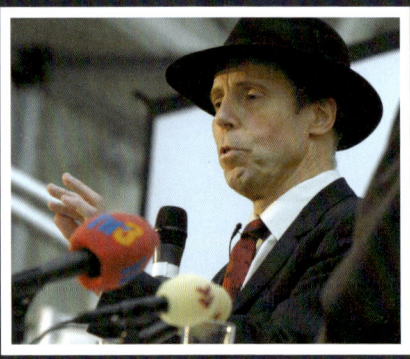

Anerkennung seines privaten Heidelberger Instituts als wissenschaftliches Institut verwehrt. Er kehrt daraufhin Deutschland den Rücken und nimmt 1996 eine Gastprofessur an der *Dalian Medical University* an, wo ihm auf dem Universitätscampus ein eigenes Gebäude zur Verfügung gestellt wird. Hier gründet er das *Institute for Plastination at Dalian Medical University*. Zusätzlich gründet er im Jahr 2000 in Dalian ein privates Institut, die *Von Hagens Dalian Plastination Company Ltd.*, eine Firma mit derzeit rund zweihundert Mitarbeitern, die sich im Wesentlichen aus den Einnahmen der Ausstellung finanziert. *Plastination City*, wie Gunther von Hagens seine chinesische Firma gern nennt, verleiht der Plastination einen weiteren enormen Aufschwung. Bis 2002 entsteht hier eine zweite Ausstellung, die fortan in Asien tourt und erstmals in Seoul, Südkorea mit überwältigendem Erfolg gezeigt wird. Öffentliche Kritik stellt sich hier nicht ein. Ganz im Gegenteil: Die Ausstellung wird in Asien sogar von Wissenschafts- und Erziehungsministerien offiziell unterstützt.

In Europa, und hier vor allem in Deutschland, bricht der Streit um die Ausstellung dagegen nicht ab. Die Kontroverse verlagert sich zunehmend auf den Menschen Gunther von Hagens und macht Anfang 2004 auch vor persönlichen Verunglimpfungen nicht mehr Halt. Fortan konzentriert er sein Wirken auf die USA. Noch im gleichen Jahr wandert die Ausstellung in die USA ab. Auch hier bleibt, wie zuvor schon in Asien, öffentliche Kritik an der Ausstellung aus. Seit Januar 2005 bekleidet Gunther von Hagens eine Gastprofessur am *College of Dentistry* der New Yorker Universität.

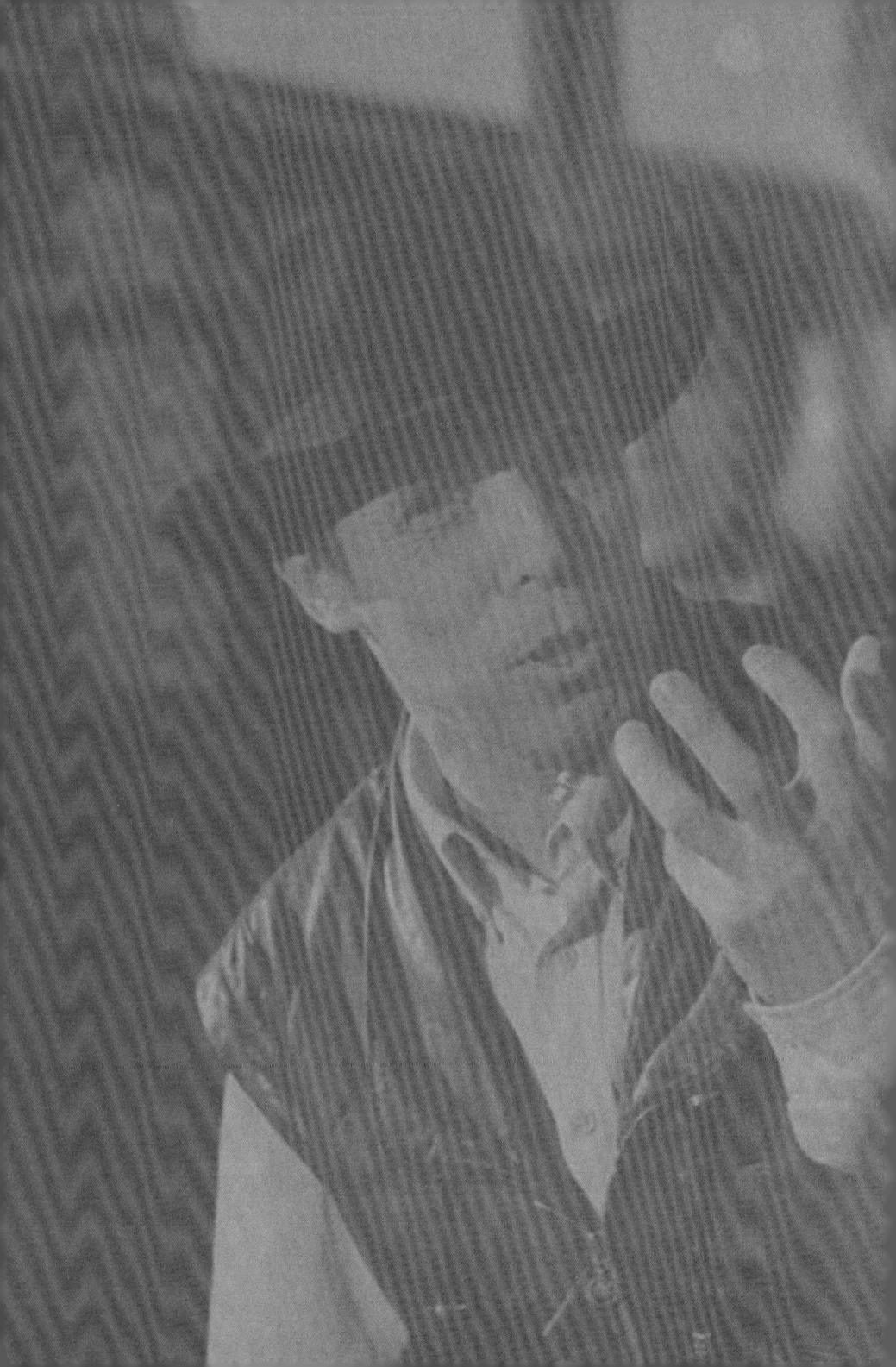

Begegnungen mit Gunther von Hagens

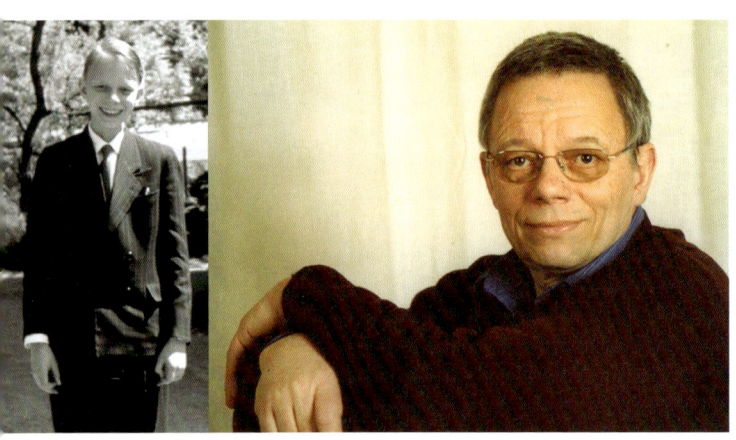

Dietrich Wagner als Konfirmand 1954 und heute. Mit Gunther Liebchen besuchte er bis 1961 die Goetheschule in Greiz. Nach einer Elektrikerlehre und einem Ingenieurs-studium in Maschinenbau und Elektrotechnik in Zwickau war er in verschiedenen tech-nischen Bereichen tätig, bis seine Familie und er 1985 nach erheblichen Problemen mit den „Staatsorganen" aus der „Staatsbürgerschaft der DDR" entlassen und aus dem „Staatsgebiet der DDR ausgewiesen" wurden. Als Diplom-Ingenieur war er von 1986 bis zu seinem Vorruhestand 2004 im mittleren Management der SiemensVDO Automo-bil-Elektronik tätig. Seither berät er eine Import-Export-Firma bei ihren Mittelamerika-projekten. Dietrich Wagner lebt mit seiner Familie heute in Regensburg.

Dietrich Wagner

Meine Erlebnisse mit Gunther Liebchen in Greiz

Unsere Heimatstadt

Gern denke ich an meine Jugendzeit in den 1950er Jahren in meiner Heimatstadt Greiz in Thüringen zurück. Landschaftlich wird die Stadt gern als die „Perle des Vogtlandes" bezeichnet, was sicherlich von der sehr schönen Lage zwischen sanften Bergen, einem herrlichen Tal entlang der Weißen Elster und seinen beiden Schlössern herrührt. Früher war Greiz Residenzstadt, die Fürsten der älteren und der jüngeren Linie des Hauses Reuß regierten hier. Heute leben in Greiz nur noch 26 000 Einwohner, nach dem Zweiten Weltkrieg waren es über 45 000.

Immer dann, wenn ich mich an diese Zeit erinnere, dann taucht ein Bild vor mir auf: Es ist das Bild von Gunther. Mit ihm habe ich in der damaligen Zeit wohl die meiste Zeit verbracht. Unsere Jugend fiel in die Nachkriegszeit, die eine besondere Zeit war. Sie war einerseits durch die besonderen politischen Probleme und die Gründung der „DDR" geprägt, andererseits war das Leben überschaubarer, ruhiger und verfügte über größere menschliche Nähe. So sieht es jedenfalls aus, wenn ich heute auf diese Zeit zurückschaue. Insbesondere an die Schulzeit bleiben zwar unangenehme und schmerzhafte Gedanken zurück, aber die interessanten und spannenden Erinnerungen überwiegen.

Unsere Elternhäuser

Gunther kam erst Mitte der 1950er Jahre zu uns in die Goetheschule und in meine Klasse. Seine Familie stammte ja ursprünglich aus dem Gebiet des heutigen Polen und kam dann über Cottbus nach Greiz. Das war, glaube ich, in der vierten Klasse. Der Klassenlehrer entschied, dass Gunther sich neben mich auf die Bank zu setzen hatte. Dadurch, aber vor allem deshalb, weil wir denselben Schulweg hatten, kamen wir in engeren Kontakt. Gunther holte mich immer ab, weil er zehn Wegeminuten weiter entfernt wohnte und jeden Tag an unserem Haus vorbeikam. Meine Familie hatte ein Gartengrundstück, und meist trafen Gunther und ich uns bei mir am Gartentor. Er wohnte am Ende des Laagweges, von dem eine kleine Seitenstraße, „Am Roth", direkt in den Wald und zum „Pulverturm" führte. Dort hatten wir auch sehr spannende Erlebnisse – doch dazu später.

Gunthers Vater arbeitete und wohnte während der Woche im Osten der „DDR", ich glaube in Cottbus, und kam nur am Wochenende nach Hause. Gunthers Mutter, Gertrud Liebchen, war eine sehr resolute und bestimmende Frau, die sagte, wo es lang geht. Sie war von Beruf Krankenschwester und Stationsschwester im Alters- und Pflegeheim „Anna Seghers". Dieses Haus war auf einer Anhöhe neben unserem Haus von den Stiftern Ernst und Lina Arnold gebaut worden, die enge Verwandte unserer Familie waren. Das Haus hieß auch vor der kommunistischen Zeit „Ernst und Lina Arnoldstift". Frau Liebchen war im Haus beliebt, konnte sich bei Mitarbeitern und Heimbewohnern aber auch durchsetzen.

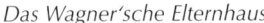

Das Wagner'sche Elternhaus

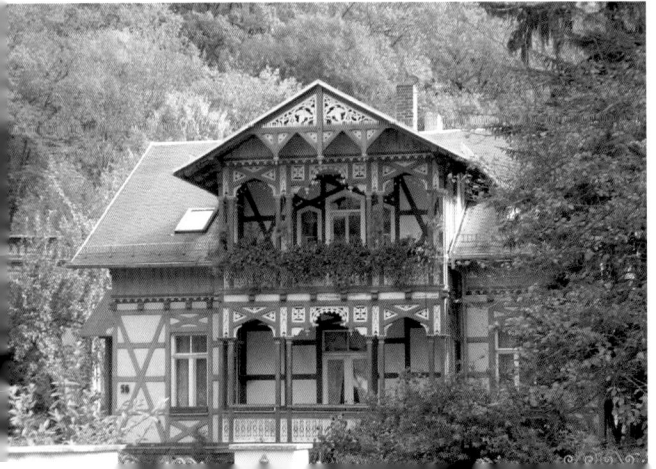

Liebchens hatten eine Riesenwohnung „Am Roth 1": eine komplette Etage im Obergeschoss, die sehr auf die Kinder zugeschnitten war. Jeder hatte sein eigenes Zimmer. Gunther hatte vier Geschwister: die beiden älteren Schwestern Gudrun und Siegrid Oda, seinen jüngeren Bruder Gero und Sunhild, die kleine Schwester und Nachzüglerin. Oft habe ich über die elterliche Namensgebung der Kinder nachgedacht, zumal solche germanischen Namen in der „DDR" nicht üblich waren.

Die Wohnung der Liebchens, Am Roth 1

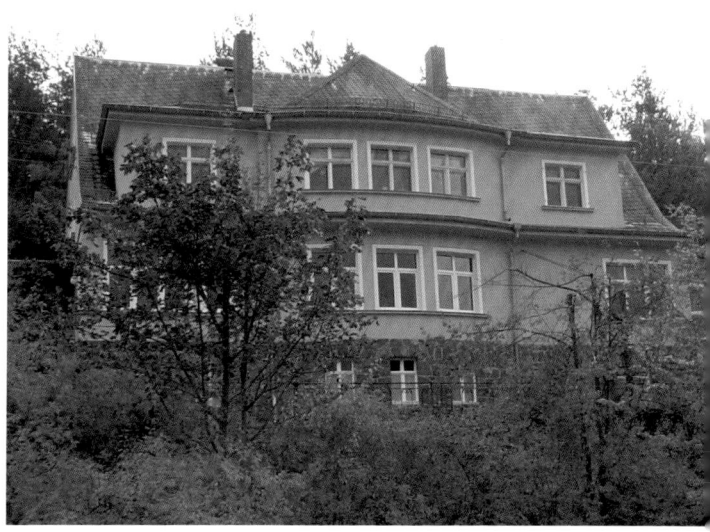

Ich war zwar öfter bei Gunther, aber wir waren wenig oben; nur wenn wir z. B. im Wald waren. Das mag daran gelegen haben, dass Gunthers Elternhaus ausgesprochen kommunistisch geprägt war. Sein Bruder Gero schlug später eine sehr hohe Offizierslaufbahn ein. Meine Familie dagegen war von Hause aus ziemlich systemkritisch, weil sie eine große Firma in Greiz hatte, die enteignet worden war. Außerdem starb mein Vater an den Folgen russischer Haft. Meine Mutter sah das auch etwas kritisch mit Gunther. Aber Gunther hat sich nie so gebärdet. Ich konnte viel freier als Gunther leben und hatte, glaube ich, mehr Rückhalt als er.

Zwischen uns beiden gab es deswegen nie Probleme. Bei Liebchens durfte kein Westradio gehört werden: Dann haben wir es eben bei uns gemacht. Über Gunthers Flucht und meine spätere Ausweisung hat sich ja letztlich gezeigt, dass wir ähnliche Ansichten hatten, aber Gunther musste sich alles erarbeiten und sich seine andere Haltung erst erkämpfen, wenngleich das bei ihm zu Hause nicht so herauskam. Gunther lebte damals zwischen zwei Welten. Je älter er wurde, desto klarer wurde er auch in seiner politischen Einstellung.

Die Goetheschule

Dadurch, dass wir zusammen in einer Klasse und sehr eng zusammen waren, entwickelte sich daraus einfach so eine Freundschaft. Auch wenn ich heute vorsichtig bin mit dem Begriff Freund, kann ich sagen, dass wir Schulfreunde waren. Wir waren aber nicht ununterbrochen so eng zusammen. Es gab auch mal Zeiten, in denen sich die Gruppierungen etwas

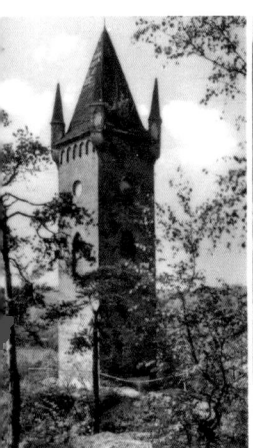
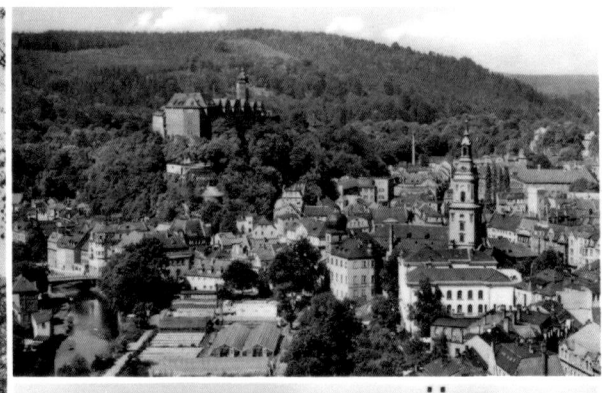
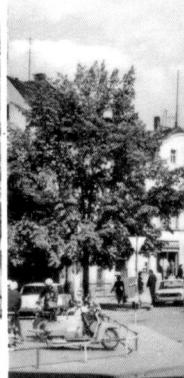
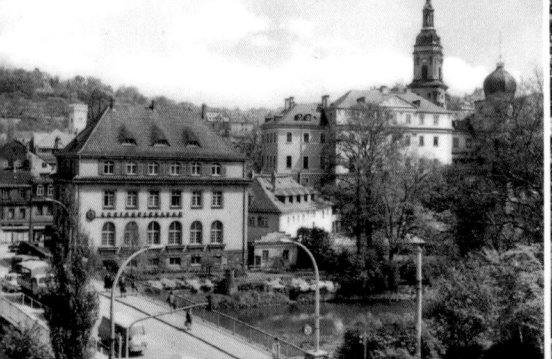
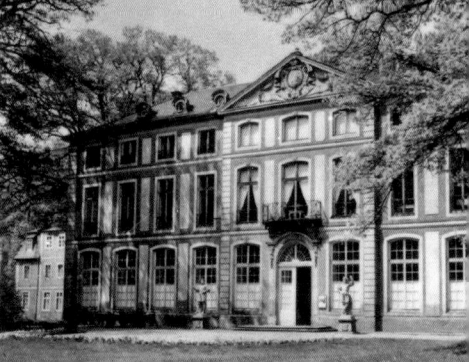

GREIZ · THÜR.

änderten, aber mit Gunther war ich am meisten zusammen. Wir waren beide sehr introvertiert und ergänzten uns gegenseitig. Dadurch waren wir beide oft die Prügelknaben der Klasse, denn die Leute merken gleich, wenn man sich nicht so wehren kann. Wir waren anders als die anderen, und das reichte schon. Gunther hatte den Spitznamen „Bulle", weil er damals etwas untersetzt war, sehr kräftig gebaut. Das ärgerte ihn sehr, aber den Spitznamen behielt er fast bis zum Ende der Schulzeit. Außerdem hatte Gunther die Bluterkrankheit, die schwere Form. Wenn er in der Schule Nasenbluten bekam, war das eine mittlere Katastrophe. Er musste dann schnellstens zum Arzt. Man musste jedes Mal sehr aufpassen, dass er nicht irgendwie zu Fall kam. Wenn es zu Hänseleien kam, dann war das nicht immer einzuhalten, und da gab es auch Verletzungen. Das war schlimm.

Die Goetheschule war zu dieser Zeit eine so genannte „Polytechnische Oberschule" (POS), heute etwa vergleichbar mit einer Realschule. Eine Auswahl der Schüler, die das Gymnasium (die „Erweiterte Oberschule" – EOS) besuchen sollten, erfolgte nach der achten Klasse. Die Auswahlkriterien änderten sich von Jahr zu Jahr und wurden von „Partei und Regierung" vorgegeben. Entscheidend war die soziale Herkunft (Arbeiter oder Bauern waren natürlich besonders angesehen), die politische Arbeit der Eltern, das gesellschaftliche Engagement des Schülers, Mitgliedschaften in gesellschaftlichen Organisationen (Pionierorganisation, FDJ, DSF – Deutsch-Sowjetische Freundschaft) und zuletzt auch die schulische Leistung.

Gunther war schon in der Schule anders als alle seine Mitschüler. Ich kenne ihn als „vergeistigten Menschen". Er hatte immer Ideen und verteidigte diese dann auch konsequent gegen alles und jeden. Die Themen und Gegenstände wechselten im Laufe der Zeit, nicht aber sein Engagement und sein Enthusiasmus. Oft erörterten wir gesellschaftliche und politische Themen, diese aber manchmal kontrovers. Denn Gunther bekam zu Hause andere politische Informationen als ich. Er bewertete die tagespolitischen Ereignisse sehr nachdenklich. Solche Themen besprachen wir aber nur zu zweit in einer sehr vertraulichen Atmosphäre auf dem Schulweg. Zu Hause musste er viele Gespräche, ähnlich wie in der Schule, völlig anders reflektieren. Denn obwohl wir Jugendliche und Schüler waren, setzten auch wir uns durch kritische Meinungen einer Gefahr aus, die für uns selbst und unsere Eltern relevant war.

Über meine Stasi-Unterlagen – ca. 15 Ordner! – habe ich auch erfahren, dass einige Mitschüler über mich negativ gesprochen haben. Aber Gunther Liebchen war nicht dabei. Er hat nie etwas gegen mich ausgesagt. Er war damals sicherlich nicht so systemkritisch, denn er war immer in einer Zwischenstellung auf Grund seines Elternhauses; möglicherweise haben ihn seine Eltern auch ausgefragt. Das hätte ich aber über die Unterlagen erfahren. Nichts von dem, was er bei uns erfahren und gehört hat, erzählte er weiter – ein charakterlich sehr guter Zug.

Sputnik

Wenn Gunther dann eines seiner Themen hatte, für das er sich begeisterte, dann legte er voll los. Je älter er wurde, umso deutlicher kam er in sein eigentliches Fahrwasser, in dem er heute noch schwimmt. Es ging aber überhaupt nicht mit Medizin los, sondern eher mit allgemeinen Themen. Besonders erinnere ich mich daran, als am 5. Oktober 1957 der erste russische Sputnik ins Weltall geschossen wurde. Gunther ist fast ausgerastet, so begeistert war er. Er sammelte alles, was sich auch nur im Entferntesten mit dem All, der Raketentechnik und künstlichen Satelliten in Verbindung bringen ließ. Dabei kam er wie in einen Rausch und arbeitete wie ein Besessener allein vor sich hin. Bei der Sputnik-Sache konnte ich ihm nicht viel helfen, weil die meisten Informationen auf Russisch waren, das ich nicht beherrschte. Ich durfte zu Hause auch nicht viel darüber reden, weil das etwas Russisches war, und das ging nicht.

Gunther gestaltete in der Schule eine Wandzeitung und legte Schnellhefter mit Materialsammlungen über dieses Thema an. Dabei holte er sich Informationen aus Büchern und Zeitschriften. Das war in der „DDR" schwer, weil diese Quellen schwer zu beschaffen waren. Internet und Fernsehen waren ja damals noch nicht präsent. Gunthers Drang zum Lernen und Wissen ist aus dieser Sicht noch höher zu bewerten. Gunther wurde langsam in unserer Schule *die* Kompetenz zu diesem Thema und bekam für solche Aktionen Anerkennung und Lob von den Lehrern. Viele Charakterzüge, die er heute noch hat – man sieht das ja in den Interviews –, waren damals schon da. Zum Beispiel konnte er sich unglaublich ereifern, sich festbeißen, dieses sich Hineinknien – er war aber rhetorisch nie wirklich sehr gut, das war nicht seine Stärke, das hatte er schon als Kind. Diese seine besondere Art, wie er seine Meinung versuchte bei den Lehrern und auch bei den Mitschülern durchzusetzen, kompensierte oft die Bonuspunkte, die er für die Aufbereitung seiner Themen erhielt.

Wenn Gunther sich einmal auf die Schule konzentrierte, schrieb er sehr lange Hausarbeiten und Aufsätze. Er hat mich damit regelrecht angesteckt. Oft saßen wir den ganzen Nachmittag in unserer Küche und haben geschrieben, diskutiert und wieder

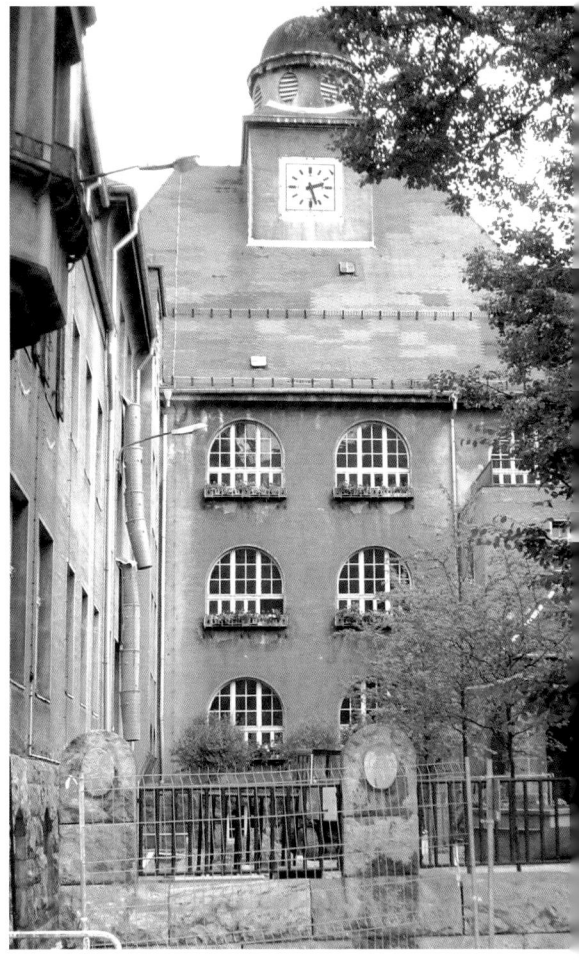

Die Goetheschule

geschrieben. Die Lehrer haben sich über den plötzlich hereinbrechenden Fleiß bestimmt gewundert. Ich weiß, dass wir manchmal an einem Nachmittag 15, ja bis zu 20 Seiten füllten, obwohl nur ein Zehntel der Arbeit gefordert war. Wir streckten die Aufsätze vom Umfang her absichtlich etwas, um am nächsten Morgen der Anerkennung der Lehrerschaft und der Bewunderung der Mitschüler versichert sein zu können, und diese Aktivitäten verschafften uns kurzfristig Luft.

Gemeinsame Unternehmungen

In der Schule waren wir oberes Mittelmaß. Gunther wurde, je älter er wurde, immer besser. Seine besonderen Fächer waren Biologie und Chemie. Sein Augenmerk lag aber oft nicht auf der Schule oder dem Lernen. Das war ihm vielmehr Anregung für eigene Aktivitäten. Besonders sind mir seine chemischen Versuche in Erinnerung geblieben. Er experimentierte mit

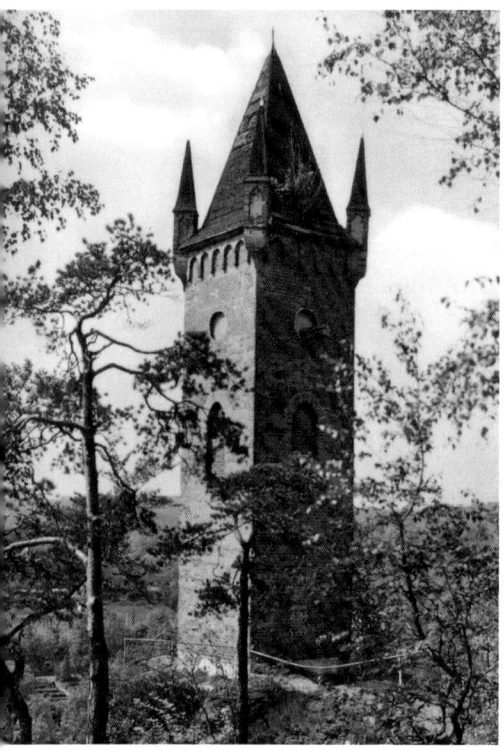

Der Pulverturm

Schwefel, Magnesium und anderen nicht ganz ungefährlichen Substanzen. Teilweise machten wir unsere Küche zum Labor. Bei sich zu Hause hatte Gunther wohl schon die Leidensfähigkeit seiner Eltern überstrapaziert. Nachdem aber unser Abwaschtisch ebenfalls einen nicht mehr entfernbaren Brand- und Rußfleck bekommen hatte, mussten wir unser „Labor" in den Wald am Pulverturm verlegen.

Dieser Wald ist auch Zeuge von Gunthers ersten Sezierversuchen an Käfern, Fröschen und anderen kleinen Tieren. Gunther legte sich im Wald einige kleine Verstecke an, in denen er vor allem seine Präparate verbuddelte. Gunther benutzte aber nicht nur das Messer, sondern besorgte sich wieder alle zu beschaffenden Informationen und wusste über alle seine Funde kleine Geschichten zu erzählen. So entwickelte er schon zu dieser Zeit eine ganz besondere Art, seine Zuhörer mit seinem Wissen und seinen Erläuterungen zu begeistern.

Als Forum seiner „Vorträge" wählte Gunther immer den Unterricht in der Schule. Leider wurde Gunther damals sein gesundheitliches Handicap zum Verhängnis. Er schnitt sich mit dem Messer und musste von seiner Mutter zur Behandlung ins Greizer Krankenhaus gebracht werden. Wie es weiterging, kann ich nicht sagen, denn leider war es so, dass es mir nach einem Gespräch unserer beiden Mütter nicht mehr erlaubt war, an Gunthers Experimenten teilzunehmen. Ich glaube aber, dass er das weiter gemacht hat. Gunther brauchte immer jemanden, der ihm behilflich war. In diese Lücke sprang dann ein anderer Mitschüler (Günther Meinhard), der ebenfalls in seiner Nähe wohnte. Ich durfte eine ganze Zeit lang unser Haus und unseren Garten nach der Schule nicht mehr verlassen. Trotzdem war Gunther häufig in unserem Haus, und den Schulweg gingen wir weiterhin gemeinsam.

Oft haben wir zusammen Nachmittagsausflüge in Form von Fahrradtouren in die nähere Umgebung unternommen, vor allem aber aufwärts der Elster in Richtung Neumühle, eine Gemeinde etwa sieben Kilometer nördlich von Greiz. Dorthin fuhren wir, weil Neumühle das nächste Ziel auf unserer Seite der Stadt war. Es ging durch herrliche Wälder, und wir überwanden auf dem Weg einen Berg mit 13-prozentiger Steigung. Das war anstrengend – aber auf dem Rückweg fuhren wir ihn in halsbrecherischem Tempo herunter. Manchmal fuhren wir auch weiter. Neben den Bahngleisen war ein kleiner, schmaler Trampelpfad ausgetreten, den wir entlangradelten. Dieser Weg führte auch durch zwei Eisenbahntunnel, den wir deswegen besonders gern fuhren – eine Art Mutprobe, für heutige Verhältnisse unvorstellbar. Denn in den Tunneln war es sehr dunkel, und wir mussten aufpassen, dass wir wirklich auf diesem Pfad neben den Gleisen blieben. Wenn ein Zug kam, dann mussten wir uns an die Tunnelwand drücken. Interessant war, dass am einen Ende des Tunnels oft ein Wetter war, das sich von dem auf der anderen Seite des Berges unterschied. Auch das war für Gunther eine Quelle für Erörterungen und Fantasien.

Ein weiteres Feld war das Schachspiel. Hier maß er sich gern mit seinem Mitschüler Reinhard Postler, der in der jeweiligen Spielklasse immer an oberster Spitze zu finden war. Gunther konnte ihn sicher nicht immer besiegen, trotzdem war er stolz auf Teilerfolge. Man kann sagen, dass er der zweitbeste Spieler unserer Goetheschule war.

Medizin und Technik

Je älter wir wurden, umso mehr interessierte sich Gunther für die Medizin. Bei einem meiner Besuche hing eines Tages eine aufrollbare anatomische Karte mit einem menschlichen Skelett in seinem Zimmer zu Hause, wahrscheinlich ein Geschenk seiner Eltern, die ihn in solchen Dingen immer nach Kräften unterstützten. Gunther erzählte uns immer genauere Geschichten über unseren Körper und seine Entwicklung. Dies hing einerseits damit zusammen, dass er ein ganz außergewöhnliches Interesse für dieses Gebiet entwickelte und anderseits mit seiner Mutter als Krankenschwester in der Familie einen Ansprechpartner hatte.

Später haben sich unsere Interessen auseinander entwickelt. Zu dieser Zeit sahen wir uns nicht mehr so oft. Meine Entwicklung ging mehr in Richtung Technik, Gunthers medizinische Passion war nie mein Ding. Da bin ich auch heute oft kritisch dazu eingestellt. Mich ekelten Gunthers Versuche manchmal, denn ich war ganz anders angelegt. Mein Fach war die Technik – ich bastelte lieber mit elektronischen Röhren; später wurde ich ja Elektro-Ingenieur. Das wiederum interessierte Gunther überhaupt nicht.

Im Prinzip haben sich unserer Wege nach der Schulentlassung am Ende der zehnten Klasse getrennt. Wir kamen beide damals in Ausbildung und sprachen zwar immer mal wieder miteinander, aber der intensive Kontakt wie in der Schulzeit kam nicht mehr zu Stande. Es war ein gutes nachbarschaftliches Verhältnis. Gunther und auch ich machten später zwar beide das Abitur in der „Erwachsenenqualifizierung" – so nannte man die Abendschule damals in der „DDR" –, aber, weil die Einteilung abhängig von der Arbeitsstelle war, legten wir die Abiturprüfung an unterschiedlichen Orten ab.

Gunther studierte dann Medizin. Während des Studiums verdiente er sich Geld im Greizer Krankenhaus. Ich traf ihn dort einmal an, als er Dienst hatte, wie er im Stationszimmer mit einem Buch saß und lernte. Ob das während der Semesterferien war, weiß ich nicht mehr, weil diese während der Studienzeit oft verplant waren, entweder für den Einsatz als „Erntekapitäne" oder in der soldatischen Studenteneinheit, weil ich keinen Wehrdienst geleistet hatte – Gunther übrigens auch nicht wg. seiner Bluterkrankheit.

Von Gunthers Fluchtversuch erfuhr ich über meine Mutter, die im selben Altersheim wie Gunthers Mutter arbeitete. Die beiden mochten sich nicht direkt, weil sie so unterschiedliche politische Auffassungen hatten. Meine Mutter war dort selbstständige Fußpflegerin. Auch wenn die beiden nicht direkt miteinander sprachen, waren über die anderen Krankenschwestern Dinge zu erfahren. Seine Eltern waren anscheinend sehr betroffen über Gunthers Flucht.

Ich selbst verließ Greiz nach meinem Ingenieursstudium und ging als Jungingenieur für ein Pflichtjahr nach Demin im Norden der „DDR". Danach war ich jahrelang bei der Diakonie der evangelischen Kirche in Brandenburg und Sachsen-Anhalt und in Betrieben des VEB Carl-Zeiss-Jena in leitenden Funktionen tätig. Mit dem Unrechtsstaat kam ich immer mehr in Konflikt – mir wurde Spionagetätigkeit und Beihilfe zur R-Flucht unterstellt – und 1985 wurden meine Familie und ich (meine Frau und meine vier Kinder) als „Vaterlandsverräter" ausgewiesen. Wir wurden alle mit Polizeiautos aus dem Betrieb bzw. meine Kinder aus der Schule abgeholt, dann wurden wir, wie es so schön im „DDR"-Jargon hieß, „aus der Staatsbürgerschaft entlassen". Damit waren wir „Fremde" und hatten als solche das Land unverzüglich zu verlassen. Fünf Stunden gab man uns dazu Zeit. Schnell mussten wir noch Listen der Dinge schreiben, die wir mitnehmen durften. Meine älteste Tochter war damals fast 18 Jahre alt und vergaß in der Hektik, ihre Schuhe aufzuschreiben. Diese wurden ihr dann tatsächlich bei der Ausreise abgenommen. Bis Fulda musste das Mädel auf Strümpfen im Zug sitzen, bis die Bahnhofsmission ein paar Schuhe für sie auftrieb.

Gunther als „Erntekapitän"

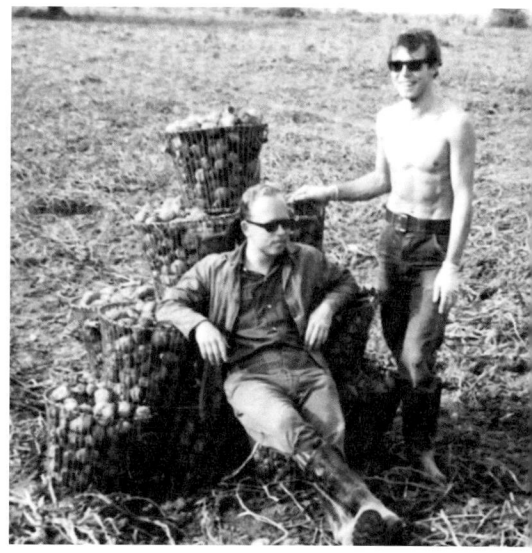

Das Klassentreffen

Im Jahr 1999 organisierten zwei ehemalige Schüler (Hannelore Proft, geb. Bonitz und ich) der damaligen Klasse ein Klassentreffen. Dazu ermittelten wir von nahezu allen Schülern die aktuellen Adressen und luden alle, natürlich auch Gunther, ein. Er kam extra mit dem Auto aus Heidelberg nach Greiz zum Treffen und hielt selbstverständlich einen Vortrag über seine Arbeit und die Plastinationstechnik. Das war meine erste wirkliche Berührung mit der heutigen Arbeit von Gunther. Sein Name ist in Greiz bekannt, und seine Entwicklung haben die Greizer verfolgt. Bei diesen Klassentreffen war Gunther völlig locker, sehr offen und kameradschaftlich, erzählte unheimlich gern, hatte keinerlei Berührungsängste, war sehr kommunikativ und sich nicht zu schade für irgendetwas. Er war eine wirkliche Bereicherung dieser Veranstaltung. Keinen Schritt unternahm er allerdings ohne sein Notebook und Palmtop. Und ein Karteikästchen mit einer kleinen Vokabelsammlung hatte er auch dabei. Auf einem Spaziergang erklärte er mir, wie er sich Eselsbrücken für schwer zu merkende Vokabeln baut. Er assoziiert Bilder, und wenn er ein bestimmtes Wort braucht, denkt er an das entsprechende Bild. Das erinnert mich sehr an unsere schulische Eselsbrücke für das Ohmsche Gesetz, die wir gemeinsam ausdachten: *Unsere Italien-Reise.*

Natürlich bin ich fachlich nicht qualifiziert, um eine Meinung über Gunthers Arbeit abzugeben, aber ich denke, dass jeder Mensch das Recht hat, seinen Körper kennen zu lernen und etwas über den „Konstruktionsplan" zu erfahren. Wenn es um technische Gegenstände geht, dann gibt es Zeichnungen, Fotos, so genannte „Explosionszeichnungen", Modelle und Beschreibungen. Geht es aber um uns Menschen, dann sind es populärwissenschaftliche „Doktorbücher", die uns weiterhelfen sollen. Wenn man sie mit den aufwändig gestalteten Veröffentlichungen, beispielsweise über neue Autos, vergleicht, sind sie recht dürftig. Genau in diese Lücke ist Gunther mit der von ihm entwickelten Plastinationstechnik gestoßen. Jetzt wird unser menschlicher Körper begreif- und verständlich, auch für den medizinischen Laien. Gunther hat dies mit einer kontinuierlichen und zielführenden Forschung und Arbeit geleistet. Diese menschliche Größe und wissenschaftliche Kompetenz waren sicher in der Schulzeit noch nicht zu erahnen. Im Nachhinein aber war die Entwicklung geradlinig, zwar über ungewollte Umwege („DDR"-Regime und Haft), aber immer unbeirrt und erfolgreich.

Ich wünsche Gunther zu seinem 60. Geburtstag viel Erfolg bei seiner zukünftigen Arbeit. Ich würde mich freuen, wenn er weiter die Ergebnisse seiner Arbeit den Menschen auf der ganzen Welt nahe bringen kann. Ich freue mich immer, wenn ich in den Medien von der Weiterführung seiner wissenschaftlichen Arbeit höre und lese. In einem Alter, in dem andere an den Ruhestand denken, ist er weiter auf dem Weg. Ich bin gespannt auf neue Erfolge in der Forschung und bei der Arbeit am Menschen – zum Wohle von uns allen.

Also Gunther, alles Gute, viel Erfolg und nicht zuletzt eine stabile Gesundheit für deine weiteren Ziele.

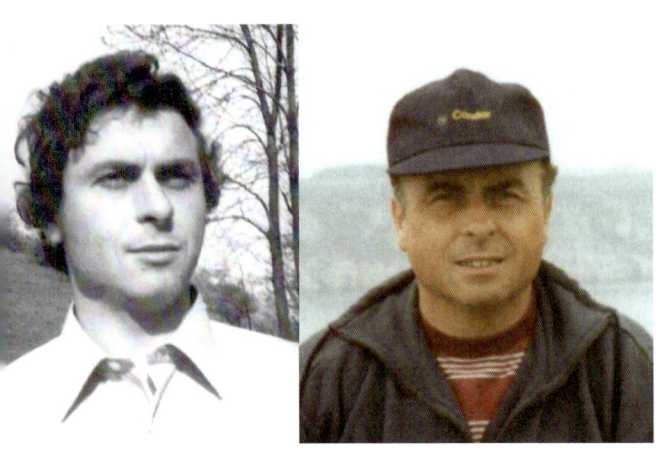

Bernd Wolfram *1971 und heute, Mitgefangener von Gunther von Hagens in der Straf-anstalt Cottbus. Bernd Wolfram lebt heute im hessischen Dreieich. Nach seiner Ausreise 1975 fand er 1979 eine Anstellung bei der Fa. Fleissner in Egelsbach, dem Marktführer für Maschinen zur Herstellung und Verarbeitung von Fasern und Vliesen, und ist nach Jahren im Außendienst jetzt in der Forschungs- und Entwicklungsabteilung tätig. Mit seiner Frau und seinen drei Söhnen bewohnt er ein schönes Haus im Ortsteil Sprend-lingen.*

Bernd Wolfram

Unsere gemeinsame Zeit in Cottbus

Politische Häftlinge

Das Stück gemeinsamen Lebenswegs von Gunther von Hagens und mir liegt nun schon über 35 Jahre zurück und stand eigentlich unter keinem besonders glücklichen Stern. Denn unsere erste Begegnung fand 1968 in der DDR-Strafanstalt in Cottbus statt. Trotz dieser Umstände habe ich Gunther als überaus intelligenten Menschen und als absolut integre Persönlichkeit kennen gelernt. Er hat in meiner Erinnerung unauslöschliche Eindrücke hinterlassen, und ich habe ihn nie vergessen. Diese Eindrücke möchte ich hier schildern. Weil sie aber kaum zu verstehen sind, wenn man sich die Situation, in der wir uns als Häftlinge befanden, nicht vergegenwärtigt, werde ich zunächst versuchen, einen Einblick in die damalige Zeit, unsere Flucht, unsere Kriminalisierung, Verurteilung und Inhaftierung zu geben.

Die Cottbusser Anstalt war neben Bautzen II eines der größten Gefängnisse, in dem Freiheitsstrafen wegen vom DDR-Regime so genannter „politischer Delikte" zu verbüßen waren. Wir waren als politische Häftlinge, so genannte „Neukriminelle", weniger wert als Kriminelle, die einen Diebstahl begangen hatten. Als ich im September 1968 nach Cottbus kam, waren zwar noch einige Kriminelle mit in Haft. Diese wurden aber von der Gefängnisleitung separiert, weil man einen systemfeindlichen Einfluss der „Politischen" fürchtete. Die Kriminellen wurden noch als staatstreu angesehen. Sie sagten: „Wir bessern uns, es kommt nicht wieder vor", arbeiteten gut und erfüllten die Norm. Für sie war die Welt in Ordnung, denn sie wussten, was sie verbrochen hatten, und auch, dass sie bei guter

Führung die Aussicht hatten, nach zwei Dritteln der Strafe entlassen zu werden. Die politische Polizei sagte nun tatsächlich: „Die Politischen versauen die Kriminellen ideologisch." Um das auszuschließen, wurden sie weggeschafft und wir in eigenen Zellen zusammengefasst. Von uns spekulierte niemand auf vorzeitige Haftentlassung. Wir sagten immer: „Das nehmen wir in Kauf. Wenn, dann sitzen wir die Strafe bis zum letzten Tag ab, es sei denn, wir kommen dahin, wo wir hin wollen." Welches Ziel wir hatten? Natürlich den Westen. Und fast alle haben das geschafft.

Von diesem Zeitpunkt an, das war Ende Oktober/Anfang November 1968, gab es nur noch zwei Delikte in Cottbus: einmal die so genannten „Hetzer" – das waren die, die sich gegen den Einmarsch 1968 in die CSSR aufgelehnt hatten – und dann die „Flüchter". Gunther und ich gehörten zu der Gruppe der „Republikflüchtlinge".

Die Strafanstalt Cottbus – das „Tor zum Westen"

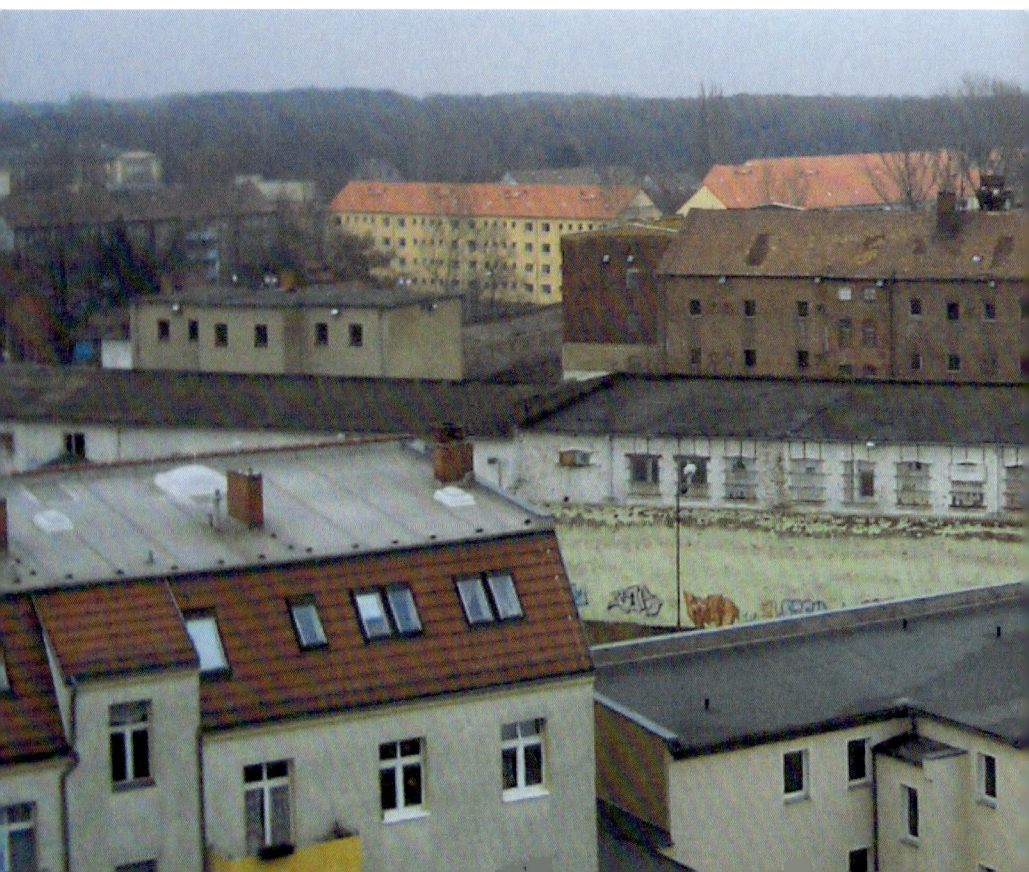

Gescheiterte „Republikflucht"

Alle „Republikflüchtlinge" brachten ihre eigene Fluchtgeschichte mit, die sich meistens nur im Datum und in der Auswahl des Grenzübertrittspunkts unterschied. Letztlich traf uns alle das gleiche Unglück, dass unsere Flucht entdeckt und wir festgenommen, verurteilt und inhaftiert wurden. Auch unsere Motivationen waren ähnlich. Wir hatten nichts Besonderes vor, sondern wollten einfach und allein die DDR verlassen. Und weil das legal nicht möglich war, blieb nur die illegale Möglichkeit. Am 21. August 1968 war der Einmarsch der so genannten „Vertragsstaaten" des Warschauer Pakts in die Tschechei. Mit dem Prager Frühling schien sich zwar zunächst eine allgemeine Entspannung der großpolitischen Lage abzuzeichnen. Aber bereits zu Anfang des Sommers ahnten wir, dass ein Einmarsch oder etwas in dieser Richtung kommen würde und wollten die letzte Gelegenheit nutzen.

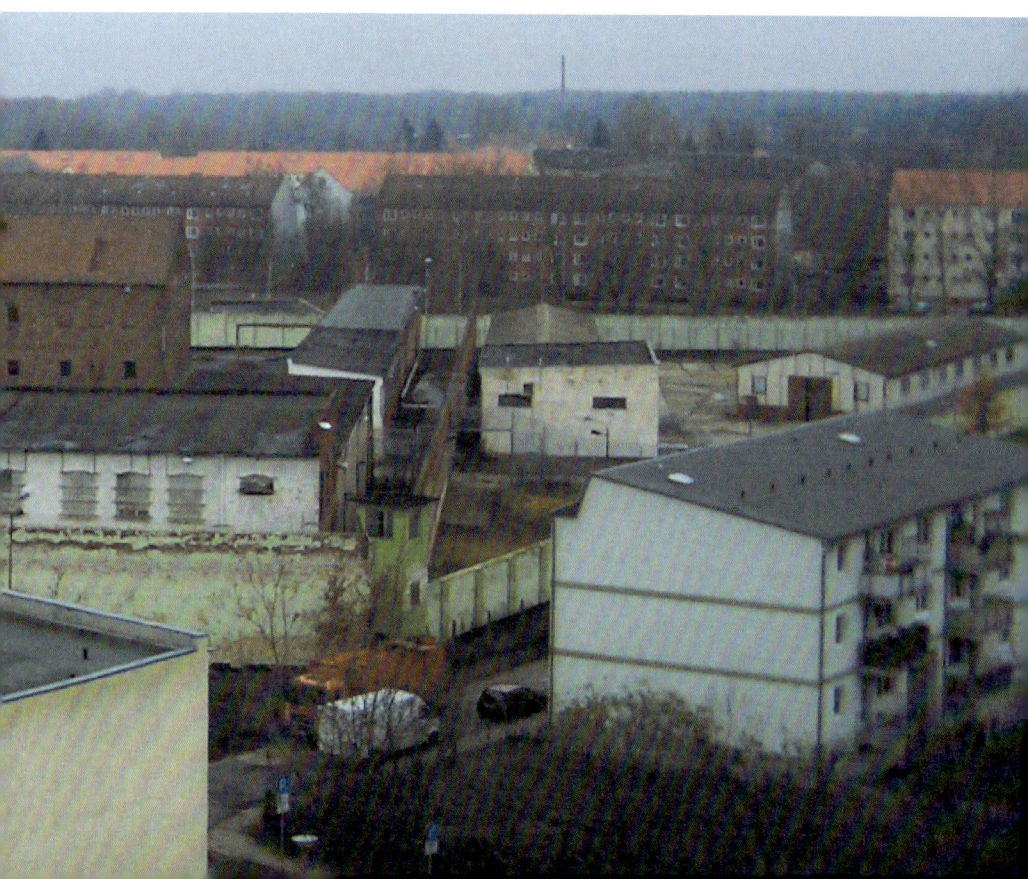

Eine Flucht über die CSŠR schien sich anzubieten. Mein „Mittäter", so der DDR-Jargon, und ich gingen am 7. Juli 1968 los, wählten als Fluchtroute Stubnach und wollten zwischen den Bergen Rachel und Arber in Richtung Zwiesel, also nach Bayern. Gunthers Flucht war der meinen sehr ähnlich, nur seine Fluchtroute ging über Bratislava. Er wollte also über die Grenze nach Österreich.

Wir alle mussten die Grenzsicherungsanlagen nach dem Westen überwinden. Die waren, wie der Name „Eiserner Vorhang" schon sagt, ziemlich dicht: Türme in der Landschaft, die schon das Vorfeld beobachteten, alle mit Telefonanschluss, um Alarm auslösen zu können. Davor liefen Streifen in Zivil, die jeden, den sie entdeckten, sofort ansprachen und einer Ausweis- und Personenkontrolle unterzogen. Dann kam der Grenzzaun. Eine Seite war in Karos, die andere Seite längs geflochten, dazwischen drei Meter Platz – geeggt, damit jede Fußspur zu sehen war. Und in einem Abstand von maximal 300 Metern entlang des Zauns, damit die Grenzsoldaten alles einsehen konnten, standen weitere Türme mit Scheinwerfern. Schließlich kam noch ein breiter Streifen Land, der durch Grenzpatrouillen gesichert war, bis zur richtigen Grenze mit den Selbstschussanlagen.

So hatten alle von uns in Cottbus während der Flucht ihr eigenes Schicksal. Aber dennoch gab es viele Gemeinsamkeiten. Die meisten von uns flüchteten im Schutze der Dunkelheit. Nicht alle begegneten freundlichen Grenzsoldaten. Manche hatten Schussverletzungen. Auf meiner eigenen Flucht hatten wir den Weg mit dem Zug und zu Fuß gemacht. Ein Mitgefangener hatte den Fluchtversuch mit seinem Auto unternommen, und ihm wurde der Wagen konfisziert. Seine Flucht wurde auf Grund eines eingeschleusten Stasi-Manns entdeckt, der die Flucht fingiert mitgemacht hatte. An einem bestimmten Punkt war für uns alle die Flucht zu Ende. Manche wurden bereits im Vorfeld erwischt. Mein „Mittäter" und ich wurden von einer Grenzpatrouille mit Wachhund entdeckt, hatten also bereits fast alle Sicherungsanlagen überwunden und hätten es beinahe geschafft gehabt. Das war für uns sehr unglücklich, aber die Patrouille hatte natürlich Glück und freute sich, weil sie für jede Festnahme an der Grenze ausgezeichnet wurde. Aber das ist eine andere Geschichte.

Das Ende vom Lied war: Nach der Festnahme wurden wir alle von der Staatssicherheit abgeholt und nach Gera gebracht. Denn dort war die zuständige Stelle für alle, die aus dem Bezirk Gera stammten. Auch Gunther kam dorthin. In Gera wurden wir verhört,[1] kamen dreieinhalb Monate in Untersuchungshaft und wurden schließlich wegen „Republikflucht" zu 22 Monaten Haft verurteilt. Die Untersuchungshaft wurde auf die Strafe angerechnet. Dann ging es nach Cottbus, wo wir die restliche Haftzeit verbüßen mussten.

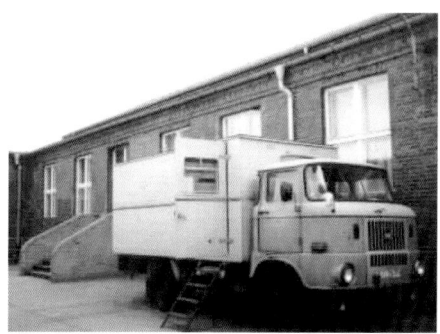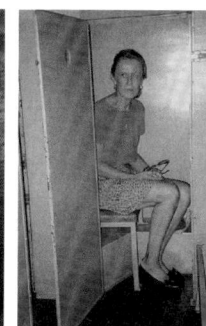

Als Zivilfahrzeug getarnter Gefangenentransporter
mit extrem engen Einzelkabinen, Fotos: Florian Falcke

[1] *Immer wieder wurden Vermutungen geäußert, dass in Gera Verhörte mit einem Röntgenstrahler radioaktiv bestrahlt worden sein könnten, der hinter einem am Boden verschraubten Fotostuhl postiert und durch einen Vorhang verborgen war. Ein Strafantrag des Jenaer Künstler Frank Rub, der nach dem Krebstod seines Freundes, des Schriftstellers Jürgen Fuchs, Strafantrag stellte, löste Ende der 1990er Jahre eine öffentliche Debatte und Ermittlungen aus. Neben Fuchs erkrankten und starben Gerulf Pannach, der frühere Liedermacher und Texter der DDR-Rockband „Renft" und der Regimegegner Rudolf Bahro an Krebs, alle drei allerdings Mitte der 1970er Jahre Häftlinge in Hohenschönhausen. Auch wenn ein Gutachten von Michael Beleites, dem Sächsischen Landesbeauftragten für die Stasi-Unterlagen, mittlerweile den Verdacht einer Strahlenschädigung in Gera als „weitestgehend erledigt" bezeichnet (vgl. z. B. http://www.havemann-gesellschaft.de/info10.htm), ist festzuhalten, dass sowohl Bernd Wolfram als auch sein „Mittäter" Bernd Gruber Anfang der 1980er Jahre an Krebs erkrankten. Beide gelten aber heute als geheilt.*

Das **Kreis-** gericht

Gera , den **15. 01. 1969**
Fernruf

Aktenzeichen: **1/69**

(Bei Eingaben stets anführen)

Haftbefehl

D er Student LIEBCHEN, Gunther, geb. am 10. 01. 1945 in Kalmen, wohnhaft in Greiz, Am Roth 1

ist in Untersuchungshaft zu nehmen

Er wird beschuldigt bzw. **steht im dringenden Tatverdacht, versucht zu haben, ohne Genehmigung der staatlichen Organe der Deutschen Demokratischen Republik nach Österreich auszureisen.**
Der Beschuldigte war im Besitz eines Reisepasses und erhielt die Genehmigung durch ein entsprechendes Visa nach Bulgarien und Ungarn zu reisen, wobei die Durchreise über die CSSR und Rumänien eingeschlossen war.
Der Beschuldigte hat seine Urlaubsreise nach Ungarn und Bulgarien am 21. 12. 1968 angetreten. Auf seiner Rückfahrt von Budapest nach Bratislava am 5. 1. 1969 hat er sich in der österreichischen Botschaft in Bratislava ein Einreisevisum nach Österreich ausstellen lassen. Von den Sicherheitsorganen der CSSR wurde er auf der Fahrt zur österreichischen Grenze festgenommen. Aus seinem Ausreisevisum der DDR wurde geschlußfolgert, daß er bis zum 1. 1. 1969 wieder in das Gebiet der Deutschen Demokratischen Republik zurückkehren mußte.

Entgegen den gesetzlichen Bestimmungen hat somit der Beschuldigte versucht, die Deutsche Demokratische Republik ohne behördliche Genehmigung nach Österreich zu verlassen.

Straftat nach § 213 (1) und (3) StGB
Der Erlaß des Haftbefehls stützt sich auf Fluchtverdacht, was sich aus der konkreten Handlung des Beschuldigten ergibt.

gez. Pöthig
Richter am Kreisgericht

Gegen diesen Haftbefehl ist binnen einer Woche das Rechtsmittel der Beschwerde zulässig.

Ausgefertigt:

Gera , den 15. Januar 19 69

Best.-Nr. 220 16 Haftbefehl – I. Instanz – (§§ 14 I ff. StPO)   VLV Spremberg Ag 310-66-DDR-5133 I-5-20 1235

Der „Zugang" in Cottbus

In der Strafanstalt Cottbus musste jeder neu angekommene Häftling zunächst durch den so genannten „Zugang". Dort trieb der berüchtigte „Schließer von Cottbus" sein Unwesen. Hubert Schulze ist sein Name, und er hat viele politische Häftlinge aus innerer sozialistischer Überzeugung und mit sadistischem Vergnügen gequält, geschlagen und getreten.[2] Er war der „Rote Terror", kurz „RT", so nannten wir Gefangenen von Cottbus ihn. Keiner von uns hat ihn je vergessen. Furchtbare Dinge mussten wir mit ansehen: Da gab es Flüchtlinge mit zerschossenen Beinen. Im Gips ließ man sie mit zwei Krücken im Kreis laufen. „RT" war der Schlimmste von allen. Wir hätten genug Möglichkeiten gehabt, uns mit ihm anzulegen. Obwohl er oft vor uns stand, versuchten wir, einen großen Bogen um ihn zu machen. Aber er war nicht der Einzige. Trotzdem wussten wir immer: „Das sind die, die nicht denken und nur Befehle ausführen können." Und was da herausgekommen ist, das haben wir ja gesehen, und das müssen wir heute noch bitter bezahlen.

So weit ich mich erinnern kann, hatten aber die meisten aus unserer Zelle das Glück, nur kurze Zeit im „Zugang" verbringen zu müssen. Ich selbst war nur zwei Tage dort. Denn hinter den bekannten riesig hohen Mauern, innerhalb des abgesperrten Geländes der Cottbusser Haftanstalt befanden sich die Produktionen von zwei Betrieben, die beide einen dringenden Bedarf an Arbeitern hatten. Da waren einmal die Anker-Werke – dort wurden Ankerspulen gewickelt – und „Pentacon" – die Firma, die seinerzeit die weltbekannten Fotoapparate herstellte. Aus diesem Grund kamen wir schnell in den normalen Strafvollzug, um bei „Pentacon" als Arbeiter eingesetzt werden zu können.

---

[2] *Hubert Schulze ist nur einer von rund 300 Gefängniswärtern in Brandenburg, denen Misshandlungen vorgeworfen werden. Dennoch ist seine mehr als 20 Jahre und bis zur Wende während Brutalität einzigartig und mittlerweile juristisch nachgewiesen. Er wurde am 14. Mai 1997 vom Cottbusser Landgericht wegen fortgesetzter Gefangenmisshandlung zu zwei Jahren und acht Monaten Haft verurteilt. Damit blieb das Gericht nur knapp unter der nach DDR-Recht geltenden Höchststrafe von drei Jahren.*

Die „Antragszelle"

Innerhalb des normalen Strafvollzugs wurden diejenigen politischen Häftlinge zusammengefasst, die als „Republikflüchtlinge" nach ihrer Festnahme und Verurteilung an ihrem Vorhaben, die DDR zu verlassen, festhielten. Nicht alle Häftlinge, aber viele stellten weiterhin Anträge auf Ausreise. Und alle, die Anträge stellten, kamen in eine einzige Zelle, die so genannte „Antragszelle". Die Zellen waren in der Größe unterschiedlich. Die Antragszelle hatte ungefähr fünf auf zehn Meter, da waren wir 22 Mann, alle in Doppelstockbetten. In jeder Zelle gab es den Stubenältesten und einen Ordner. Diese beiden Posten verkörperte ich zu drei Vierteln meiner Haftzeit.

Gunther lernte ich kennen, als er zu uns die Zelle kam. Da erfuhren wir, dass er ebenfalls republikflüchtig war und ausreisen wollte, und damit

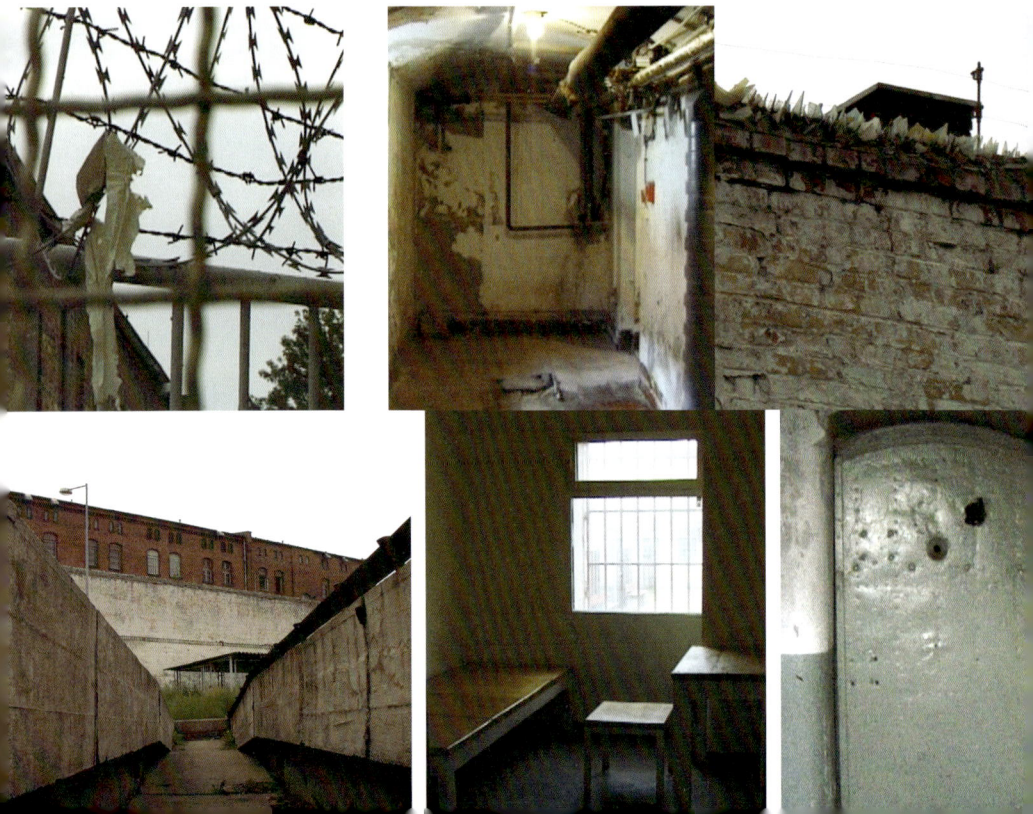

war er einer von uns. Er erzählte uns, dass er in Jena Medizin studiert hatte und zu zwei Jahren verurteilt war. Gunther war am Anfang sehr zurückhaltend und eher unauffällig. Er war ja auch noch sehr jung, gerade einmal 23 Jahre alt, und immer ein bisschen in sich gekehrt. Aber wenn man ihn ansprach, von ihm etwas wissen wollte, dann merkte man genau: Er war etwas Besonderes. Gunther machte immer seine Arbeit, die er machen musste, wie sie jeder andere auch tat, der über eine bestimmte Intelligenz verfügte. Aber eines merkten wir gleich: Zu allem hatte er einen eigenen Standpunkt. Daran gab es nichts zu deuteln. Gunther wusste genau, warum er im Gefängnis war. Da gab es kein Zurück. Gunther ruhte in sich und war viel mit sich selbst beschäftigt, wenn er für sich war. Aber wenn er mit uns am Tisch saß und wir erzählten, dann hat er natürlich miterzählt und wusste interessante Sachen.

Der Mensch ist frei geboren, und überall liegt er in Ketten (Rousseau), Fotos: Florian Falcke

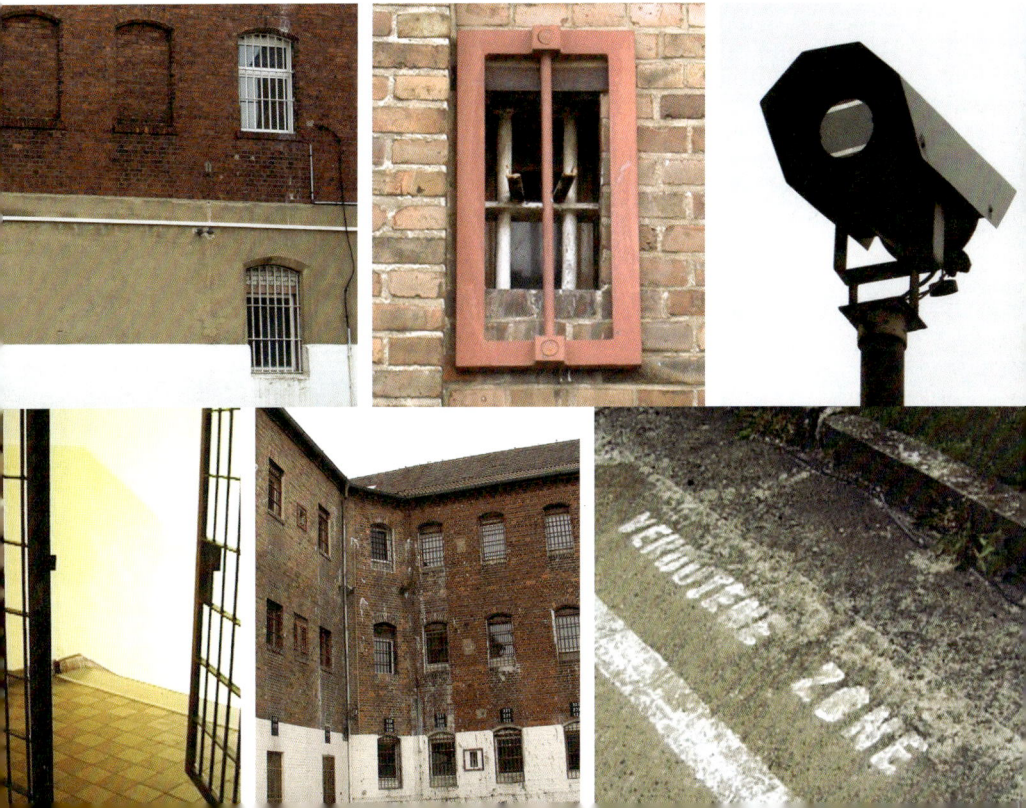

Wir „Maikäfer"

Um zu verstehen, was wir mitgemacht haben, um einmal die Atmosphäre, in der wir lebten, zu beleuchten: Innerhalb des Strafvollzugs standen wir unter permanenter Bewachung durch die politische Polizei. Wir waren außerhalb der Arbeitszeiten immer in den Zellen eingesperrt. Die Polizei war zuständig für die „Sicherheit". Die Schließer und Wachleute hießen in der DDR-Nomenklatur „Erzieher", das war an sich schon schizophren. So glaubte man jedenfalls, uns erziehen zu können.

Wir hatten einen festen Tagesablauf. Um fünf Uhr morgens wurden wir geweckt, auch samstags, denn wir mussten mindestens 54 Stunden in der Woche arbeiten. Allein schon der Aufschluss der Zelle in der Frühe, der dauernde beleidigende Kasernenhofton, man behandelte uns als Menschen fünfter Klasse. Um sechs Uhr ging es zur Arbeit. Wir mussten in einer 20–25 Meter langen Kolonne marschieren, immer von der Polizei

Hinter Schloss und Riegel, Foto: Florian Falcke

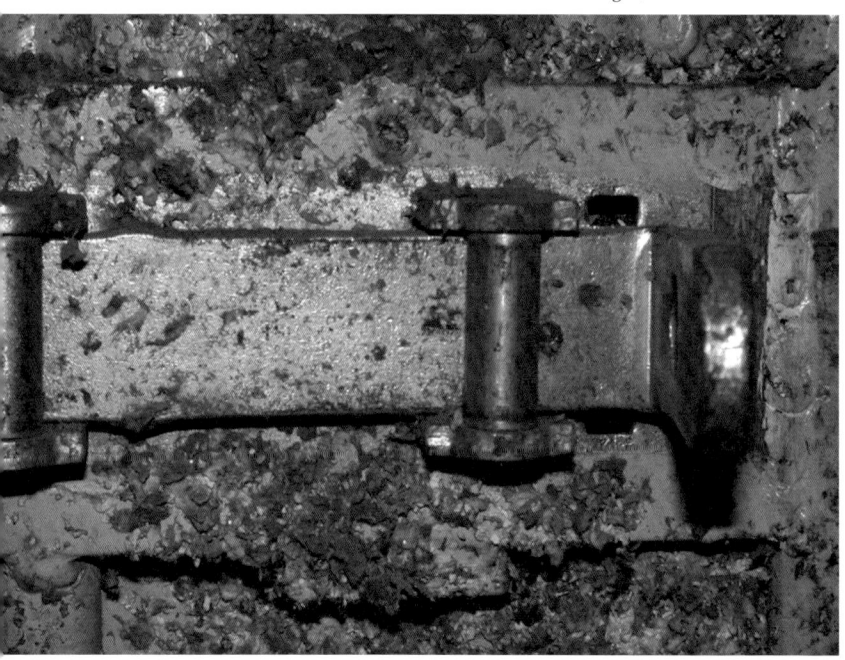

bewacht, und trugen unsere blauen Häftlingsuniformen mit dünnen gelben Streifen an den Ärmeln und auf dem Rücken, was uns als „Neukriminelle" kennzeichnete. Fast wie ein Judenstern. Das wusste jeder. „Maikäfer" wurden wir genannt. Am Nachmittag um vier marschierten wir wieder zurück. Danach noch eine halbe Stunde Freigang im Gefängnishof, die einzige Zeit am Tag, die wir unter freiem Himmel verbrachten. Immer zwei Gefangene nebeneinander durften wir im Kreis herumlaufen. Hinterher schlossen sie uns wieder in die Zellen ein. Dann hatten wir bis neun Uhr ein bisschen Zeit für persönliche Dinge, und um zehn Uhr ging das Licht aus. Und nach sieben Stunden Schlaf alles wieder von vorne. So ging das jeden Tag außer am Sonntag.

Unsere Verpflegung war erbärmlich und minderwertig. Nur Wassersuppe, manchmal ein paar Kartoffelstückchen, immer minderwertiges Fett. Wir hatten keine Vitamine, kein Gemüse, kein frisches Obst, gar nichts. Das größte Problem war, unter diesen Umständen die körperliche Gesundheit aufrechtzuerhalten. Einige Häftlinge wurden krank, manche haben bleibende Schäden davongetragen. Die medizinische Versorgung, wenn man das überhaupt so nennen kann, bestand aus einem Krankenrevier, dessen Labor aus dem 19. Jahrhundert zu stammen schien und nur notdürftig mit primitivsten medizinischen Instrumenten ausgestattet war. Nach der Haft waren wir alle völlig abgemagert. Ich selbst wog noch 138 Pfund.

Aber das war nicht nur eine körperliche Erniedrigung. Auch psychisch mussten wir Obacht geben, dass wir die Persönlichkeit nicht verlieren, das Selbstbewusstsein. Denn darauf waren die ja aus, das Selbstbewusstsein, die Persönlichkeit zu brechen. Es gab hauptamtliche Stasi-Mitarbeiter im Gefängnis. Die so genannte „Abteilung K 1" der politischen Polizei wollte auf diese Weise dafür sorgen, dass wir ständig unter Druck waren. Man konnte nie völlig offen reden. Immer blieb ein Rest, den man lieber für sich behielt, weil stets die Gefahr bestand, dass manche, um ihre persönliche Situation zu verbessern, sich vielleicht hätten zu bestimmten Aussagen erpressen lassen, wenn sie bestimmte Dinge gewusst hätten. Zum Glück hatten wir in der Antragszelle eine große Einigkeit und ließen uns auf diese Weise nicht unter Druck setzen.

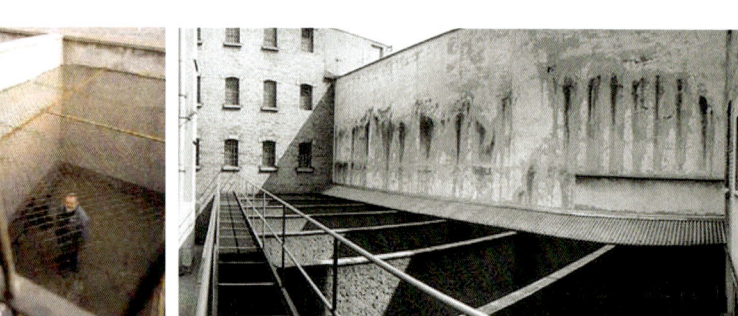

Der „Freigang", Fotos: FLorian Falcke

Die „Tigerkäfige"

Für die kleinsten Vergehen lief man Gefahr, in die Arrestzellen gesperrt zu werden. Wir nannten sie „Tigerkäfige": ein Gefängnis im Gefängnis, Zellen, die links und rechts Gitter eingebaut und kein Tageslicht hatten. Darin konnte man den ganzen Tag sieben Schritte vorwärts und wieder zurück machen, so klein war die Zelle. Streckte man die Arme aus, konnte man beide Gitter mit den Händen berühren. Um 22 Uhr wurde die Pritsche zum Schlafen herunter- und in der Frühe um fünf wieder hochgeschlossen. Außerdem gab es nur Wasser und Brot. Es kam vor, dass unliebsame Häftlinge zusätzlich mit Handschellen – Hände über Kopf – an den oberen Gitterstäben fixiert wurden und stundenlang auf Zehenspitzen stehen mussten, bis Arme und Beine völlig taub waren. Nachts wurden die auf diese Weise gefolterten Häftlinge gestreckt und mit einem Arm und einem Bein an die Pritsche gekettet. Zum Glück ist das keinem von uns aus der Antragszelle widerfahren. Maximal 21 Tage hintereinander durften Häftlinge in den „Tigerkäfigen" eingesperrt werden. Die Tatsache, dass es diese Zellen gab, wurde ja lange geleugnet, im Osten wie im Westen.

Ein Beispiel: An Weihnachten sangen wir einmal ein Weihnachtslied. Sofort kam ein „Erzieher", der uns singen hörte, der „Eiserne Gustav", so nannten wir ihn. Wenn man den Roman von Hans Fallada kennt, dann weiß man, was er für ein Charakter hatte: stur, verbohrt, nach oben kratzen und nach unten treten: „Was ist hier los?" Da sagte Eberhard Fischer, ein Lehrer: „Heute ist Weihnachten. Da singen wir ein Weihnachtslied." – „Sie dürfen hier nicht singen." – „Wieso dürfen wir hier nicht singen?" – „Sie sind hier in einer Haftanstalt. Ich kann nichts dafür, dass Sie hier sind. Sie sind zu bedauern." – „Was hat das eine mit dem anderen zu tun?" – „Sie müssen sich an das halten, was hier gesagt wird. Und das Singen verbiete ich Ihnen." Die Situation eskalierte, als Eberhard zum Schließer sagte: „Wissen Sie, Sie sind ja eigentlich derjenige, der zu bedauern ist. Sie selbst sind im Zuchthaus." – „Wieso?" Und Eberhard antwortete: „Wir kommen nach der Haft wieder hier heraus. Aber Sie sind lebenslänglich hier." Doch der „Eiserne Gustav" hielt sich für einen Sozialisten, für einen, der Menschen erzog. Er wusste nichts mehr zu sagen, schloss wieder zu, aber in der Frühe um sechs ging die Zellentür auf: „Strafgefangener Fischer: Heraustreten, 21 Tage Arrest." Dafür gab es die „Höchststrafe". Aber Eberhard hatte Glück, weil er bereits drei Tage später vorzeitig aus der Haft entlassen wurde. Er wurde freigekauft und ging „auf Transport" in den Westen, wie wir es nannten.

StVA - Cottbus   _den 15.12.7_

(Dienststelle)   (Datum)

_173/70_

(Lfd. Nachweis-Nr.)

Verfügung
über eine
Anerkennung / **Disziplinar-** / Sicherungsmaßnahme

Name, Vorname, Geburtstag: _Liebchen, Günther 10.01.45_   _567643_

(Reg.-Nr.)

Anlaß: _Nichtbefolgung von Weisungen_

Gesetzliche Grundlage: _§ 35 (1) 1. u. 4._

Art und Dauer der Maßnahme: _14 Tage str. Einzelarrest_

(Unterschrift, Diensgrad und Stellung des Verfügenden)

SV 27 (87/11) Ag 106/2316/69

Ich selbst war ebenfalls 14 Tage in Arrest. Das kam so: Ein Mitgefangener sagte einmal morgens beim Aufschluss – in der Formulierung sehr vulgär, aber zutreffend – ganz leise über den Dienst habenden Schließer: „Das ist wirklich der dümmste Bulle, der hier herumläuft." Trotzdem hörte der Schließer es, wusste aber nicht, von wem die Äußerung gekommen war, und fragte: „Wer hat das gesagt?" Wir wussten ja genau, wer es war. Aber das gab es nicht, dass ein „Politischer" einen anderen verpfiffen hätte. Deshalb wurde ich als Stubenältester dafür verantwortlich gemacht. Nachmittags, als wir von der Arbeit kamen, versuchte man mir den Namen zu entlocken, aber ich blieb standhaft und kam noch am selben Nachmittag in den „Tigerkäfig". Warum ich das für meinen Mitgefangenen tat? Es gab eine Verhaltensregel bei der Polizei: Vier Wochen vor der regulären Haftentlassung durfte kein Häftling mehr in Arrest, weil diejenigen, die unten in der „Tigerzelle" waren und nach 14 Tagen mit kaum Verpflegung und ohne Tageslicht wieder hochkamen, aussahen wie KZ-Häftlinge. Der eigentliche „Schuldige" hatte noch sechs Wochen Haftzeit, wäre also noch hinuntergesperrt worden. So traf ich mit ihm eine Absprache: Ich gehe für ihn hinunter, und wenn ich nach 14 Tagen wieder hochkomme, dann gibt er zu, dass er es war. Da er zu diesem Zeitpunkt dann nur noch vier Wochen Haftzeit hatte, konnten sie ihn nicht mehr unter Arrest stellen. Ich war ja unschuldig verurteilt worden und reichte sofort beim Anstaltsleiter Beschwerde ein. Dieses Recht hatten wir, aber der Anstaltsleiter fragte erst nach 13 Tagen nach dem Grund meiner Beschwerde. Da sagte ich: „Jetzt brauche ich Sie nicht mehr. Den einen Tag kann ich auch noch absitzen." Mein Mitgefangener hielt sich an unsere Absprache. Als ich nach 14 Tagen in Dunkelheit wieder nach oben kam, stellte er sich. Da war die Polizei und ihr Verhalten uns „Strafgefangenen" gegenüber bloß gestellt, und ich musste rehabilitiert werden.

Arbeit und Norm

In Cottbus befand sich die gesamte Vorfertigung der Firma „Pentacon", die ihren Hauptsitz in Dresden hatte. Dort fand die Endmontage vorproduzierter Einzelteile statt. Zu dieser Zeit lief der Wettlauf zwischen der

UdSSR und den USA in der Weltraumforschung: wer die ersten Raketen ins All brachte, erste Fotos von der erdabgewandten Seite des Mondes. Dass diese Fotos mit „Pentacon"-Kameras gemacht wurden, wusste seinerzeit kaum jemand. Und im „Knast", wenn ich das mal so sagen darf, fertigten wir Häftlinge alle dafür notwendigen Einzelteile.

Die Fertigung – Bohrerei, Dreherei und Entgraterei – befand sich im ersten Stock des Fabrikgebäudes, die Endkontrolle eine Etage tiefer. Die Kontrolle war eine Abteilung für sich, die bei allen produzierten Teilen die Endabnahme machte. Dort musste Gunther arbeiten und machte seinen Job. Ich wurde oben in der Fertigung eingesetzt, und dadurch hatten wir während der Arbeit wenig miteinander zu tun. Weil ich von „Zeiss" kam – ich war Industriemeister für Feinwerktechnik – und dort auch gelernt hatte, brachte ich bestimmte Voraussetzungen mit. Als die Haftstrafe des so genannten „Brigadiers", eine Art Vorarbeiter der Fertigung, zu Ende ging, wurde ich von den Zivilmeistern auf diesem Posten eingesetzt. Auf Grund der unterschiedlichen Haftzeiten war das ja ein ständiges Kommen und Gehen. Im Laufe meiner Haftzeit konnte ich mich mit den Zivilmeistern so arrangieren, dass sie mich weit gehend in Ruhe ließen. Ich hatte in meinem Bereich noch sechs Einrichter und sogar einen eigenen Raum, in dem sich die ganzen Vorrichtungen für die Maschinen befanden und ein Schreibtisch, wo ich meine Abrechnungen machen musste. Die gesamte Fertigung war unter der Verwaltung der Häftlinge, so wie es auch von der Nazizeit her bekannt ist.

Obwohl wir als Verurteilte in der Firma „Pentacon" arbeiten mussten, war die Arbeit an sich eine „Auszeichnung". Denn das Gefängnis und die Arbeit waren zwei verschiedene Welten. Die Aufgabe der Polizei war es, uns zu bewachen, uns ordnungsgemäß zur Arbeit und danach wieder in die Zellen zurückzubringen. Bei der Arbeit waren keine Polizisten dabei, sondern nur die Zivilmeister. Wir hatten drei Zivilmeister, die auch die Werkzeuge ausgeben mussten. Mit denen hatten wir ein relativ gutes Verhältnis. Die wussten nicht, warum wir einsitzen, denn sie durften keine privaten Gespräche mit uns führen. Sie wunderten sich nur: Da sitzt ein Student, da ein Dachdecker, da sitzt ein Arzt, da ist ein Diplom-Geograph,

Erziehungsprogramm

für den Strafgef. Liebchen Gunter .... geb. 10.1.1945

I.
Schwerpunkte der Erziehungs-
arbeit

Besondere Merkmale der Persönlichkeit hinsichtlich des sozial- und Leistungsverhaltens - mögliche Erscheinungen im SV
Der SG Liebchen stammt aus einer Arbeiterfamilie.Er erreichte in der Allgemeinbildung das Abitur.L.wurde im Elternhaus im Sinne der Politik unserer Partei u.Staatsführung erzogen.Er war Mitglied der SED.Führte in der FDJ an der Universität die Funktion eines FDJ Gruppensekretärs aus.Sein bisheriges Verhalten in der Aufnahmestation sowie wärend der U-Haft gab in keiner Weise Anlaß zu Beanstandungen.

Hauptrichtung der Erziehung:
Anknüpfend an die in der Vergangenheit positiven Entwicklung des SG ist dem SG in den Gesprächen an Hand von Gegenwartsnahen Beispielen bewußt zu machen,daß seine strafbare Handlung eine grobe Verletzung der Rechtsnormen unserew Staates war u.die angewandte Erziehungsmaßnahme des FE den Strafrechtsnormen entspricht.Dem SG ist im weiteren Verlaufe der Haft ein entsprechendes Klassenbewußtsein anzuerziehen um dadurch zu erreichen,daß er für sein künftiges Leben in unserem sozial.Staat die Normen u.Regeln unserer Gesellschaft beachtet u.nichtmehr straffällig wird.

II.
Maßnahmen zur Erziehung

(auch unter dem Gesichtspunkt des Setzens einer pädagogischen Perspekt.

Unterbringung:
Der SG wird entsprechend seiner Vollzugsart im SV in einem dafür vorhandenen Stationsbereich untergebracht.

Arbeitseinsatz:
Der SG wird entsprechend seiner Fähigkeiten u.Fertigkeiten innerhalb der StVA - Cottbus zur Arbeit *Musterlüter* eingestzt.

Staatsbürgerliche Erziehung/Bildung - Aus- und Weiterbildung -
Presse u. Literaturbezug:
Ausgehend von den Festlegungen der Hauptrichtung der Erziehung ist der SG Liebchen unverzüglich in das System der staatsbürgerlichen Erziehung u.Bildung einzugliedern.Ausgehend von seiner strafbaren Handlung ist dem SG nochmals die Gefährlichkeit seiner Handlungsweise zu verdeutlichen, wobei es besonders daruf ankommt,dem SG aufzuzeigen welchen Gefahren er sich sowie seinen Mitmenschen durch seine Handlungsweise ausgstzt hat. Dabei sind besonders die Schlußfolgerungen für den SG für sein künftiges Verhalten als Bürger unseres sozial.Staates herauszuarbeiten. Er wird für seine persönliche Weiterbildung in polit-idiol.Richtung das ND abonnieren.

- 2 -

Mögliche Formen der Mitwirkung an der Erziehung:
Der SG wird auf der Grundlage des §§ 48 in XXXX Verbindung mit 44 der
ersten DB in eine entsprechende Funktion innerhalb der Station eingesetzt.

Bes. Hinweise für Kontrollmaßnahmen:
1. Wie übt er seine zukünftige Tätigkeit aus.
2. Wie arbeitet er im System der staatsbürgerlichen E u.B mit.
3. Wie verhält er sich gegenüber den Angeh.d.SV
4. Welche Diskussionen führt er unter seinen Mitgefangenen.

Pers. Verbindung / entspr. der Vollzugsart:
Der SG wird entsprechend seiner Vollzugsart mit seiner Mutter in
brieflicher Verbindung bleibn. Von einem Besuch bittet er wärend der
Zeit der Strafverbüßung Abstand zu nehmen.

Verbindung zum Betrieb u. gesellschaftl. Kräften:
Nach Klärung der Frage in Verbindung mit dem Offizier für Wiedereingl.
sofortige Verbindungsaufnahme.

III.
Regelung pers. Belange

Familien-, Wohnungsprobleme u.a. (die die Erziehung beeinträchtigen
können bzw. in Vorbereitung der Wiedereingliederung zu regeln sind)
Der SG wird nach der Haft XXXXXX Wieder bei seinen Eltern wohnen.
In Verbindung mit dem Offizier für Wiedereingliederung ist zu klären,
wo der SG nach der Haft arbeiten wird. Die Vorstellungen des SG gehen
dahin, entweder im Institut für Verhaltensforschung Berlin oder als
Übersetzer in einem med.bzw.Sprachinstitut tätig zu werden.

Teilnahme am Gottesdienst: nein

IV.
Termine

- 1. Erziehungsgespräch: Oktober 1969
- 2. Prüfung gem. § 349 StPO: Februar 1969

Aufnahmekommission:

Stelmaszyk   Rosenthal   Jauditz
Ltn.d.SV   Ob.-Ltn.d.SV   Ltn.d.SV

da sitzt ein Lehrer. Wenn wir unsere Arbeit machten, d. h. die Norm erfüllten, dann hatten wir Häftlinge auch manchmal die Möglichkeit untereinander zu sprechen. Weil wir auf die verschiedenen Abteilungen verteilt waren, sahen wir uns zwar relativ wenig, aber wir konnten uns gelegentlich treffen. Auch die Insassen der anderen Zellen trafen wir immer bei der Arbeit. Dadurch hatten wir immer Kontakt zu allen.

Von Zwangsarbeit kann man nicht sprechen, denn man konnte die Arbeit auch verweigern. Es gab ein paar Häftlinge, die sagten: „Für diesen Staat mache ich gar nichts mehr." Aber als Nicht-Arbeiter mussten sie den ganzen Tag in der Zelle bleiben und wurden noch schlechter verpflegt. Mit Sturheit konnte man diesem Staat nicht schaden. Man musste zusehen, wenigstens die eigene Gesundheit zu erhalten. Denn als gesundheitliches Wrack war man nach Haftende im Westen nicht zu gebrauchen.

Die Arbeit hatte noch einen weiteren Vorteil. Wenn wir arbeiteten und dabei die Norm erfüllten, dann bekamen wir 20 Mark im Monat für den persönlichen Einkauf. Die 20 Mark waren Gold wert. Damit konnten wir uns wenigstens ein paar Lebensmittel kaufen, die sonst in der Verpflegung nicht dabei waren: ein Päckchen Margarine – „Goldina", eigentlich minderwertiges Backfett, an Butter war nicht zu denken –, ein bisschen Zucker oder Apfelmus in Blechbüchsen. Auf diese Weise konnten wir uns wenigstens einigermaßen über Wasser halten.

Mit der Norm funktionierte das so: Alle Arbeiten waren genormt. Aber es gab Arbeiten, die von der Norm her nicht zu schaffen waren. Und wenn jemand die Norm nicht erfüllte, bekam er das vom Einkauf abgezogen. Unser Ziel war, dass möglichst alle ihre Norm erfüllten und die 20 Mark bekamen. Als Brigadier konnte ich das organisieren, denn ich musste jeden Tag über alles, was produziert wurde, eine Abrechnung machen. Ich wusste von jedem genau, wer geschickt und schnell mit den Fingern und wer weniger geschickt war. Ein Dachdecker hat andere Finger als ein medizinisch-technischer Assistent. Dem Ungeschickten gab ich nun eine schlechte, dem Geschickten eine gute Arbeit. Denn ein weniger Geschickter hätte die Norm sowieso nicht geschafft, auch nicht bei einer guten Arbeit, bei der ein Geschickter am Tag 16 Stunden machen konnte. Den Geschickten sagte ich: „Pass auf: Zwölf Stunden schreibe ich dir auf, und vier gibst du mir." Mit den abgegebenen Stunden half ich Mitgefangenen aus, die die Norm nicht schafften. Damit konnten wir das wenigstens so jonglieren und ausgleichen, dass jeder seine Norm erfüllte. Das war sozusagen eine „Teamarbeit", die natürlich nicht nach außen dringen durfte. So konnten wir insgesamt ein ganz gutes Level erreichen, und auch die weniger geschickten Häftlinge bekamen den dringend notwendigen Einkauf.

Zusammenstehen in der Not

Ich kann über diese Zeit, die furchtbar war, nur sagen: Wir haben das Beste daraus gemacht. Es hatte keinen Sinn, Widerstand in irgendeiner Form zu leisten. Er wäre gebrochen worden und hätte nur dem geschadet, den es getroffen hätte. Anders ausgedrückt: Widerstand hätte nichts an dem geändert, was sich vollzog, an dem System und der Doktrin des Sozialismus und Kommunismus, die damals vertreten wurde. Wir stimmten mit dieser Ideologie nicht überein. Aber sich deswegen mit den „Erziehern" anzulegen, wäre sinnlos gewesen, wir befanden uns in verschiedenen Welten. Das wäre auch für unsere Gemeinschaft verhängnisvoll geworden, weil sie dann die Zelle auseinander gerissen und uns getrennt hätten.

Unter uns Häftlingen war immer Einigkeit und wir machten uns gegenseitig Mut. Während meiner gesamten Haftzeit habe ich nie einen Streit erlebt. Und ich kann über keinen etwas Schlechtes sagen, da gab es Gerhard, ein Arzt aus Leipzig, den Manfred Berleth, den Gunther – damals noch Liebchen –, den Steinbeis, den Reiner Teuber, den Klaus Karl, den Peter Hellmund, den Robby, Eberhard, den Lehrer – ich habe fast alle 22, die in der Antragszelle waren, noch mit Namen im Gedächtnis, die waren wunderbar – alles feine und intelligente Menschen. Da gab es ein Mathematikgenie. Während unserer Haftzeit flog gerade Apollo 11 zum Mond. Unser Genie rechnete alles nach und hielt uns mathematische Vorlesungen über die Erdanziehung. Oder wir hatten einige Schachexperten. Auch Gunther spielte oft mit. Das waren alles ausgeprägte Persönlichkeiten, die eben auch wussten, was sie wollten, und dadurch hatten wir einen großen Zusammenhalt.

Bis heute dürfte wahrscheinlich wenig dokumentiert sein, was für ein Fehler es war, uns, die Antragsteller, alle zusammen in eine Zelle zu stecken. Denn als wir unsere Haft antraten, wussten wir kaum etwas über die politischen Gepflogenheiten, die es damals schon gab. Wir wussten noch nicht einmal, dass es die Möglichkeit des Freikaufs gab. Aber in der Haft brachten wir uns gegenseitig alles bei und halfen uns gegenseitig: beim Verfassen der Anträge, beim Hinein- und Hinausschmuggeln von Informationen. Die erforderlichen Methoden erlernten wir und gaben sie an die neuen Häftlinge weiter. Nie drang etwas an die Polizei und die Gefängnisleitung. Keiner hat den anderen denunziert. Wir „Politischen" hielten alle zusammen. Das war eine Tatsache, die uns moralisch stärkte und die Persönlichkeit festigte.

Wir lernten die juristischen Feinheiten: Für eine offizielle Ausreise aus der DDR war ein Antrag auf Aberkennung der Staatsbürgerschaft mit gleichzeitiger Ausbürgerung nach § 10 des damaligen Strafgesetzbuches der DDR zu stellen. Außerdem konnte man sich auf den Artikel 213 der UNO-Menschenrechtsdeklaration berufen, nach der ein jeder das Recht hat, ein Land zu verlassen und auch dorthin zurückzukehren. Die DDR ratifizierte die UNO-Deklaration zwar erst 1974, aber für die Stasi war das ohnehin uninteressant. Unsere Anträge mussten gewisse Formvorschriften erfüllen, bestimmte Formulierungen und eine Begründung enthalten, und dabei halfen wir uns gegenseitig.

Die Stasi war allein an dem Handel interessiert – ein neuzeitlicher Menschenhandel – und leitete alles in die Wege für den Freikauf durch die Bundesregierung.[3] Von gut informierten Häftlingen, die vor ihrer Flucht der

---

[3] *Das Ministerium für Innerdeutsche Beziehungen zahlte bis zu 100 000 DM für einen Gefangenen auf Konten der DDR. Im Zuge der Leitlinie „Wandel durch Annäherung", die sich mit Unterzeichnung des Grundlagenvertrages 1972 durchsetzte, wurde den freigekauften Häftlingen nahe gelegt, möglichst wenig über ihre Haft und nichts über andere noch einsitzende Häftlinge zu sagen, weil das deren Freilassung erschwere. Eine Haltung, die viele ehemalige Häftlinge aufs Neue demütigte, zumal sie keinerlei Beweise für das ihnen widerfahrene Unrecht vorlegen konnten. Die Urteile und Antragsschriften waren erst nach der Wende mit der Offenlegung der Stasi-Akten einzusehen.*

DDR-Elite nahe standen, z. B. ehemalige Fernsehleute oder Funktionäre, erfuhren wir auch, dass Dr. Wolfgang Vogel der Rechtsanwalt war, an den wir uns im Osten wenden mussten. Dr. Vogel führte den Freikauf zusammen mit dem Rechtsanwalt Jürgen Stange in West-Berlin durch. Zwischen den beiden stand die Staatssicherheit. Mit ihr musste Dr. Vogel als Verhandlungspartner natürlich eng kooperieren.

Unser Informationsdienst

Als Inhaftierte waren wir von der Außenwelt abgeschnitten. Informationen waren aber das A und O, um die Ausreiseanträge zu formulieren, sie weiterzuleiten und zu erfahren, wessen Ausreise erfolgreich verlaufen und bei wem sie fehlgeschlagen war. Dazu hatten wir einen sehr guten Informationsdienst. Dieses Wissen war sozusagen unsere „Erfolgskontrolle", und wir konnten unsere Anträge dementsprechend anpassen. Wenn die Polizei kam und jemanden mitnahm, dann prüften wir – natürlich unauffällig – nach, wo sie mit ihm hinging. Wenn die Polizei weg war, fragten wir sofort nach. Dann hieß es meist: „Ja, der ist auf Transport gegangen." Alles, was wir erfuhren, gaben wir sofort an alle weiter.

Unser Informationsdienst nach außen lief über die „Sprecher". Hatte jemand „Sprecherlaubnis", machten wir untereinander aus: „Wenn etwas zu übermitteln ist, gebt immer jemandem Bescheid, der zum Sprecher kommt, und im passenden Augenblick wird das übermittelt." So erfuhren wir, was aus unseren Mitgefangenen geworden war. Wir wussten immer innerhalb von vier bis sechs Wochen, wenn jemand „auf Transport" ging. Und so waren wir immer auf dem Laufenden. Von Klaus beispielsweise erfuhren wir das über seinen „Mittäter". Er wurde von seiner Mutter besucht, die ihm sagte: „Der Klaus ist nach dem Westen." Klaus hatte seiner Mutter Bescheid gegeben, die der Mutter des „Mittäters", und diese kam zum Sprecher. So erfuhren wir das. Auf diese Weise wusste auch ich bald Bescheid, als ich meinen eigenen Ausreiseantrag stellte.

Wenn wir umfangreichere Informationen hatten, die sich nicht mündlich weitergeben ließen, dann mussten wir auch diese irgendwie nach außen bringen. Das war legal nicht möglich. Da nahmen wir Zigarettenpapier

STRAFVOLLZUGSANSTALT
Cottbus
Vollzugsgeschäftsstelle

Strafvollzugsanstalt Cottbus · 75 Cottbus · Bautzener Straße 140/141

Frau
Gertrud Liebchen

66   G r e i z
Am Rüth 1

Ihre Zeichen	Ihre Nachricht vom	Unsere Zeichen	75 Cottbus Bautzener Straße 140/141
-	13.08.69	60.50.11 Wi.-3	20.08.1969 4741/69

Betreff:

Sehr geehrte Frau Liebchen !

Ihrer Bitte entsprechend erhalten Sie die
Erlaubnis, Ihren Sohn Gunther am Sonnabend,
dem 30.08.69, in der Zeit von 08,00 - 12,00
Uhr, für die Dauer von 30 Minuten, zu sprechen.

Dieses Schreiben gilt als Besuchserlaubnis.

Hochachtungsvoll

Henkel

Durchgeführt am 30.08.69

b.w.

Fernruf:
42 41 · 42 42

Bankverbindung:
Industrie- und Handelsbank der DDR Cottbus, Konto-Nr. 8 078

und schrieben mit ganz feinem Bleistift in der kleinstmöglichen Schrift darauf. Dann besorgten wir uns heimlich über den Elektriker Kabel und entfernten die Kupferlitze aus der Kunststoffummantelung, die einen Außendurchmesser von ca. drei Millimetern hatte. Die Blättchen wurden ganz fein aufgerollt und in die Isolationshülle hineingeschoben. Maximal vier Zigarettenblättchen passten hinein. Die Kunststoffhülle wurde an den Außenseiten mit einem Feuerzeug zugeschweißt, und sie ließ sich im Mund oben über das Zahnfleisch schieben. Bei der obligatorischen Leibesvisitation vor jedem Besuch – „Mund auf!" – wurde das nie entdeckt.

Ich hatte z. B. Informationen an Dr. Vogel zu übermitteln, was meine Mutter für mich erledigte. Bei einem ihrer Besuche nahm ich eine Hülle mit Informationen in einem passenden Augenblick aus dem Mund heraus, gab sie meiner Mutter unauffällig und sagte ihr, sie solle sie zu Hause öffnen. „Die Blechbüchse", sagte ich, das konnte der anwesende Beamte dann auch hören, „vorsichtig öffnen. Und dann sagst du dem Heinz Bescheid, wenn du Bescheid weißt." Mit solchen lapidaren Äußerungen tauschten wir unentdeckt Informationen aus. Meine Mutter wusste dann, was sie zu tun hatte. Sie leitete auf diese Weise meine gesamten Informationen an Dr. Vogel weiter.

So lange ich drin war, benutzten viele, die Nachrichten nach draußen bringen mussten, diese Methode. Auch Gunther tauschte auf diese Weise über seinen Vater die notwendigen Informationen mit Dr. Vogel aus; nur so konnte er schließlich seinen späteren Freikauf organisieren.

Gunther – die Seele der Zelle

Wir mussten Dinge erleben, die man das ganze Leben nicht vergisst. Da haben sie uns schwer zugesetzt. Wir hatten alle mehr oder weniger den gleichen Leidensdruck. Während der Haftzeit konnten wir das noch einigermaßen wegstecken, es gab aber auch welche, die daran ziemlich zerbrochen sind. Nicht alle waren so hart wie wir. Aber jetzt im Nachhinein kommt das immer wieder hoch. Ich habe auch lange Alpträume gehabt, habe sie heute noch. Das wird auch immer so bleiben. Wir waren ja alle gerade erst Anfang/Mitte 20. Wenn man so etwas mitmachen muss, für nichts – nur weil man sich mit dem Staat nicht identifizierte und nichts von ihm wissen wollte – so bestraft wird, dann fragt man sich, ob man wirklich eine so große Gefahr für die Menschheit darstellt. Alle, die ich aus dieser Zeit kenne, sind ihren Weg gegangen und haben es zu etwas gebracht. Das ist doch ein Zeichen dafür, dass wir die Falschen waren, die eingesperrt wurden. Die Richtigen einzusperren hat man vergessen, zudem werden viele von ihnen noch mit hohen Renten versorgt.

An positiven Dingen während der Haftzeit gibt es eigentlich nur sehr wenige Momente zu berichten, die von der Sache her Erinnerungswert haben, außer denen, wenn wir alle zusammen in der Zelle eingeschlossen waren und uns beschäftigen konnten. Das war nur dann der Fall, wenn wir sonntags nicht zur Arbeit mussten. Aber genau diese Momente waren es, die uns das Überleben sicherten, vor allem psychisch. Und da hatte Gunther einen ganz wesentlichen Anteil daran. Da zeigte sich, dass er etwas Besonderes ist.

Wir hatten eigentlich nur zwei Beschäftigungen. Sonntagnachmittags durften wir manchmal fernsehen. Da kamen Kindersendungen – z. B. „Pitti Platsch" –, die durften wir ansehen. So etwas schaute sich Gunther nicht an. Ich kann mich nicht erinnern, ihn jemals dort gesehen zu haben. Das interessierte ihn nicht. Eigentlich war Fernsehen eine Vergünstigung, eine Vergünstigung insofern, als wir einmal etwas anderes sehen konnten und nicht nur die vier kahlen Wände.

Außerdem gab es auf dem abgesperrten Zellengang eine Bücherei. Lesen durften wir – aber nur, wenn wir die Norm erfüllt hatten. Wir durften uns dann Bücher für eine Woche oder 14 Tage ausleihen: literarische Werke oder Biografien über Künstler wie Mozart, das Wunderkind, sowie einige naturwissenschaftliche Bücher. Solche Werke gab es, aber etwas anderes hätten wir auch nicht gelesen. Wenn da meinetwegen das „Kommunistische Manifest" gestanden hätte, das hätte niemand angerührt. Selbstverständlich war die Auswahl auf Bücher beschränkt, die in die Diktatur hineinpassten, keine, die sich mit ihr auseinander gesetzt hätten.

Ich las viel über Einstein. Einstein kann man nicht verfälschen. Auch

Gunther las viele Bücher. Er zog sich meistens zurück. Er hatte immer etwas, das ihn beschäftigte; womit, war nicht immer herauszukriegen. Er gab es sicherlich auch nicht immer preis, weil er sich dachte, das würde nicht jeden interessieren. Auch andere haben sich mit irgendetwas beschäftigt. Ich erlebte das selbst, als ich die 14 Tage im Keller ohne Tageslicht war: Man versucht, Dinge, die man bis dahin nicht gelöst hat, zu lösen. Da arbeitet man dran. Und so hat es Gunther wahrscheinlich auch gemacht. Er hatte wahrscheinlich Vorstellungen und Ideen, an denen er geistig arbeitete, an denen er sich aufrichtete.

Aber immer an den Tagen, an denen etwas Schwerwiegendes vorgefallen war, da war Gunther zur Stelle. Er war vor seiner Haftzeit Turniertänzer oder hatte zumindest in einer Tanzgruppe getanzt. An mehreren dieser Sonntage brachte er uns beim langsamen Walzer den Impetus, diesen speziellen Walzerschritt, bei. Er führte ihn uns immer wieder vor und bewahrte dabei eine Haltung, das war genial. Wir übten an mehreren Sonntagen drei oder vier Stunden lang. So etwas beherrschte Gunther. Er hatte die Fähigkeit, uns zu unterhalten, uns mitzunehmen, wenn wir seelisch wieder einmal unten waren. Diese Momente waren nicht selten. Dafür war Gunther ganz besonders prädestiniert. Er trug jedes Mal, wenn die „Moral der Truppe" am Boden war, dazu bei, diese wieder aufzubauen.

Gunther konnte uns ablenken. Er hatte tatsächlich eine besondere Fähigkeit – ich tat das anfänglich, ich möchte nicht sagen, als Quacksalberei, ab, ich konnte es einfach nicht glauben: Gunther konnte hypnotisieren. Bis dahin wusste ich überhaupt nicht, dass es so etwas gibt. Da sagte Gunther: „Passt auf. Ich suche mir jetzt jemanden aus." Er schaute jedem von uns in die Augen, suchte sich einen von uns aus und setzte ihn an den Tisch. Dann gab er ihm eine Einleitung: „Du musst all das machen, was ich sage. Du darfst dich nicht gegen mich stellen. Du musst zuhören, was ich sage, und an das denken, was ich dir jetzt sage. Du musst alles geistig nachvollziehen." Dann erzählte ihm Gunther eine schöne Geschichte, in deren Verlauf er ihm in den schönsten Farben von Schokolade erzählte. Der Sitzende vollzog alles nach, was Gunther ihm sagte. Wir waren natürlich alle gespannt. Und Gunther hielt dem Sitzenden anstatt Schokolade – ungelogen, das ist eine wahre Geschichte, wo hätten wir in der Haft auch Schokolade hernehmen sollen? – kleine Stückchen Seife hin und forderte ihn auf, von der Schokolade zu kosten. Der Sitzende aß tatsächlich Seife und verzog keine Miene dabei. Keine Abwehr oder irgendetwas: Genüsslich aß er die kleinen Stückchen Seife. Das konnte nicht wahr sein. Dann holte ihn Gunther wieder aus der Hypnose heraus, und es war, als sei nichts gewesen. Der Sitzende fragte: „Was, ich habe Seife gegessen?" und wollte das gar nicht glauben. Aber es war so.

Ich sagte mir immer: „Das kann doch nicht möglich sein." Dadurch, dass ich als Brigadier diesen Arbeitsraum hatte, stellte ich Gunther einmal auf die Probe: „Komm heute hoch und mach das einmal mit mir. Ich kann nicht glauben, dass du mich hypnotisieren kannst." Und er kam, setzte mich auf einen Stuhl und sagte: „Du musst wirklich glauben und wirklich geistig nachvollziehen, was ich dir jetzt alles sage. Du musst dich daran halten." Ich hörte seiner ruhigen Stimme zu, und ich merkte langsam, wie ich mit dem mitging, was Gunther sagte, wie ich weggehe, wie auf einmal der Geist schwach wird. Aber das hätte ich mir nicht wirklich leisten können – da konnte ja nun jeden Augenblick die Tür aufgehen. Nach zehn Minuten war ich tatsächlich kurz davor, dass mir die Sinne schwanden. „Gut, Gunther", sagte ich, „jetzt ist Schluss. Ich glaube dir aufs Wort." Tatsächlich: Eine Minute länger, und ich wäre in Hypnose gefallen.

Von Gunther habe ich selbst am eigenen Leib erfahren, dass so etwas möglich ist. Ich weiß aber nicht, woher er diese Fähigkeiten hatte, wie er darauf kam. Gunther nahm uns mit seinem sehr ruhigen Wesen mit auf die Reise. Seine Stimme, seine besondere Art zu reden, seine Art, die Worte zu wählen – als ich kürzlich mit ihm in Singapur telefonierte und seine Stimme wieder hörte, da wusste ich: „Ja, Gunther, du bist es."

Oder abends, wenn wir nicht schlafen konnten, weil etwas vorgefallen war, was alle sehr aufgeregt hatte, dann sagten wir zu Gunther: „Du musst heute dafür sorgen, dass wir alle einschlafen." Er konnte tatsächlich uns alle zusammen in Hypnose versetzen. Gunther forderte uns auf, gleichmäßig zu atmen. Dann erzählte er uns eine schöne Geschichte, die wir geistig mitverfolgen mussten, und so fielen wir automatisch in den Schlaf. Das schaffte Gunther. Aus manchem Tief zog er uns heraus und gab uns wieder Kraft. Das werde ich ihm nie vergessen. Er war so etwas wie die Seele der Zelle. Ein Mensch mit vielen Ideen. Und deswegen konnte er viel geben und Gutes tun mit seinem ganzen Wesen. Dafür dürfen wir ihm nachträglich noch dankbar sein.

Das Ende der Haft

Jede Entlassung vollzog sich relativ unauffällig. Das bekam maximal der direkte Umkreis mit. Wenn jemand „auf Transport" ging, war das immer Aufgabe der Polizei. Eine Entlassung geschah in den seltensten Fällen abends oder am Wochenende. Meistens kam die Polizei zur Arbeitsstelle: „Strafgefangener soundso, Sie kommen mit!" Dann musste er sofort mit-

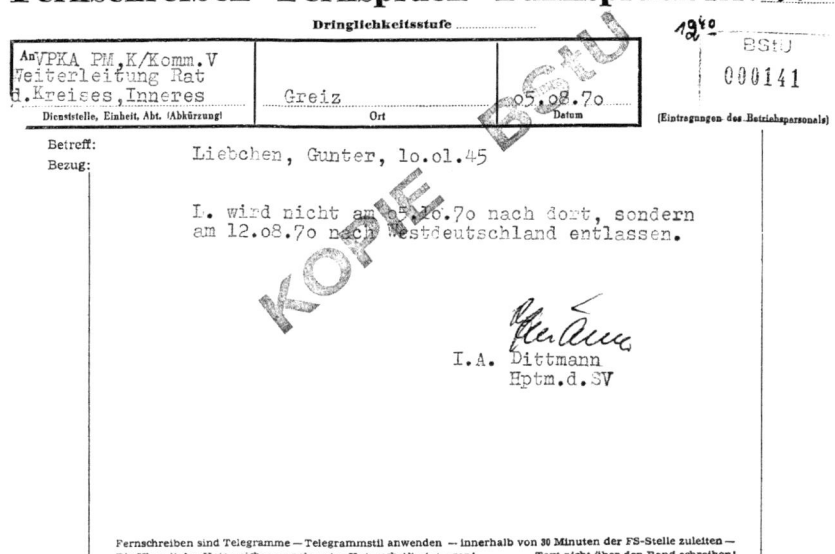

gehen. Eine Verabschiedung war nie möglich, denn wir durften nicht mehr miteinander sprechen. Sie gingen dann hinüber zur Unterkunft, um die persönlichen Dinge abzuholen. Abends, wenn wir von der Arbeit zurückkamen, haben wir von einem Entlassenen nichts mehr gesehen. Manchmal kam die Polizei auch sonntags. Die Zelle wurde aufgeschlossen: „Strafgefangener, Sie kommen mit! Nehmen Sie Ihre Sachen!" Da wussten wir: „Aha, Transport." Da gab es keine Zeit für lange Abschiede.

Ich habe meine Haft bis zum letzten Tag abgesessen und wurde vor Gunther am 27. Mai 1970 entlassen. Alle anderen, auch Gunther, wurden freigekauft und kamen direkt oder über Karl-Marx-Stadt nach dem Westen. In Karl-Marx-Stadt wurden sie, wie man so sagte, vier Wochen „aufgepäppelt", bevor es in den Westen ging, damit sie nicht gar zu erbärmlich aussahen.

Nur Gerhard und ich waren die beiden einzigen aus der Antragszelle, die wieder in die DDR entlassen wurden. Warum die Stasi bei uns beiden dem Freikauf nicht zugestimmt hat? Niemand weiß, wie das gelaufen ist. Für die Häftlinge, die von Cottbus direkt in den Westen kamen, war es natürlich besser. Sie haben nicht so viele Jahre verloren.

Gerhard und ich betrieben beide unsere Ausreise weiter. Wir hielten weiter engen Kontakt. Von ihm wusste ich, dass er zwei oder drei Monate nach mir entlassen wurde, und wir hatten eine Adresse für ein Treffen ausgetauscht. Nach seiner Entlassung trafen wir uns im August 1970 in Leipzig. Er durfte bereits 1972 ausreisen, Dr. Vogel hatte seine Ausreise bei der Stasi erreicht. Gerhard informierte mich kurz: „Ich habe jetzt meine Ausreise. Bleib du weiter dran, du wirst sie auch bekommen", und erwies sich als feiner Mensch. Aus dem Westen schrieb er mir immer wieder und machte mir Mut. Wir waren noch lange befreundet.

Nach fast drei Jahren Warten bekam ich ebenfalls von Dr. Vogel Post. Er setzte sich sehr für meine Ausreise und die meiner jetzigen Ehefrau ein. Ingesamt dreimal war ich zwischen 1970 und 1975 bei ihm. Er verfolgte die ganze Angelegenheit bis zum Schluss, obwohl er mir nie eine Garantie gab, dass ich freikomme. Er sagte immer nur: „Ich versuche mein Bestes." Ob das klappte oder nicht, war eine andere Frage. Er durfte keine Zusagen geben. Aber ich wusste mit der Zeit, welche Aussage was zu bedeuten hatte. Und deswegen verfolgte ich trotz aller Rückschläge meine Ausreisepläne weiter.

Während der Zeit, die ich noch in der DDR verbrachte, lernte ich meine jetzige Frau kennen. Unser erster Sohn wurde noch dort geboren. In der DDR durften wir aber nicht heiraten. Der Vater meiner Frau war Diplom-Staatswissenschaftler und bei der SED-Kreisleitung beschäftigt. Weil ich mein Ausreisevorhaben nicht aufgab und mich auch nicht wieder integrierte, hatte ich sehr viele Schwierigkeiten mit der Arbeit und dergleichen. Ich wurde behandelt, als wäre ich Staatsfeind Nr. 1. Verbindungen mit „Staatsfeinden" wurden nicht nur ungern gesehen, sie wurden direkt bekämpft. Dem heutigen Schwiegervater, der seinerzeit ständig zur Stasi beordert wurde, um Rechenschaft abzulegen, sagten sie: „Deine Tochter braucht gar nicht zum Standesamt zu gehen. Ihre Hochzeit wird nicht zugelassen." Da sagte ich: „Dann heiraten wir eben drüben." Alles ist schließlich auch so eingetreten. Im März 1975 durfte ich ausreisen. Und anderthalb Jahre später im September 1976 bekamen auch meine Frau und mein Sohn unter dem Deckmantel der „Familienzusammenführung" eine offizielle Ausreisegenehmigung, wurden aber über Dr. Vogel ebenfalls freigekauft. Damit hatten wir die DDR hinter uns.

Wieder gefunden

Seit ich in der Bundesrepublik bin, unternahm ich immer wieder Versuche, nach Gunther zu suchen. Aber ich fand ihn deswegen nicht wieder, weil ich die falsche Information hatte, er sei nach Lübeck gegangen. Und ich erfuhr ja nicht, dass Gunther den Nachnamen seiner ersten Frau angenommen hatte. So verloren wir uns aus den Augen. Über meinen Sohn Tobias, der über sein Studium in Heidelberg von diesem neuartigen Plastinationsverfahren erfuhr, hörte ich wieder von Gunther. Auch ich interessierte mich sehr für die fortschrittliche Technik. Nur wussten mein Sohn und ich zu Anfang nicht, dass wir von ein- und derselben Person sprechen. Erst bei einer Fernsehdiskussion, in der es um die Ausstellung KÖRPERWELTEN und um Körperspender ging, erkannte ich ihn als „Gunther von Hagens" wieder.

Seither ist der Kontakt wieder hergestellt, und irgendwann wird auch ein persönliches Treffen stattfinden, bei dem ich ihm für seine einzigartige wissenschaftliche Arbeit und Forschung für uns und die nachfolgenden Generationen meine größte Hochachtung und Anerkennung aussprechen kann.

Anlässlich seines Geburtstag möchte ich Gunther, auch im Namen meiner Familie, Folgendes mit auf den Weg geben: Vor allen Dingen soll seine Schaffenskraft erhalten bleiben, damit er noch recht viele Jahre mit viel Freude das macht, was anderen Menschen so viel gibt. Gesund soll er bleiben, und ich wünsche ihm Glück und Zufriedenheit. All das, was er sich selber wünscht, soll in Erfüllung gehen. Wenn Gunther diesen Beitrag liest, wird er sich an unsere Zeit in Cottbus erinnern, und dann wird er auch erkennen, was er zum damaligen Zeitpunkt bereits geleistet hat. Hoffentlich kann er sich darüber freuen, dass die schwere Zeit im Gefängnis auch eine gewisse positive Seite hatte. Diese Erfahrungen prägten ihn sicherlich und machten ihn noch etwas härter gegen die ganzen Widerstände, die er im Laufe der Zeit zu überwinden hatte. Wahrscheinlich entwickelte er schon in Cottbus seinen Kampfgeist. Dort erlebte er schon in seiner frühesten Jugend Dinge, die ihm für sein späteres Leben einiges an Durchsetzungsvermögen gegeben haben, davon bin ich, gerade angesichts an den Haaren herbeigezogener Vorwürfe und Diffamierungen gegen ihn, überzeugt. Als ihm in England die Festnahme drohte, sagte er, er habe keine Angst, denn er sei schon in der DDR im Gefängnis gewesen. Da sagte ich: „Das ist der Gunther. Der hat seinen Standpunkt. Wie früher. Er lässt sich nicht abbringen." Und das finde ich sehr bewundernswert.

Nachdem ich jetzt noch weiß, was für einen Lebensweg er hier in der Bundesrepublik genommen hat, freut mich das doppelt. Ich bin über jeden froh, der das drüben mitgemacht hat, was wir mitmachen mussten, und hier Fuß gefasst, etwas geleistet, seinen Mann gestanden und es zu Wohlstand gebracht hat. Alle, die ich aus unserer gemeinsamen Zeit kenne, waren fleißig und haben das geschafft. Aber was der Gunther geschaffen hat: Er geht natürlich in die Geschichte ein.

Aufgezeichnet von Dietmar Töpfer

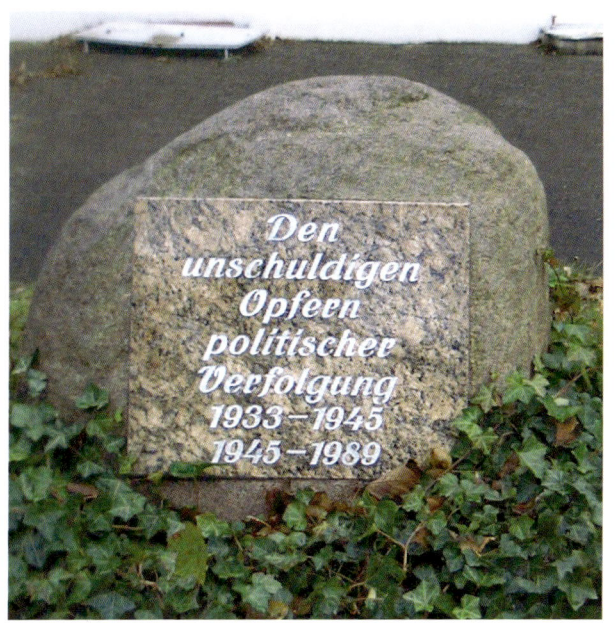

Den
unschuldigen
Opfern
politischer
Verfolgung
1933–1945
1945–1989

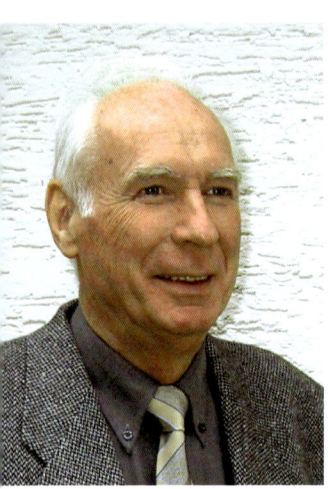

Dr. Wolfgang Koser war bis 1993 Leiter der Anwendungstechnik Reaktionsharze der BASF AG in Ludwigshafen. Er studierte Chemie an der Universität Stuttgart, wo er 1961 mit einer experimentellen Arbeit über Naturstoffsynthesen zum Dr. rer. nat. promovierte. Im gleichen Jahr begann seine berufliche Laufbahn in der Erdölindustrie. Dort arbeitete er zunächst in der Forschung in Deutschland, dann in Frankreich und den USA in Entwicklung und Anwendungstechnik. Nach seiner Rückkehr nach Deutschland 1967 übernahm er die Geschäftsführung eines mittelständischen Chemiebetriebs in Wiesbaden. 1969 trat er in die Anwendungstechnik Reaktionsharze der BASF ein. Er publizierte mehrere Patente, Gebrauchsmuster und weitere Veröffentlichungen und wurde 1980 in den Vorstand der AVK, Frankfurt (Arbeitsgemeinschaft verstärkte Kunststoffe) gewählt, wo er bis 1994 verantwortlich für das Ressort Technik war.

Wolfgang Koser

Aus der Anfangszeit

Erste Begegnung

„Bei uns steht jemand in kurzen Hosen, barfuß in Gesundheitssandalen und offenem Hemd, mit einem Weidenkorb am Arm und möchte Sie sprechen." Der Anruf kam von Herrn Kaufmann, dem damaligen Chef des Empfangs im BASF-Hochhaus. Er war gewohnt, Geschäftsführer, Direktoren, Betriebsleiter großer Kunden im dunklen Zweireiher zu empfangen und an den Verkauf oder die Anwendungstechnik weiterzuleiten. „Wenn es Herr Dr. von Hagens ist, dann ist es in Ordnung, er wird erwartet." Einige Minuten später streckte Frau Lindhof, unsere Sekretärin, den Kopf zur Tür herein und sagte: „Hier ist ein Herr, der Sie sprechen möchte, geht das in Ordnung?" Und dann stand er vor mir, unkonventionell, aber genau wissend, was er wollte. Das war im Herbst 1976. Beides ist Gunther bis heute geblieben, auch wenn er inzwischen einen Hut trägt.

Gunther hatte sich bei seinen Versuchen mit Kunststoffen festgebissen und fürchtete wohl, allein nicht mehr weiterzukommen. Aus seinem mit einem Handtuch abgedeckten Weidenkorb holte er Organe und Gewebeteile hervor, die mit Kunstharzen imprägniert waren, aber seinen Vorstellungen und Ansprüchen nicht genügten. Trotzdem waren sie – gemessen an den üblichen Kenntnissen der Mediziner in der Polymerchemie – erstaunlich gut gelungen. Wir diskutierten Verbesserungsmöglichkeiten, und ich führte Gunther ins anwendungstechnische Labor, wo ihm einer der erfahrenen Laboranten die fachgerechte Verarbeitung von Kunstharzen vorführte. Hoch befriedigt, mit neuen Erkenntnissen und einigen Harzmustern im Weidenkorb, kehrte er in sein Anatomisches Institut an der Universität Heidelberg zurück.

Zwei Wochen später meldete sich Gunther wieder. Es gab noch einige Unklarheiten und Härtungsprobleme. Die bemusterten Harze wollten in der feuchten Umgebung und in den feinen Blutgefäßen nicht richtig hart werden. Ein weiterer Laborbesuch sei dringend erforderlich. Nach einem Diskurs über die Aufgaben der Anwendungstechnik in der Großchemie, nämlich Entwicklungen zu unterstützen, die möglichst bald zu Tankzug-Lieferungen führen, stimmte ich nochmals einem Besuch zu. Danach vergingen dieses Mal drei Wochen, bevor Gunther sich wieder meldete. Die Polymerhärtung klappte immer noch nicht ganz so, wie er es sich wünschte.

Gemeinsame Arbeiten

Einen dritten Laborbesuch von Gunther konnte ich meinen Mitarbeitern gegenüber nicht mehr vertreten. Sie waren gehalten, Erfinder und Künstler, bei denen kein großes Marktpotenzial zu erhoffen war, an speziell eingerichtete Hochschulen oder Vertriebspartner zu verweisen. Das wollte ich Gunther nicht antun. Außerdem interessierten mich dessen Entwicklungen

Die Ergebnisse von Hunderten von Versuchen

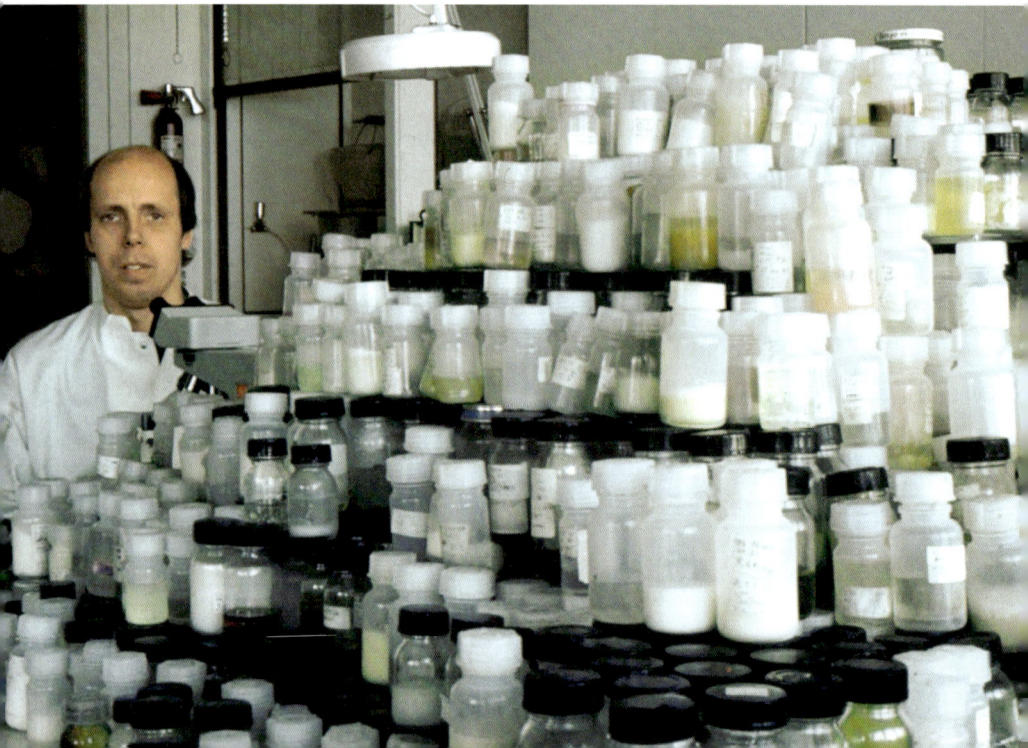

auf Grund der interdisziplinären Ausrichtung, was damals noch eine Ausnahme in der deutschen Forschungslandschaft war. Daneben reizte mich die Zusammenarbeit mit einem extrem motivierten, höchst einfallsreichen, dazu unkonventionellen und doch menschlich liebenswürdigen Wissenschaftler. Also bot ich Gunther an, an einem Wochenende in sein Anatomielabor zu kommen, um mit ihm gemeinsam einige Versuche durchzuführen. Dies war der Anfang von vielen Wochenenden, die wir gemeinsam in Gunthers Labor verbrachten, wobei er auch von der Abteilung Hochschul-Lieferungen der BASF großzügig unterstützt wurde.

Wir arbeiteten an solchen Tagen von morgens bis abends und unterbrachen die Arbeit höchstens mal kurz gegen Mittag, um eine Dose Erbsen oder ähnliches zu öffnen. In den darauf folgenden Wochen hatte Gunther in seinem nimmermüden Forscherdrang Hunderte weiterer Versuche durchgeführt. So erwartete mich bei jedem meiner Wochenendbesuche auf dem Labortisch ein mit Glasfläschchen gefüllter Waschkorb. Die Fläschchen enthielten Kunstharze in allen Stadien der Härtung, in allen Farben und mit und ohne Organ- und Gewebeproben. Wir sortierten gemeinsam die unter anatomischen und praktischen Gesichtspunkten brauchbaren Versuche aus und diskutierten das weitere Vorgehen. Dann machten wir uns an die nächste Versuchsreihe oder an einen größeren Ansatz.

Hilfsmittel

Nachdem die ersten, ausstellungsfähigen Plastinate fehlerfrei reproduziert werden konnten, versuchte Gunther die Plastinationsverfahren zu verbessern. Als auch hierbei unter Institutsverhältnissen befriedigende und reproduzierbare Ergebnisse erhalten wurden, ging es an die Kostensenkung. Auch hierbei kannte Gunthers Einfallsreichtum keine Grenzen. Was immer er sah, auf dem Weg zum Institut, beim Einkaufen oder zu Hause in der Küche, alles wurde auf Eignung für die Plastination geprüft und gegebenenfalls sofort angeschafft. So war es nicht überraschend, dass im Anatomielabor eine Schneidemaschine aus der Fleischerei, Leimklemmen vom Schreiner oder – vom Schrottplatz – hintere Seitenscheiben des Renault R–4 neben den üblichen anatomischen Utensilien zu finden waren.

Erstes Interesse in der Öffentlichkeit

Der Erfolg gab Gunther Recht, denn schon im April 1977 stellte er die ersten Präparate anlässlich der Jahrestagung der Deutschen Anatomischen Gesellschaft in Aachen aus. Die Presse wurde auf Gunther aufmerksam – wohl nicht ganz ohne sein Zutun – und der *Spiegel* berichtete im Mai 1977 einer breiten Öffentlichkeit in der Rubrik „Prisma" über die Arbeiten des „Heidelberger Pathologen Gunther von Hagens".

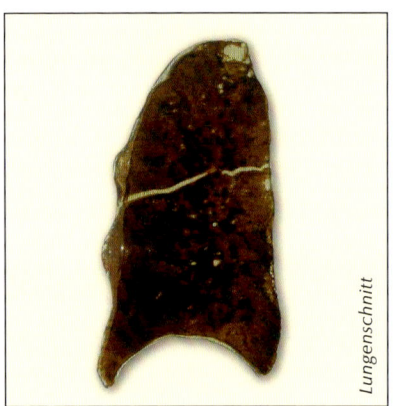
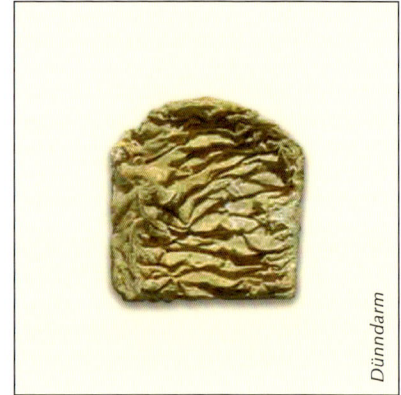
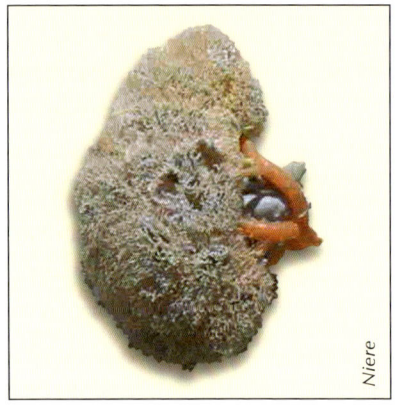
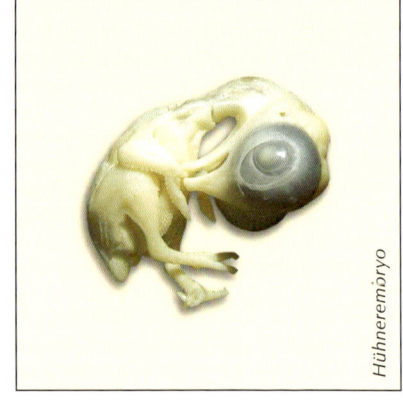

Lungenschnitt

Dünndarm

Niere

Hühnerembryo

1977: Erste Plastinate aus Heidelberg

Patentanmeldung und Veröffentlichungen

Nach langen Überlegungen, vor allem wegen der sehr hohen Kosten, entschloss sich Gunther Ende 1976 schließlich ein Patent anzumelden. Als die Auswahl der Beispiele ausreichend erschien und die Patentanwälte keine Änderungswünsche mehr hatten, wurde am 9. März 1977 der Antrag auf Erteilung eines Patents beim damaligen Deutschen Patentamt eingereicht. Von diesem Zeitpunkt an veröffentlichte er seine wissenschaftlichen Arbeiten in in- und ausländischen medizinischen Fachzeitschriften unter dem Titel „Oberflächentreue Kunststoffimprägnierung biologischer Objekte".

„Ganzkörperplastinate"

Während unserer gemeinsamen Arbeiten im Labor wurde natürlich viel „fantasiert". Gunther quoll (wie auch heute noch) über vor Ideen zur Polymerchemie, zur Verfahrenstechnik, natürlich zur Plastination usw. Auch wollte er ein guter Kunde bei BASF werden. In diesem Zusammenhang erinnere ich mich noch an unsere Diskussion, mit einem gut ausgerüsteten Polyester-Tankwagen nach Afrika zu fahren, um einen Elefanten nach dem Perfusionsverfahren zu konservieren. Bei all diesen Gesprächen fiel aber ein Stichwort noch nicht, das heute Gunthers Erfolg und Reputation begründet: „Ganzkörperplastinate". Dabei hatten wir das erste Ganzkörperplastinat schon längst vorliegen: ein Hühnerembryo.

Vermarktung

Forschungs- und Entwicklungsarbeiten sind bekanntermaßen teuer. Wenn dazu noch Patentanmeldungen in verschiedenen Ländern zu finanzieren sind, reicht das Gehalt eines wissenschaftlichen Assistenten an der Universität nicht sehr weit. Ein Zurückstecken bei seinen Forschungen kam nicht in Frage. So musste Gunther sich schon recht bald Gedanken über die Vermarktung seiner Erfindungen machen. Deshalb bot er u. a. Firmen, die Kunststoff-Nachbildungen biologischer Objekte für den Lehrbetrieb herstellten, sein Patent zur Verwertung an. Er schickte die schönsten Muster und stellte persönlich seine neuartigen Präparate vor. Alle angesprochenen

Firmen erkannten die Vorteile der Plastinate für den Unterricht und zeigten großes Interesse. Doch zu einem Abschluss kam es nie.

BIODUR

Stattdessen bekam Gunther Unterstützung vom damaligen BMFT, dem Bundesministerium für Forschung und Technologie. So konnte er für sein Universitätslabor mal einen neuen Härtungsofen kaufen oder eine Laborantin einstellen. Das finanzielle Problem war damit zwar gelindert, jedoch nicht gelöst. In seinen vielen Veröffentlichungen beschrieb Gunther nicht nur die Verfahren nach denen er arbeitete, wie Infusion, Perfusion, Imprägnierung usw., sondern auch im Detail die verwendeten Kunststoffe, die von ihm entwickelten Kunststoffmischungen und sogar seine Bezugsquellen. Sein Ziel war, dass jeder Anatom, jeder Pathologe, letztlich jeder Medizinstudent selbst Plastinate herstellen konnte. Sein Credo war: „Jedem Kind seine Plazenta" (1977).

Hier sah ich für Gunther die Möglichkeit, über die Vermarktung der Harze und Harzmischungen zusammen mit den für die verschiedenen Verfahren benötigten Hilfsmitteln, ein bisschen Geld zu verdienen. Gunther ging sofort auf den Vorschlag ein. In einer der langen Nächte in Grünstadt „erfanden" wir, gemeinsam mit Frau Dr. Cornelia von Hagens, den Namen BIODUR. Hinfort erschien in Gunthers Veröffentlichungen der Hinweis auf die über die Heidelberger Firma BIODUR unter dem neuen Markennamen erhältlichen Produkte, wie z. B. BIODUR E–10, BIODUR P–35, BIODUR S–28, usw.

BIODUR fand tatsächlich weltweit Anklang in den Instituten, erleichterte es doch die Arbeit der Mediziner und Präparatoren ganz entscheidend. Sie brauchten nicht mehr bei vielen Firmen nach Mindermengen fragen, sondern erhielten alles, was sie zur Plastination brauchten, aus einer Hand. Und dazu immer die neuesten, weiterentwickelten Produkte in den benötigten kleinen Mengen.

Weitere Aktivitäten aus der Anfangszeit

Im Juli 1979 begann Gunther, Anatomen und Studenten aus der ganzen Welt in Plastinationskursen in Heidelberg auszubilden. Diese Lehrtätigkeit fand großen Zuspruch und brachte ihm nicht nur weitere Anerkennung, sondern auch ein bisschen Geld für seine weitergehenden Forschungen ein. Aber auch die weniger einträgliche Gründung der „Internationalen Gesellschaft für Plastination" und die Durchführung von Tagungen usw. schreckten ihn nicht. Sie führten vielmehr dazu, dass Gunther schon recht bald Anfragen bzw. Präparate aus aller Welt mit der Bitte um Plastination bekam. Als diese Anfragen immer zahlreicher wurden, machte Gunther den Vorschlag – wenn ich mich recht erinnere, an die Heidelberger Universität – ein Institut zu gründen zur Plastination biologischen Materials.

Schlussbemerkung

Wie all dies weiter ging, darüber berichten kompetente Autoren in den folgenden Beiträgen. Ich habe Gunther technisch am Anfang seiner Arbeiten zur Plastination unterstützt, soweit es nötig und mir möglich war. Weitere Kollegen, Experten auf anderen Kunststoffgebieten und in anderen Firmen tätig, haben Gunther ebenfalls beraten. Doch ohne seinen nimmermüden Forscherdrang, ohne seinen unerschütterlichen Glauben an das technische Gelingen seiner Ideen – und letztlich an deren wirtschaftlichen Erfolg – wäre das, was er mit der Plastination weltweit auf die Beine gestellt hat, wohl kaum ein so durchschlagender Erfolg geworden.

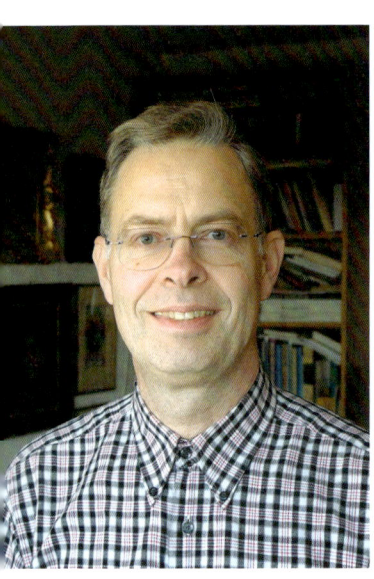

Klaus Tiedemann, Jahrgang 44, ist Universitätsprofessor am Institut für Anatomie und Zellbiologie I der Ruprecht-Karls-Universität Heidelberg. Nach einem verheißungsvollen Auftakt (mit 24 Promotion zum Dr. med. vet., mit 31 Habilitation für Veterinär-Histologie und Embryologie in Berlin) gesellte er sich 1977 in Heidelberg zu denen, deren Namen man im großen Buch der Geschichte nicht verzeichnet finden wird. Er zählt sich selbstkritisch zu den „VUPs" (Gunther-Terminologie): Very Unimportant Persons.

Klaus Tiedemann

Erfinder – Unternehmer – Ausstellungsmacher – Spieler

Prolog

Gunther von Hagens wird 60 – ein schwerer Schlag für einen Jugendlichen. Ich weiß das, denn ich habe so etwas gerade selbst erlebt. Mit einem Auge schon die Pensionierung im Visier, frage ich mich bisweilen, was ich im Leben falsch gemacht habe. Nein, ich wollte schon mit 30 nicht mehr berühmt oder reich oder mächtig werden. Aber es wäre wahrlich gescheiter gewesen, frühzeitig Material zu sammeln und ein Buch *über* Gunther zu schreiben, als mit ihm ein Buch herauszugeben. „Psychogramm eines Spielers" hätte ich es untertitelt. Aber ich habe kein Archiv, keine Tagebücher oder alten Terminkalender. Da ich zudem Zurückliegendes kaum datieren kann, bin ich kein guter Biograf. Was bei mir haften blieb, hat mehr anekdotischen Charakter und ist schwer chronologisch darzustellen. Andererseits habe ich im Gegensatz zu manchem Biografen Gunthers Werdegang 20 Jahre lang begleitet, von meinem Eintritt ins Heidelberger Anatomische Institut 1977 (ich kam als habilitierter Veterinäranatom aus Berlin hier auf eine Professorenstelle) bis zu Gunthers Ausscheiden aus der Anatomie im Jahre 1996.

Dennoch zögere ich, weil auch ich in langen Jahren an der Uni vom Unbefangenen zum Bedenkenträger mutiert bin. Weil es mich wurmt, dass meine sehr ausgewogene Hommage und zugleich kritische Beurteilung in „Schöne neue Körperwelten", bei Klett-Cotta 2001 veröffentlicht, von meinen weit gehend Gunther-feindlichen Kollegen offenbar gar nicht gelesen

wurde. Nur ungern möchte ich wieder nahezu dasselbe über Gunther äußern, weil man sich beim Publizieren ja gerade dadurch einen Namen
macht, dass man so lange in die gleiche Ecke pinkelt, bis es stinkt. Ich passe
mich nicht gerne an; wenn ich etwas veröffentliche, dann muss es mir Spaß
machen, sonst mache ich es nicht. Ich bin nicht auf ein Honorar scharf, brauche keine Veröffentlichung für meinen Karriereweg oder meine Publikations-
liste und muss auch nicht nachweisen, ob ich ein schlaues Kerlchen bin.

Aber ich habe Spaß daran, einmal mehr über meinen ehemaligen La-
bornachbarn zu schreiben. Für ein eigenes Buch über Gunther reicht das
nicht, ich bin hier – wie stets bei ihm – nur ein Mitmacher. Gunther ist eine
Person des öffentlichen Interesses geworden und verfügt über Möglichkeiten zur Schönung der eigenen Biografie, was schon anfängt, wenn er in
alte Fotos seinen Beuys-Hut hineinretuschiert.

Anfänge und Abschnitte

Meine Begegnung mit Gunther verlief wie bei zwei Himmelskörpern mit
einer elliptischen Umlaufbahn: Zunächst weit entfernt, gelangte ich bald
in das Feld seiner Anziehungskraft, lief mit ihm parallel, um mich dann
wieder weiter von ihm zu entfernen. Ein Jahrzehnt lang, zwischen 1979
und 1989, war ich so viel mit Gunther zusammen, dass mir meine Frau im
Scherz ein homoerotisches Verhältnis zu ihm unterstellte. In diesen fetten
Jahren zählte Gunther zu meinen besten Freunden. Ein Bruch, von mir
ausgehend, erfolgte 1989; ich war nicht mehr bereit, mich ständig auch
am Wochenende, quasi Tag und Nacht, mit Plastination zu beschäftigen.
Gunther war so schockiert, dass er zunächst alle Präparate wegwerfen und
mit der Plastination aufhören wollte. In den nächsten Tagen gelang es uns,
unsere Beziehung auf ein abgegrenztes Nebeneinander umzustellen. So
konnte ich mich relativ unabhängig mit Kopfscheiben befassen, die 1993 in
einem ebenso schönen wie weit gehend unverkauften Buch veröffentlicht
wurden.

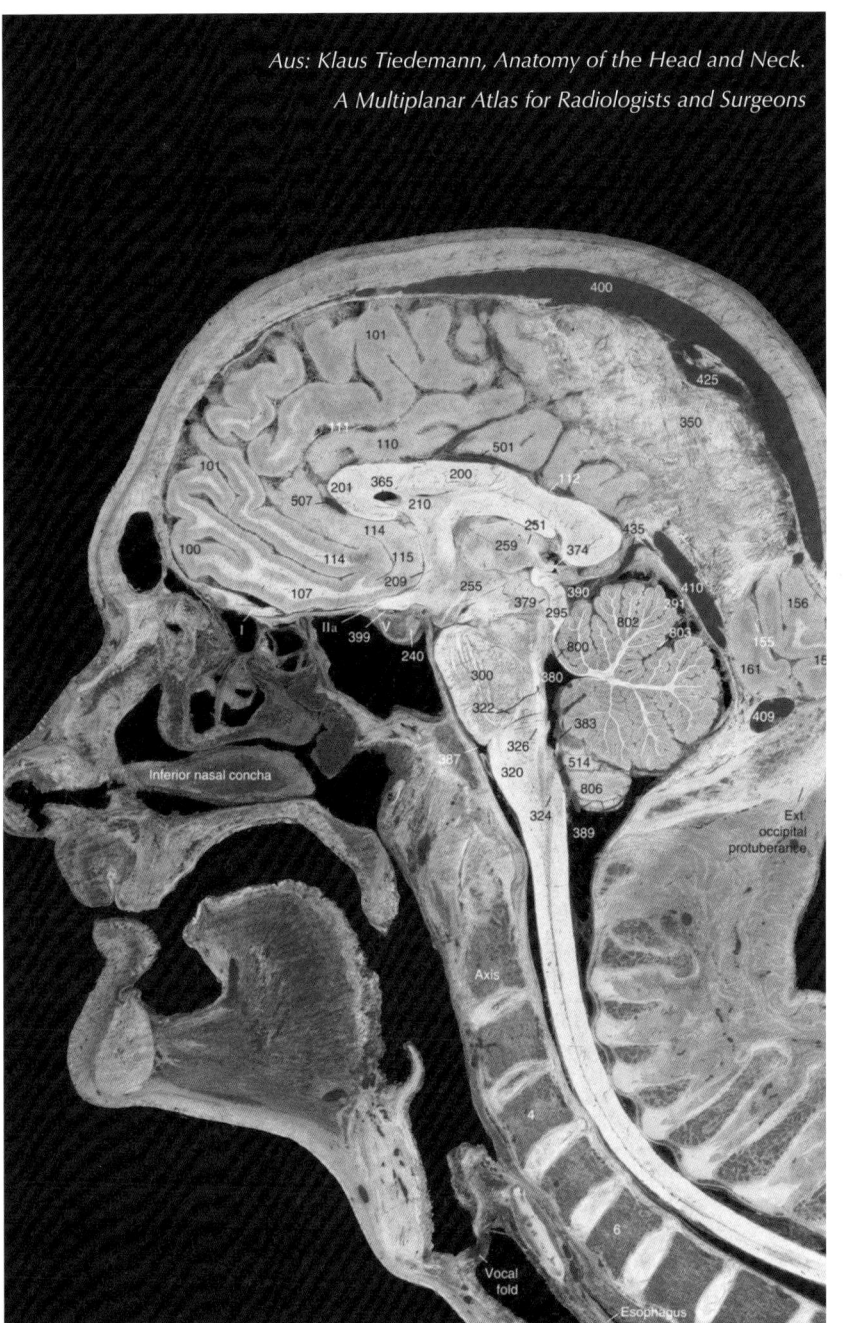

Retrospektiv sehe ich Gunthers Entwicklung in drei großen Phasen. Die erste, in den 1980er Jahren, möchte ich mit „Erfinder" überschreiben. Aus dieser Zeit berichte ich gern; ihr ging Ende der 1970er Jahre eine Periode voraus, in der Gunther allgemein für ein Chemiker gehalten wurde und in der er engen Kontakt zu einem Chemiker-Freund bei der BASF unterhielt. Die Zeit der 1990er Jahre hat den Titel „Unternehmer" verdient und ging mit einer gewissen Entfremdung einher. Eine Zäsur stellte die Mannheimer KÖRPERWELTEN-Ausstellung dar (ab Oktober 1997). Mit ihr begann in meinen Augen der Lebensabschnitt als „Ausstellungsmacher", der von anderen hinreichend beleuchtet wurde. Gunther wird diese Periode schon drei Jahre früher beginnen lassen, aber von seinen ersten Ausstellungen in Japan bekamen wir hier nicht so viel mit. *Tempora mutantur, et nos mutamur in illis.* Ab wann Gunther nicht mehr der Alte war, lässt sich für mich einfach festlegen: seitdem er mit dem Hut einherspaziert, sich Professor nennen lässt und Tageseinnahmen als Rechengröße benutzt.

Warteschlange vor der KÖRPERWELTEN-Ausstellung, Mannheim

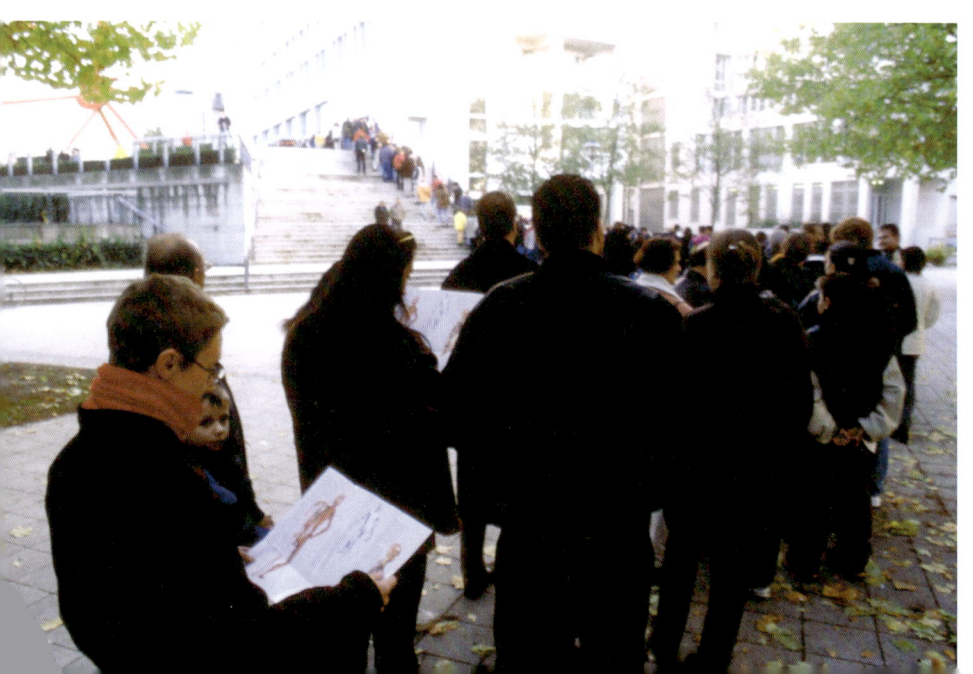

Früher fuhr er sich über den Kopf und sagte, er stehe zu seiner Platte. Und es machte ihm auch nichts aus, kein Professor zu sein, da ihm sein Status als Wissenschaftlicher Angestellter deutlich mehr Freiheiten ließ. Die geistige Enge, die er in den Hirnen so mancher Anatomieprofessoren auf Kongressen antraf, machte es ihm schwer, sich mit dieser Spezies Mensch voll zu identifizieren. Sein jahrelanger Versuch, seine Technik durch Ausstellungen und Vorträge auf Anatomenkongressen zu propagieren, kam nach dem Internationalen Anatomenkongress in London, den wir 1985 noch gemeinsam besuchten, zum Erliegen. Im April 1987 fuhr ich mit plastinierten Kopfscheiben quasi als Werbeträger für die Plastinationstechnik allein zum Anatomenkongress in Leipzig, komfortabel mit einem Dienstvisum versorgt. Ich zeigte diese transparenten Scheiben auf einem an die Wand gehängten Leuchtkasten, das Stromkabel aus ästhetischen Gründen dahinter geklemmt. Ein älterer DDR-Kollege befühlte ehrfürchtig mit der Fingerkuppe die erleuchtete Milchglasscheibe und fragte, wie es denn möglich sei, dass diese Fläche leuchte. Augenblicklich musste ich an die gemeine Übersetzung von DDR denken, die ich einmal von Wolf Biermann gehört hatte: Der Dumme Rest.

Auf Vorbildsuche

Zurück in die Zeit, die keinen, der damals mit diesem von seiner Erfindung Besessenen zu tun hatte, unberührt ließ. Anders als heute erschien er mir damals als ein Suchender. Er suchte eine Leitfigur, wollte einem Idol folgen. Das war anfangs für ihn Prof. Wilhelm Kriz, mit seinem Fachwissen, seinen Führungsqualitäten und didaktischen Fähigkeiten. Dann konstatierte er kleinere Schwächen bei seinem Vorbild, z. B. als Kriz meinte, seine eigenen Englischkenntnisse, besonders die Aussprache, nicht mehr besser hinzukriegen. Die Pflege von Sprachkenntnissen war und ist Gunther ein stetes Anliegen, schlechte Aussprache ein Graus. Mit mir diskutierte er semantische Feinheiten wie die Bedeutung von *seaborn* mit und ohne „e" am Ende. Oder wir spielten ein Quiz, indem wir ein Englischwörterbuch blind aufschlugen, einen Begriff herausdeuteten und uns wechselseitig examinierten. Von seinem durch Elektromotoren verstellbaren Ehebett aus betrieb er – auch zur Sprachenpflege – drei Fernseher. Einen, auf dem zwei deutsche Programme zugleich liefen, dazu einen, dessen Zusatzantenne ins nahe Frankreich schielte, und einen, mit dem er das amerikanische Armeeprogramm empfangen konnte – lange vor den Segnungen von Kabel- und Satellitenempfang. Jahre später, als er es beruflich brauchen konnte, frischte er mit Hilfe eines Walkmans seine Russischkenntnisse auf. Sein auf die gleiche Weise und durch Privatunterricht ergänztes Studium der chinesischen Sprache betreibt er mit verbissenem Ernst.

Die nächste Leitfigur für den jungen Assistenten wurde vorübergehend der Heidelberger Pathologe Prof. Wilhelm Doerr, zu dem Gunther 1977 in die Pathologie hinüberwechselte. Doerr war ein faszinierender Patriarch, ein schauspielerisch begabtes Original mit charismatischer Ausstrahlung, in seiner Art zugleich ein lebendes Fossil. Gunther schrieb alle Literaturangaben mit, die Doerr so beeindruckend präzise in die Vorlesung einbrachte, was den Eindruck immenser Kenntnisse und eines gigantischen Gedächtnisses hinterließ. Der Versuch, diese Publikationen nachzulesen, misslang, die Angaben stimmten einfach nicht. Hatte der alte Herr geblufft, oder waren ihm im Laufe der Jahre die Daten durcheinander geraten? Jedenfalls trickste er in der Vorlesung. Bei den mit einem Lichtbogenapparat an die Wand geworfenen Gewebeschnitten erweckte Doerr den Eindruck, sie würden justament von der Leiche stammen, welche die Studenten am frühen Morgen seziert hatten. Dabei dauert die Histologie gewöhnlich länger; der Demonstrationsschnitt war Jahre alt und stammte von einem vergleichbaren Fall. Doerr fühlte sich übrigens durch Gunthers Namensänderung (von Dr. Liebchen zu von Hagens) getäuscht und hatte dafür kein Verständnis. Doerr, der anscheinend unermüdliche Forscher, der seinen Assistenten einen Zettel auf den Tisch legte „Habe Sie um fünf Uhr (früh) nicht an Ihren Arbeitsplatz angetroffen", und der auch spät abends noch im Institut war, besaß ein Geheimnis, das Gunther lüftete: Er ging mittags unbemerkt nach Hause, um sich beim ausgiebigen Mittagsschlaf zu regenerieren. Um spät abends noch Anwesenheit vorzutäuschen, ließen seine geknechteten Assistenten einfach das Licht brennen. Hier wird immer noch gearbeitet, meinte man, wenn man an der Pathologie vorbeifuhr. Eine Putzfrau war insgeheim verpflichtet, das Licht zu löschen. Als sie einmal fehlte, flog der Schwindel auf. Nach ungefähr einem halben Jahr kehrte Gunther in die Anatomie zurück und übergab mir eine Liste ärztlicher Kunstfehler, deren Resultat er auf dem Sektionstisch gesehen hatte. Sie diente ihm als willkommener klinischer Bezug im Unterricht und sollte die Studenten von der Bedeutung solider Anatomiekenntnisse überzeugen.

Kurze Zeit lang, meine ich, sah Gunther sogar in mir ein Vorbild. Ihm gefielen meine Kenntnisse in vergleichender Anatomie (durch meinen veterinärmedizinischen Werdegang erworben), in Terminologie und Histologie. In mikroskopischer Anatomie war Gunther damals nicht ganz sattelfest. Wenn ich ihn mit einem besonderen Präparat examinierte (z. B. Astrozyten vom Elefanten), sah er es an und sagte spontan: „Leber ist es nicht; Leber erkenne ich sofort." Gleichzeitig fühlte er sich zu alten Mikroskopen und mikroskopischen Präparaten hingezogen, was ihn einmal in eine missliche Lage brachte. Ich stand im Histokurs, als Gunther durch die Verbindungstür aus seinem Kurssaal hereingestürzt kam und um Rat fragte, weil seine Studenten anfingen, ihn auszulachen. Ich folgte ihm und besah das strittige Dia an der Wand. Gunther hatte es als Oesophagus (Speiseröhre) ausgegeben, aber aufmerksame Studenten hatten darin Zilien (Flimmerhärchen) entdeckt und moniert, das könne nicht sein. Gunther bestand auf Oesophagus, er habe das Präparat selbst abfotografiert. Das Rätsel war rasch gelöst; das Präparat aus einem alten Kurskasten war vom Frosch, und der hat dort Zilien und kein Plattenepithel wie der Mensch. Es gab Szenenapplaus.

Die Funktion als Leitfigur habe ich rasch eingebüßt. Bei seinem letzten Besuch bei mir zu Hause, 2002, schaute Gunther auf meine mit einer Fliesensammlung bedeckten Wände und konstatierte: „Also eines ist mir klar; ein Anatom bist du nicht." *Why not, for heaven's sake?* Was muss ein richtiger Anatom an den Wänden haben? Leichenteile, oder mindestens Kupferstiche von alten Skeletten? Nein, sagt es mir nicht; ich muss nicht alles wissen, alles verstehen, ich schaue nicht in die Herzen.

Die frühen Jahre

In den Anfangsjahren der Plastination holte Gunther sehr viele andere Meinungen ein, und zwar eher 20 als zwei pro Tag. Welche Kunststoffmischung sieht klarer aus, soll die ausgesägte Scheibe gerundete Ecken haben oder nicht, soll die Beschriftung rechts oder links stehen? Wie viel, meinst du, zahlt ein Reiter für einen plastinierten Pferdehuf, den er als Aschenbecher benutzen kann?

Ende der 1970er Jahre war ich von der Forschung her embryologisch-elektronenmikroskopisch ausgerichtet. Berührungspunkte mit Gunther, der das Wesentliche schon erfunden hatte, ergaben sich nur dadurch, dass ich in der Veterinäranatomie Injektionstechniken und den Aufbau einer Schausammlung miterlebt hatte. Beim Warten auf Embryonen passender Stadien gab es Durststrecken, die mich in Gunthers Labor trieben. Durch Fahrten zum Schlachthof hatte ich Zugang zu tierischem Material, das auch für Plastinationsversuche eingesetzt werden konnte. Gleichzeitig interessierte mich die Herstellung von Lehrmaterial. Eines meiner ersten Präparate kommt noch heute in jedem Präparierkurs zum Einsatz. Es ist ein Kälberherz mit offenem *Foramen ovale*. Es wurde mit der PEM-Technik (Polymerisierungsemulsion) hergestellt und hat nur den Nachteil, nicht bruchfest zu sein. Auf dem Anatomenkongress in Hamburg 1981 referierte Gunther über Plastinationstechniken und Plattenplastination, ich über die Ultrastruktur der Urniere sowie über „Plasticization of Heart Specimens and their Use in Teaching". Beide hegten wir die Erwartung, diese Technik anderen Instituten schmackhaft zu machen, was nur vereinzelt und

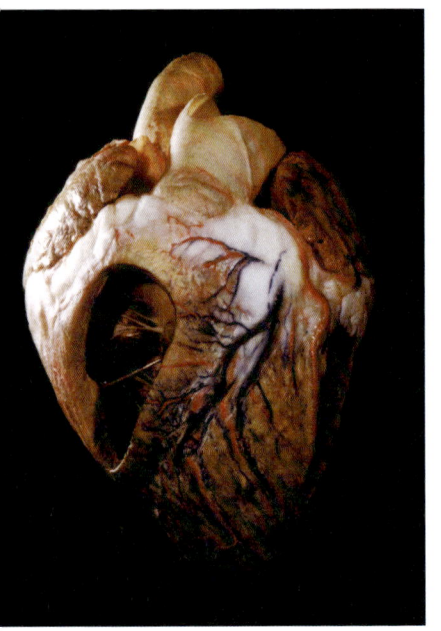

„Kälberherz"

mühsam gelang. Präparate aus dieser ungemein fruchtbaren Zeit stehen noch heute in der Vitrine der Heidelberger Anatomie, z. B. das imposante Rinderherz, das Prof. Hermann Hoepke im Mai 1979 zum 90. Geburtstag überreicht bekam.

Aber es gab auch spektakuläre Misserfolge. Zwei Tage lang habe ich an einem unfixierten Affen präpariert, den wir von der Zoologie geschenkt bekommen hatten. Er sollte mit PEM imprägniert werden, in 14 kg Kunststoff. Am nächsten Morgen hatte die exotherme Reaktion dieses unerprobt großen Ansatzes zu einer überstürzten und vollständigen Aushärtung geführt. Vom Affen ragten nur Extremitätenteile aus einem weißen Plastikblock; das wertvolle Präparat war völlig unbrauchbar. Schuldgefühle kommen auf, wenn ich an den ebenfalls aus einer Zoologie übereigneten Fetus eines Spitzmaulnashorns zurückdenke, der etwa so groß wie ein Dackel war. Er blieb durch meine Unvorsichtigkeit auf der Unterseite durch ein Karomuster verschandelt, das sich durch ein Abtropfgitter in seine Haut gedrückt hatte.

Hautbedeckte Objekte wie Feten sind schwer zu imprägnieren, weil das stark visköse Silikon auch im Vakuum kaum durch die Haut dringt. Damit das Präparat nicht allzu sehr schrumpft, muss man Silikon durch Körperöffnungen injizieren, was mit einer Handspritze nicht gut geht, die man gar nicht so stark drücken kann. Ein Mechaniker erbot sich, dafür eine kleine, elektromotorgetriebene Pumpe herzustellen. Eigentlich hoch begabt, verschätzte er sich jedoch bei der Motorkraft und der Dimensionierung der zur Übersetzung nötigen Zahnräder derart, dass die Pumpe auch nach zweifacher Nachbesserung unbrauchbar war. Sie kostete Gunther etwa ein Monatsgehalt. Um den Mechanikermeister nicht zu verletzen, reklamierte er nicht ein weiteres Mal, sondern nahm den Getriebeteil der Pumpe mit nach Hause und funktionierte ihn im Kinderzimmer, diagonal auf einer Schnur laufend, zum Antrieb einer Seilbahn um – ein teures Spielzeug.

Unbedacht war Gunthers Versuch, eine nahezu sarggroße Vakuumkammer aus zusammengeschweißten Edelstahlplatten in Betrieb zu nehmen. Als Abdeckung diente eine ein Zentimeter dicke Sicherheitsglasscheibe. Als das Vakuum etwa ein Zehntel des normalen Luftdrucks erreicht hatte,

implodierte die inzwischen stark durchgebogene Scheibe mit einem hand-
granatenähnlichen Knall und überschüttete uns mit Glaskrümeln, die man
vom Verkehrsunfall her kennt. Anschließend habe ich berechnet, dass 7400
kg auf der Scheibe lasteten. Später wurde eine viel stärkere, teure und unhandlich schwere Glasplatte besorgt, bevor Gunther die viel bessere Idee
umsetzte, die freie Spannweite der Scheibe durch einen herausnehmbaren
Quersteg zu verringern.

Das nächste Missgeschick ereilte uns am Wochenende im Institutskel-
ler in einer Art Rumpelkammer. Dort lagerten neben Sonderdrucken, Win-
terreifen und leeren, im Institut gefertigten holzrohen Särgen auch große
Glasscheiben, die vom Vitrinenumbau übrig geblieben waren und Jahre
später ein Entsorgungsproblem darstellten. Eine dieser Scheiben wollten
wir hervorziehen und mussten dafür die davor gelagerten Särge umschich-
ten. Ich stand auf einer Seite und packte den obersten von drei Särgen. Er
war nicht sehr schwer, aber unhandlich, weil man in der drangvollen Enge
kaum die Arme abwinkeln konnte. Gunther versuchte das gleiche auf der
anderen Seite, rutschte aber ab, so dass der von mir auf Kopfhöhe hochge-
stemmte Sarg vor ihm fast senkrecht herabstürzte und ihn traf. Wo genau,
konnte ich nicht sehen, denn er fiel brüllend zu Boden und schrie fünf oder
zehn Minuten lang so wahnsinnig, dass ich überhaupt nicht an den sich auf
dem Boden Wälzenden herankam, um mir Klarheit über Art und Schwere
der Verletzung zu verschaffen. Noch nie habe ich einen Menschen derartig
schreien hören. Die Sargkante hatte den großen Zeh getroffen; wie wir den
Schuh herunterbekommen haben, weiß ich nicht mehr. Die nächsten Tage
hinkte Gunther stark, der Zehennagel hatte sich, vom Bluterguss angeho-
ben, abgelöst.

Apropos Glasscheiben: Die Plattenplastination erforderte den Einsatz
von Sicherheitsglasscheiben. So etwas ist teuer, aber ein Erfinder wie Gunther muss findig sein. Die Autoverwerter waren froh, alte Autoglasscheiben
loszuwerden, und so wurde zunächst damit gearbeitet, bis sich zeigte, dass
viele verschiedene Formate lästig sind und dass die Oberflächen zu stark
verkratzt waren. Später, als Gunther schon Stammkunde einer Glasfabrik
war, erforderte die Härtung von Polyesterharz unter UV-Licht die Verwen-

dung ganz dünner Sicherheitsglasscheiben. Die gebe es nicht unter drei Millimetern, sagte der Hoflieferant, nicht ahnend, mit einer solchen, nie akzeptierten Aussage Gunther dazu anzustacheln, das Gegenteil zu beweisen. Er nahm mich im VW-Bus mit nach Düsseldorf zur Glasmesse. Wo immer wir nach Sicherheitsglas fragten, führte man uns freudestrahlend zu einer Glastür, in der die Salve einer Maschinenpistole stecken geblieben war. Das war Verbundglas, wie wir lernten, aber wir suchten eigentlich Einscheiben-Sicherheitsglas. Es wird nach dem Zuschnitt im Ofen gehärtet und lässt sich dann nicht mehr bearbeiten. Schließlich bekamen wir den Tipp, bei einer belgischen Firma nachzufragen. Sie konnte uns die Scheiben, die durch Ionenentzug vorgespannt waren, in 1,7 mm Stärke anbieten. Gab es also doch. Auf der Rückfahrt erlebte ich eine Überraschung. Auf Gunthers Bemerkung hin, bald tanken zu müssen, schaute ich auf die Karte nach einer preiswerten, autobahnnahen Tankmöglichkeit. „Ein Mann meiner Position hat keine Zeit, zum Tanken die Autobahn zu verlassen", war Gunthers unerwarteter Kommentar, der diese Story eindeutig schon in die Unternehmerphase datiert.

Scheibenplastinat mit Dame

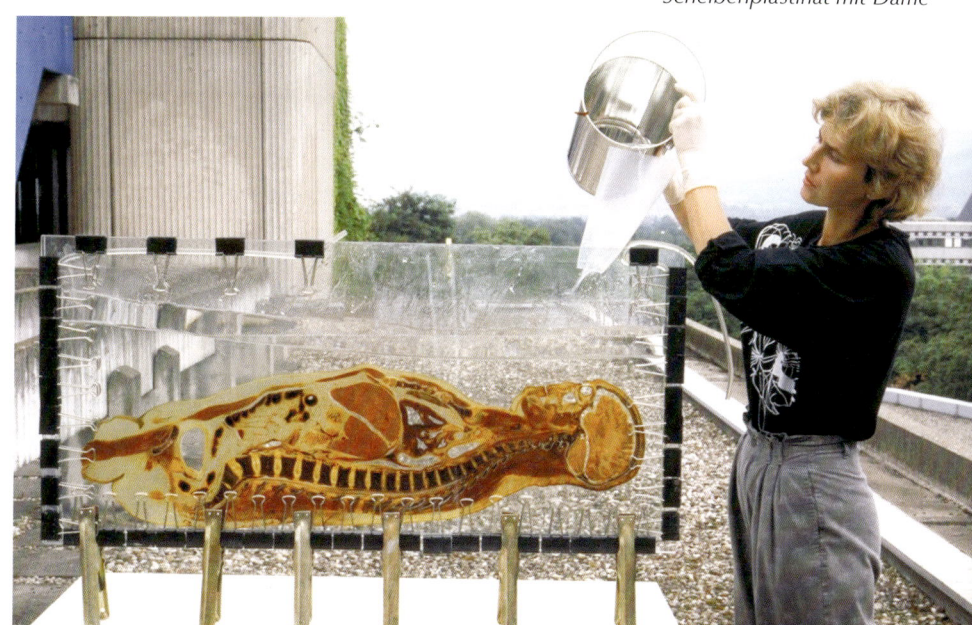

Noch 1986 war Gunther preisbewusster. Beim Dritten Internationalen Plastinationskongress in San Antonio, Texas, musste ich bei ihm im Motelzimmer nächtigen, noch zusammen mit einem Präparator aus München, der ebenfalls Vorträge hielt. Nachts um vier holte Gunther eine elektrische Schreibmaschine samt Verlängerungsschnur von der Rezeption und begann – wir schliefen noch erschöpft – Vorträge auszuarbeiten. Morgens wurden wir nach Doerr'scher Schule von ihm gefragt, womit wir in den letzten Stunden unseren Geist beschäftigt hätten. Selbst das billige Frühstück im Motel war Gunther zu teuer; er lief eineinhalb Kilometer am Autobahnrand entlang zu einer Tankstelle, um statt des obligaten Liters eine Gallone Milch zu holen, das reichte ihm als Ernährung für den ganzen Tag.

Diese lustlose Ernährung: „Seine armen Kinder", habe ich manchmal gedacht. Aber er schaute auf ihr Wohl. Gleich nach Tschernobyl lagerte er Milchpulver, Mineralwasser und Fruchtsaft ein, einen ganzen Keller voll. Und hypnotisierte mal eben seine Frau Cornelia so zum Spaß – sie kam ohne Mineralwasser aus dem Keller zurück, hatte Hunderte von Flaschen übersehen. Gunther und seine Kinder: Sein Sohn, markig Gunnar Rurik von Hagens genannt, musste ebenfalls als Versuchsobjekt herhalten. Das Stillen hatte Gunther so beeindruckt, dass er mich und andere Institutsmitarbeiter einlud, einer „Saugung" beizuwohnen, wie er es nannte. Ich lehnte ab, aber er erzählte mir, wie sehr ein Säugling einem Reflex folgt. Wenn man ihm den Finger an die Wange halte, drehe er den Kopf in der Erwartung, die Brust zu erwischen. Das könne man, rechts und links abwechselnd, bis zur Erschöpfung perpetuieren. Man könne nie früh genug damit anfangen, Fachwissen zu erwerben. Rurik konnte in einem Alter, in dem andere „Ball" oder „Papa" stottern, „Musculus sternocleidomastoideus" sagen. Mit etwa drei Jahren hatte Gunther ihm an die 50 anatomische Begriffe beigebracht. Auf eine Körperstelle gezeigt, sagte er z. B. „Kniegelenk". Frivol, wie ich bin, deutete ich woanders hin und bekam zu meiner Überraschung doch eine kindgerechte Antwort: „Wasserhahn". Die älteste Tochter heißt Bera Anuk. Wie bringt man ein konservatives Standesamt dazu, solche Namen zu akzeptieren? Hierfür bekam Gunther Insidertipps. Für Bera ließ er sich von der Jugoslawischen Botschaft bestätigen, dass es sich um einen weiblichen (darauf kam es an) Partisanennamen handelte. Und die Kanadische Botschaft war bereit, Anuk als Eskimonamen zu deklarieren. Der Namenstick hat sich in dieser Familie fortgesetzt. Gunthers jetzige Frau kenne ich als Andrea Whalley, aber sie ließ ihren Vornamen ändern und nahm den von Gunther verwendeten, klangvolleren Kosenamen Angelina an. Bloß nicht gewöhnlich sein, *be different*.

Anatomische Lehrtätigkeit

Haben Sie es bemerkt? Lieber erzähle ich launige Anekdoten, als mich noch einmal mit kontroversen Themen herumzuschlagen. Auch mit meinen Kollegen mag ich in meinem Restleben nicht mehr streiten, alles prachtvolle Menschen ohne Fehl und Tadel. Gunthers Lehrtätigkeit bei uns in der Anatomie wurde allerdings bisher kaum kommentiert. Sie war in der Histologie nicht weiter erwähnenswert. Seine Domäne war die Makroskopie, die ich in Vorlesung, Präparierkurs und Vorpräparandenkurs untergliedern möchte. Als Wissenschaftlicher Angestellter brauchte er kaum Vorlesungen zu halten, dafür hatten wir ja genug Habilitierte. Er tat es überwiegend auf eigenen Wunsch und hatte Lieblingsthemen wie den Leistenkanal oder die Lage des Uterus auf dem Beckenboden.

Leibeswandmuskeln und Samenstränge

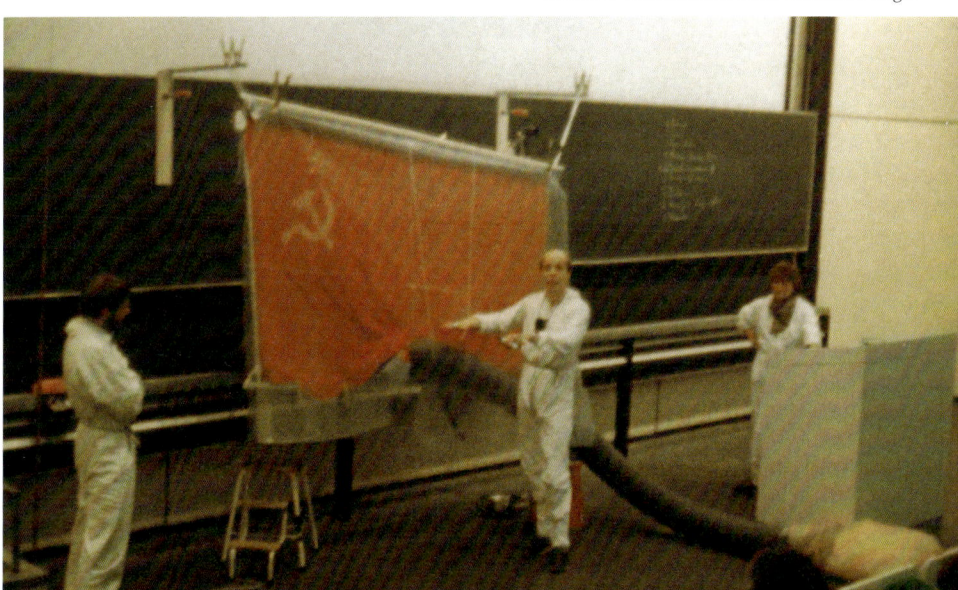

Jede dieser Stunden wurde unter Einbeziehung von zwei bis drei studentischen Helfern tagelang vorbereitet. Tatsächlich wiesen diese einzelnen, unvergesslichen Vorlesungen dann die Choreographie von Theateraufführungen auf. Eine möglichst plastische, vereinfachende Darstellung an riesigen, ungewöhnlichen Modellen war ein Hauptbestandteil der Vorlesung. So wurde der Uterus durch eine 200-Liter-Plastiktonne dargestellt, die Fimbrien der Eileiter durch aufgeblasene Gummihandschuhe. Als Bauchfell fungierte ein Bettlaken, von zwei Helfern über den Uterus geworfen. Beim Leistenkanal hatte er die Helfer in weiße Papieroveralls aus dem Tierstall eingekleidet. Auf einen Wink des Meisters hin öffneten sie die Hörsaaltür und zogen ein fünf Zentimeter dickes, meterlanges Tau herein, es fungierte als Leistenband. Da das nur die Studenten der vorderen Reihen gut sehen konnten, stiegen die anderen auf die wackeligen Klappsitze – eine Atmosphäre wie bei Bolle auf dem Milchwagen. Die ins Leistenband ausstrahlenden Leibeswandmuskeln wurden durch riesige Fahnen dargestellt. Aus paritätischen Gründen wurde hinter der roten Sowjetfahne mit Hammer und Sichel die weniger vertraute blaue Natofahne mit Gardinenhaken am Leistenbandtau befestigt. Der Samenstrang schließlich war der Clou: ein flexibler Abluftschlauch von der umgebauten Präpariersaallüftung, wohl 30 Zentimeter im Durchmesser. Er wurde von weiteren Helfern hereingetragen und fachgerecht in den Fahnenlücken platziert. Der Hörsaal ein Hexenkessel, 400 johlende Studenten; der Lehrerfolg gering. Aber es hat allen wahnsinnig Spaß gemacht.

Solider sah es in einer Vorlesungsreihe aus: „Grundlagen des Bewegungsapparats" für Erstsemester, 1992 und 1993. Hier wusste Gunther bestens Bescheid und erarbeitete als Zeichenvorlage ein umfangreiches, mit funktionellen Darstellungen etwas überfrachtetes Manuskript. Es wurde in Teilen noch lange verwendet. Damals trugen unsere Zeichenvorlagen noch keine Beschriftungen. Sie zeigten Knochenumrisse; die Gelenkflächen malten wir dann auf dem Overheadprojektor blau an und beschrifteten alle Strukturen mit der Hand. Das eigenhändige Abschreiben durch die Studenten war für uns ein didaktisches Dogma. Pech nur, wenn einer so undeutlich schreibt wie Gunther. Er sann auf Abhilfe; in diesen Kindertagen der Computer hatte er schon einen *Macintosh* (eine Marke, die er in unserer Abteilung etablierte). Er schrieb alle Begriffe in großer Schrift auf und kopierte sie auf eine Folie. In der Vorlesung wurden ihm dann die einzelnen Wörter von Helfern ausgeschnitten, zugereicht und eingeklebt, eine Fummelei ohnegleichen. Der nächste Versuch war das Modell Adventskalender. Die Begriffe waren nur beim Dozentenexemplar vorgedruckt, aber abgedeckt. Sie wurden dann einzeln aufgeklappt, ein Vorgängerverfahren moderner Power Point-Präsentation.

Im Präparierkurs war Gunther sehr engagiert und beliebt, ohne zunächst auf allen Gebieten gleichermaßen versiert zu sein. Seine großflächigen Eröffnungen, ungewöhnlichen Zugänge und Präparationsweisen verwirrten manchen Kollegen. „Lieber vollständig präpariert als vollständig beerdigt", das war sein Credo. Er duzte alle Studenten und ließ sich auch duzen. Nicht ganz feinfühlig sagte er zum Beispiel einer Studentin mit einer Pupillenmissbildung gegenüber: „Du hast ein Kolobom, darf ich dich fotografieren?" Anatomie am Lebenden, viel an sich selbst palpieren, das begeisterte ihn. Noch heute zeige ich ein Dia von Gunthers Fuß. Er trug im Sommer Latschen, in denen er die Zehen festkrallen musste, um sie nicht zu verlieren. Dadurch vergrößerten sich seine kurzen Zehenstreckermuskeln so stark, dass es im Herbst aussah, als hätte er einen Tumor auf dem Fußrücken. Jeder Kurs gab Gunther Gelegenheit, neue Präparationsideen auszuprobieren. In der Phase der Formalinhysterie (1982) startete er eine Großaktion zur Erarbeitung einer formalinfreien Injektionslösung mit einem Allantoinderivat, die sich letztlich bei uns nicht durchsetzte.

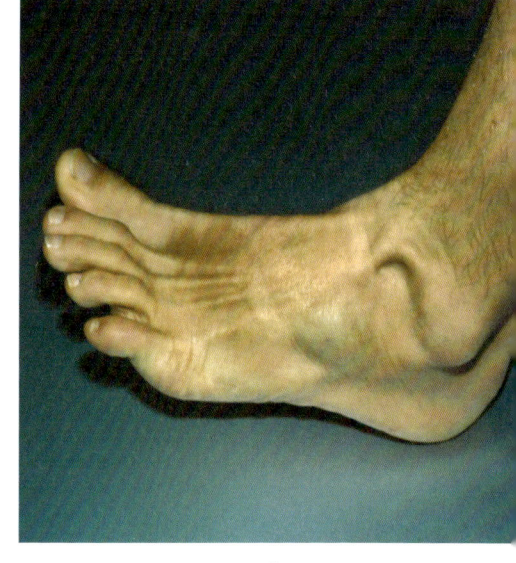

Gunther von Hagens' Fuß

Der Vorpräparandenkurs, das war Gunthers Metier. Ein Vorpräparand ist ein älterer Student mit guten Anatomiekenntnissen, der zehn jüngere Kollegen bei der Präparation einer Leiche anleitet. Dafür geeignete und interessierte Studenten werden im Vorpräparandenkurs geschult. Im Lauf von etwa 20 Jahren bildete Gunther über 700 Vorpräparanden aus. „Ich war Vorpräparand bei Gunther", das sagt einem heute jeder dritte Arzt, den man in einer Heidelberger Klinik anspricht. Für den Kurs schuf Gunther ein immer wieder verbessertes Skript, das er später einmal als Büchlein veröffentlichen wollte, denn er untertitelte das mir vorliegende „Memorandum zum Vorpräparandenkurs 1992" mit „For unofficial use by senior students of anat-omy only". Eine Leseprobe offenbart die lockere Weise, die, gepaart mit Könnerschaft, Gunther bei seinen Schützlingen etwa die Position eines Gurus verlieh. „Präparation des Leistungskanals. Eine Neckarentenschnabelbreite medial vom Funiculus spermaticus wird die Aponeurose des M. obliquus abdominis externus parallel ihrer Faserrichtung gespalten." Das Skript gibt nicht nur Präparierhinweise, illustriert mit selbst gefertigten Computergrafiken, die uns angesichts der heutigen Möglichkeiten ungelenk erscheinen. Es enthält – und das ist für mich das Wertvolle – eine fünfseitige Abhandlung über Gruppenpsychologie, strikt auf die Bedürfnisse im Präparierkurs hin bezogen. Wie erwirbt man sich die Alpha-Position? Wer ist der Gegner – der Lernstoff oder der Dozent? Wie macht man sich das Fachwissen der Betas zunutze? Wie geht man mit dem Omega um, dessen Destruktivismus die Gruppe schwächt? Für die Präparation postulierte Gunther vier Stufen: Die Stocher- oder Rupfstufe des Anfängers, die Präparation mit Grundwissen unter Anleitung, die zielgerichtete Präparation sowie die individuelle, kreative Präparation, mit der die Grenze von der Routine zur Kunst überschritten wird. Inzwischen gibt es auf dem Markt Präparieranleitungen, farbig illustriert und empfehlenswert. Aber ihnen fehlt die lockere Art („hühnerfaustgroß"), und insbesondere die psychologische Einführung. Schade, dass Gunthers kleines Juwel nicht mehr in eine neue Fassung gebracht wird. Wie so oft, schlug er mit seinem Vorpräparandenkurs mehrere Fliegen mit einer Klappe: Er erfüllte Teile seiner Lehrverpflichtung, übte sich in Präparation, setzte Ideen um und schuf sich zugleich ein Reservoir motivierter Studenten, die vielleicht später einmal für ihn tätig sein konnten.

Im Dutzend billiger

Der Versand von Kunststoffen und Plastinationszubehör war eine Arbeit, die Gunther in den ersten Jahren weit gehend am Samstag allein erledigte. Als ob er sonst nichts zu tun hätte, fuhr er frühmorgens seinen Hauswirt mit höchstens 10 kg Obst oder Gemüse in die Erzeugermarkthalle nach Dossenheim, weil er es nicht mit ansehen mochte, wie dieser über 80-Jährige sonst zwei Stunden zu Fuß mit einem Handwagen unterwegs war. Eingekauft hat Gunther im großen Stil: Brauchte er zwei Rollen Paketschnur, so fand er rasch heraus, dass dieses Produkt wesentlich billiger zu haben war, wenn er, sagen wir, 50 Rollen auf einmal kaufte. Bald wurde der Lageraum knapp, und auch billige Riesenmengen binden Kapital. Nicht alles hält sich ewig, und noch schlimmer ist es, wenn sich die Technologie ändert und ein Artikel gar nicht mehr gebraucht wird. Ich denke da an Dichtungsschläuche oder die schwarzen Rückfaltklammern, die kaum gebraucht wurden, weil sich nur ganz wenige Kunden auf die anspruchsvolle Plattenplastination einließen und in nass gewordener Packung im Lager verrosteten.

Für uns im Institut waren solche Fehlinvestitionen ein Anlass, wieder einmal über Gunther herzuziehen; viele seiner Unternehmungen hatten für uns einen hohen Unterhaltungswert. Beeindruckend war seine Findigkeit, Kaufhausware im Labor einzusetzen, z. B. wurden die Gitter, die Gewebescheiben bei der Entwässerung trennen und stützen sollten, aus Plastikgittern zusammengefügt, die zum Abstreifen einer Malerrolle hergestellt worden waren. Originell auch eine Schale, die Gunther benutzte, um die Verformung frisch entnommener Gehirne zu verhindern, die unnatürlich abgeplattet werden, sobald man sie vor der Fixierung aus der Hand legt. Es war eigentlich eine Puddingform mit einer Art Schnauze, die dem Pudding die Form eines Igels verlieh. Sie wurde in seiner Firma BIODUR als Plastinationshilfsmittel angeboten. Sein Versuch, billige Geflügelscheren als Rippenscheren einzuführen, blieb erfolglos: Sie wurden emotional abgelehnt, rosteten und schnitten nicht sauber.

Arbeiten und Publizieren mit Gunther

Man kann nicht mit ihm arbeiten, nur unter ihm, habe ich Journalisten gegenüber geäußert, die mich interviewen wollten und mir spontan unsympathisch waren. Ich hätte sie besser abweisen sollen, ohne überhaupt etwas zu sagen. So summarisch wird man dem Thema nicht gerecht. Die Zusammenarbeit mit außergewöhnlich begabten und kreativen Menschen ist selten reines Zuckerschlecken, das erfährt jeder Musiker, der unter einem Stardirigenten arbeitet.

Anfang der 1990er Jahre bat ich Gunther, mir die Telefonnummer eines Technikers herauszusuchen. Nach ein paar Tagen hakte ich nach; Gunther zog einen Organizer aus der Tasche und verkündete mir, dass ich bei Meldung des Wunsches auf Platz 21 der Prioritätenliste stand und inzwischen auf Platz 14 vorgerückt sei, in etwa fünf Tagen könne ich mit Erledigung meines Anliegens rechnen. Das Problem, erfuhr ich, bestand darin, dass er die Nummer nicht auf einen Zettel geschrieben hatte oder wie ganz Ordentliche in ein Adressbuch. Nein, er hatte sie dem einzigen von ihm verehrten höheren Wesen anvertraut, seinem Computer. Aber auf welcher der zahlreichen Disketten, und unter welchem Schlagwort?

Gunthers Beziehung zu seinen Mitarbeitern hatte etwa die Dynamik einer Ehe. Erst frisch verliebt und den Partner verherrlicht, dann gut miteinander ausgekommen, bis irgendwann eine Art Ehekrach die Idylle unterbrach oder sogar mit einer Scheidung beendete. Was zu Spannungen führte, lag oft einfach in der Natur eines Erfinders, dem über Nacht einfiel, die Technologie zu verändern; man konnte sich gar nicht so rasch darauf einstellen. Wo viel gearbeitet wird, werden auch viele Fehler gemacht; in diesem ja auch wirtschaftlich kritischen Moment eine emotionslose Ursachenforschung zu betreiben, ist schwieriger, als nach einem Sündenbock zu suchen.

Geknirscht hat es zwischen uns, als es um Verhandlungen über ein gemeinsames Buchprojekt ging; einen Atlas mit Schnittscheiben, der 1991 unter dem Namen „The Visible Human Body" in Amerika erschien und fast zeitgleich, von mir zurückübersetzt, auch in Deutschland als „Farbatlas der Schnittanatomie". Die Vorgeschichte war die Erfahrung unseres Instituts mit einem Atlas von plastinierten Gehirnschnitten, bei dem es trotz des bestechend guten Bildmaterials jahrelanger Mühe bedurfte, einen Verlag zu finden und das Buch zu finanzieren. Um 1990 war es bereits so, dass man nicht mehr als Autor zu einem Verlag ging und ein Manuskript anbot, sondern dass die Verlage einzelne Autoren gezielt ansprachen und um ein Manuskript baten, welches genau in das Marktsegment passte, das dieser Verlag bediente. So erschien es als glückliche Fügung, dass Gunther von dem Anatomen Michael Ross aus Florida angesprochen wurde, einen Atlas mit Schnittscheiben herauszugeben, den dieser durch hinzugefügte computertomografische Bilder noch aufwerten wollte. Prof. Ross war uns als Autor guter Histologie-Atlanten ein Begriff. Er hatte beste Beziehungen zu einem Verlag, wir hatten plastinierte Körperscheiben – ideale Voraussetzungen für eine Zusammenarbeit. Da Gunther nicht die Zeit hatte, unsere Scheiben genau zu befunden, die korrekte Terminologie einzusetzen und Korrekturen zu lesen, überließ er mir großzügig das Projekt und die Verhandlungen, wobei er davon ausging, dass das Buch später Tiedemann-Ross heißen sollte. Sich selbst verstand er, sehr bescheiden, eher als Materiallieferanten.

Als Ross nach Heidelberg kam, brachte er einen etwas farblosen Kollegen mit, den er unabweisbar als Koautor mit dabei haben wollte. Zudem liebäugelte er mit der Erstautorenschaft, seine Verlagsbeziehungen (auch in Deutschland) in die Waagschale werfend. Es ging, muss ich gestehen, nicht nur um die Ehre, sondern auch um Geld. Das Buch sollte *a real kill in the market* werden und in keinem Studentenrucksack fehlen. Ich war am gleichen Morgen vom Institutsdirektor Prof. Kriz angewiesen worden, uns nicht zu billig zu verkaufen; schließlich verfügten nur wir über die plastinierten Körperscheiben. Nun stand es, auch bei der Aufteilung des erwarteten Honorars, auf einmal zwei zu eins gegen uns. Da ich das Gefühl hatte, über den Tisch gezogen zu werden, kämpfte ich den ganzen Tag lang mit unterschiedlichen Argumenten und Modellen von Autorenreihenfolge und Geldaufteilung. Abends, ungewöhnlicherweise einmal in einem guten Lokal, warf mir Gunther vor, dass ich seine Freunde schlecht behandele und entließ mich kurzerhand aus der Verhandlungsführung. Schließlich wurde ein Kompromiss gefunden, der auch die Zustimmung von Kriz fand, der Gunther unterbewertet sah. Das Buch firmierte nun unter von Hagens, Romrell, Ross und Tiedemann. Heidelberg hatte wieder die Hälfte der Anteile, ich hatte dieselbe Arbeit, aber mehr ungeliebte Mitstreiter und das halbe Geld. Ein Jahr später, inzwischen selbst enttäuscht von unseren Koautoren, attestierte mir Gunther die bessere Menschenkenntnis.

Was für ein tolles Geschäft wir gemacht hatten, zeigte sich vier Jahre später, als die Anzahl der im letzten Jahr weltweit verkauften Exemplare auf unter 50 abgesunken war. Beträge unter 50 US-Dollar wurden vom Verlag aus Kostengründen gar nicht ausgezahlt, sondern dem nächsten Jahr gutgeschrieben, so bekamen wir manches Jahr überhaupt kein Honorar. Die Ansicht, man würde mit Lehrbüchern viel Geld verdienen, ist oberflächlich. Unsere Kalkulation ging zunächst von einem Marktpreis knapp unter der psychologischen 20-Dollar-Grenze aus, dafür war eine riesige Auflage geplant, nämlich 40 000. Als der Atlas endlich fertig war, hatte sich die Relation fast umgekehrt: Gedruckt waren nur 20 000 Exemplare, die um 38 Dollar kosteten. Das ergab also pro verkauftem Exemplar knapp vier Dollar Honorar, das auf vier Autoren aufgeteilt wurde. Die Masse macht's, wird man sich sagen, aber wenn nicht die Hälfte einer Auflage innerhalb des ersten Jahres, in dem die Werbung noch greift, verkauft wird, sind die Aussichten düster. Wir konnten im ersten Jahr kaum 2500 Exemplare absetzen, vieles kam als Kommissionsware später von den Großhändlern wieder zurück. Der deutschen Ausgabe widerfuhr ein noch traurigeres Schicksal; der Schwer-Verlag ging kurz nach Erscheinen des Atlanten Pleite, wurde wohl später von einem anderen Verlag übernommen. Wir sahen nicht eine einzige Mark und hatten auch die Lust verloren, die Sache weiterzuverfolgen.

Schlussbetrachtung

Ich habe mein Pulver verschossen und nicht mehr viel zu erzählen. Das liegt daran, dass ich mich als gebranntes Kind bei jedem Gedanken fragen muss, ob ich ihn äußern soll. Ist er zu intim (Weibergeschichten), offenbart er Fabrikationsgeheimnisse, die trotz der längst abgelaufenen Patente relevant sein könnten, lässt er Ungesetzliches ahnen, gießt er Wasser auf die Mühlen der Gunther-Feinde? Ich vermeide es inzwischen – etwa im Gesangverein – erkennen zu lassen, dass ich Gunther näher kannte. Denn je nachdem, was die Menschen über ihn gelesen, gehört oder gesehen haben, sie haben schon ihre fest gefügte Meinung, in letzter Zeit oft eine negative. Sie werden sich auch durch meine Darstellung kaum umstimmen lassen, verlorene Liebesmüh also. Wer Gunther in seiner Erfinderphase, wie ich sie nenne, kennen gelernt hat (obwohl seine Erfindertätigkeit ja fortschreitet, denn so etwas ist eine Veranlagung), dachte positiv über ihn, war fasziniert. Man sollte einmal schreibgewandte Plastinationskursteilnehmer um eine Stellungnahme bitten, die aus aller Welt nach Heidelberg pilgerten, um Gunthers Technik zu erlernen. Was mag aus ihnen geworden sein, z. B. dem homosexuellen Künstler aus Paris, der Pferdeaugen plastinieren wollte, der attraktiven Anatomin aus Australien oder dem Angeber aus Amerika, bei dem uns nie klar war, ob er Bestatter war oder ein studierter Gerichtsmediziner? Waren wir in der Anatomie nur deshalb so von Gunther angetan, weil es dort sonst nicht viel zu lachen gibt? Ich möchte diese Phase meines Lebens jedenfalls nicht missen.

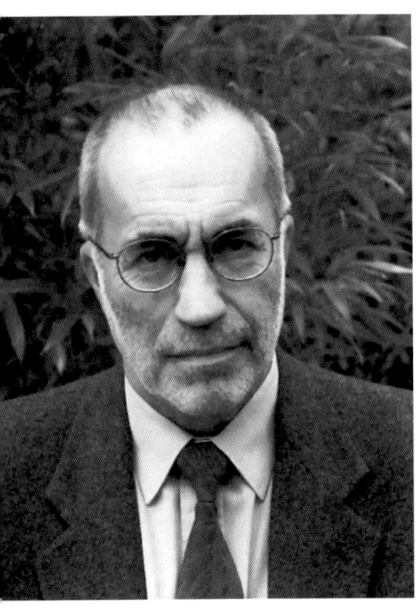

Wilhelm Kriz, seit 1974 Professor für Anatomie an der Universität Heidelberg und Direktor des Instituts für Anatomie und Zellbiologie, war jahrelang Gunther von Hagens' Dienstvorgesetzter. Er studierte an der Universität Gießen und an der Freien Universität Berlin Medizin und promovierte 1963; 1971 habilitierte er sich an der Universität Münster, wo er als Dozent, wissenschaftlicher Rat und Professor tätig war, bevor er nach Heidelberg berufen wurde. Er hat unter anderem bislang rund 150 wissenschaftliche Arbeiten und drei Fachbücher publiziert. Seine Forschungsschwerpunkte sind die funktionelle Struktur der Niere, die Entwicklung dieses Organs und dessen Funktionsverlust beim chronischen Nierenversagen. Die Universität Göttingen verlieh Kriz 1990 die Jakob-Henle-Medaille, die Deutsche Dialysegesellschaft 1998 den Bernd-Tersteegen-Preis.

Wilhelm Kriz

Gunther von Hagens zum Sechzigsten

Mit „Sechzig" beginnt nach herkömmlicher Überzeugung das Alter. Wenn man wie Gunther von Hagens zu den Promis zählt, dann wird zu diesem Geburtstag der erste Rückblick gehalten – nicht selten als Überraschung von Freunden in einer „Festschrift", in der die Meriten des Gefeierten gewürdigt werden und erklärend Anekdotisches aus seinem Leben zusammengetragen wird. So wollte auch ich ursprünglich mit kurzweilig erzählten Episoden aus unseren gemeinsamen 20 Jahren in der Heidelberger Anatomie Gunther von Hagens' Entwicklung zum Plastinator verständlich werden lassen. Diese Episoden hat Herr Kollege Tiedemann bereits niedergeschrieben. In seinem Text steht vieles, was ich in ähnlicher Weise auch erzählen wollte, nur – das gestehe ich neidlos zu – sind die Tiedemann'schen Anekdoten weitaus spritziger erzählt als mir dies je gelungen wäre.

Die rätselhafte Frage – Woher kam die Motivation?
So musste ich mir etwas anderes ausdenken, und ohne viel zu überlegen blieb ich bei der Frage hängen, die mir von jeher ein Rätsel war: Was hat Gunther von Hagens zu dem gemacht, was er heute ist, woher kamen seine Motivation und sein Durchhaltevermögen, sich so exzessiv und ausschließlich mit der Herstellung anatomischer Präparate zu befassen? Ich selbst hätte darin nicht durchgehalten, selbst wenn man mir noch größeren Erfolg in Aussicht gestellt oder gar garantiert hätte, als Gunther von Hagens ihn erreicht hat.

Er kam Mitte der 1970er Jahre aus der Anästhesie zu mir in die Anatomie. Er wolle Forschung machen; die Klinik sei ihm zu langweilig. Wieso kam er ausgerechnet in die Anatomie? Sie war seinerzeit nicht gerade das Fach, das durch eine moderne Forschung von sich reden machte. Unter den medizinischen Grundlagenfächern standen Biochemie, Physiologie und Pharmakologie weit höher im Kurs. Wollte er tatsächlich Forschung in der Makroskopischen Anatomie, an Leichen machen? Irgendwo in einem biografischen Kurztext habe ich über Gunther von Hagens gelesen, dass er schon in der Jugend tote Tiere seziert hätte. Gab es tatsächlich eine solche Verbindung oder wurde sie – wie dies ja häufig passiert – nachträglich zur Glorifizierung des Meisters konstruiert? Ich glaube eher an Letzteres und denke, dass die Thematik seiner beruflichen Aktivität, wie so vieles in unser aller Leben, einfach Zufall, vielleicht auch eine Kette von Zufällen war. Sein erstes Forschungsthema, das sich aus dem damaligen Stand meiner Forschungsarbeiten ergab, brachte ihn – sicher über ein paar Weichen, die man auch hätte anders stellen können – auf diese Schiene. Wäre ich damals schon anstatt am Nierenmark an der Größenselektivität des glomerulären Filters in der Niere interessiert gewesen – möglicherweise würde Gunther von Hagens heute eine Firma für Dialysegeräte leiten.

Ich habe kürzlich wieder einmal in Robert Musils großem Roman „Der Mann ohne Eigenschaften" geblättert und dort folgende Passage gefunden: „Er [Ulrich, der Mann ohne Eigenschaften] konnte sich keiner Zeit seines Lebens erinnern, die nicht von dem Willen beseelt gewesen wäre, ein bedeutender Mensch zu werden; mit diesem Wunsch schien Ulrich geboren worden zu sein. Es ist wahr, daß sich in einem solchen Verlangen auch Eitelkeit und Dummheit verraten können; trotzdem ist es nicht weniger wahr, daß es ein sehr schönes und richtiges Begehren ist, ohne das es wahrscheinlich nicht viele bedeutende Menschen gäbe. Das Fatale daran war bloß, daß er weder wußte, wie man einer wird, noch was ein bedeutender Mensch ist."

Ist meine Annahme richtig, dass es Gunther von Hagens ähnlich erging? Er wollte ursprünglich eine akademische Laufbahn beschreiben, ohne genau zu wissen, auf welchem Gebiet – in der engeren Wahl standen Anatom oder Pathologe. Entscheidend war dann sicherlich der erste Forschungserfolg, das erste „Plastinat". Die Erkenntnis, etwas ganz Neues entdeckt zu haben, wirkte berauschend und bereitete mehr Befriedigung als alles bisher Gekannte. Wollte er nicht einfach davon wieder und wieder kosten, ohne allzu viel darauf zu achten, wohin das führen würde, und vor allem, ohne damals schon ein konkretes Ziel zu haben?

Mit dem wissenschaftlichen Erfolg kam die Anerkennung und diese war größer und weit gefächerter als erwartet. Die Zunft der Anatomen, der Makroskopiker, war weltweit in Aufruhr: zumeist in zustimmender Begeisterung, wenige – aber es gab sie von Anfang an – in heftiger Ablehnung. Noch stürmischer war dann die Aufnahme bei den Laien: Auch hier von Anfang an überschwängliche Zustimmung und, bei einer Minderzahl, vehemente Ablehnung. Wir, Gunther von Hagens' Kollegen im Institut, sahen die Attraktivität der Präparate für den Laien durchaus auch und mit Verwunderung, aber stuften sie eher als etwas Nebensächliches ein – gut für einen Tag der offenen Tür, um Werbung für die Anatomie zu machen.

Worin die Faszination der Präparate für ein Laienpublikum besteht, darüber ist viel geschrieben worden, darüber müssen wir hier nicht nochmals reden. Entscheidend für die weitere Entwicklung der Plastination war – so sehe ich dies heute – dass Gunther von Hagens, im Gegensatz zu allen Kollegen, das große Potenzial seiner neuen Technik für die Laienaufklärung schon frühzeitig klar erkannte und Pläne für die Umsetzung entwarf. Daraus machte er nie ein Geheimnis, plauderte mir gegenüber immer all seine Pläne aus, aber ich habe diese Pläne nicht wirklich ernst genommen, sie seiner immer kräftig überschäumenden Begeisterung zugerechnet.

Die entscheidende Weichenstellung – Medizinerausbildung oder Laienaufklärung

Ursprünglich wollte Gunther von Hagens sicher beides erreichen: sowohl das für die Ausbildung der Medizinstudenten instruktive Lehrpräparat als auch die attraktiven Präparate für die Laienaufklärung. Diskutiert und gemeinsame Pläne geschmiedet haben wir über die Lehrpräparate; diese

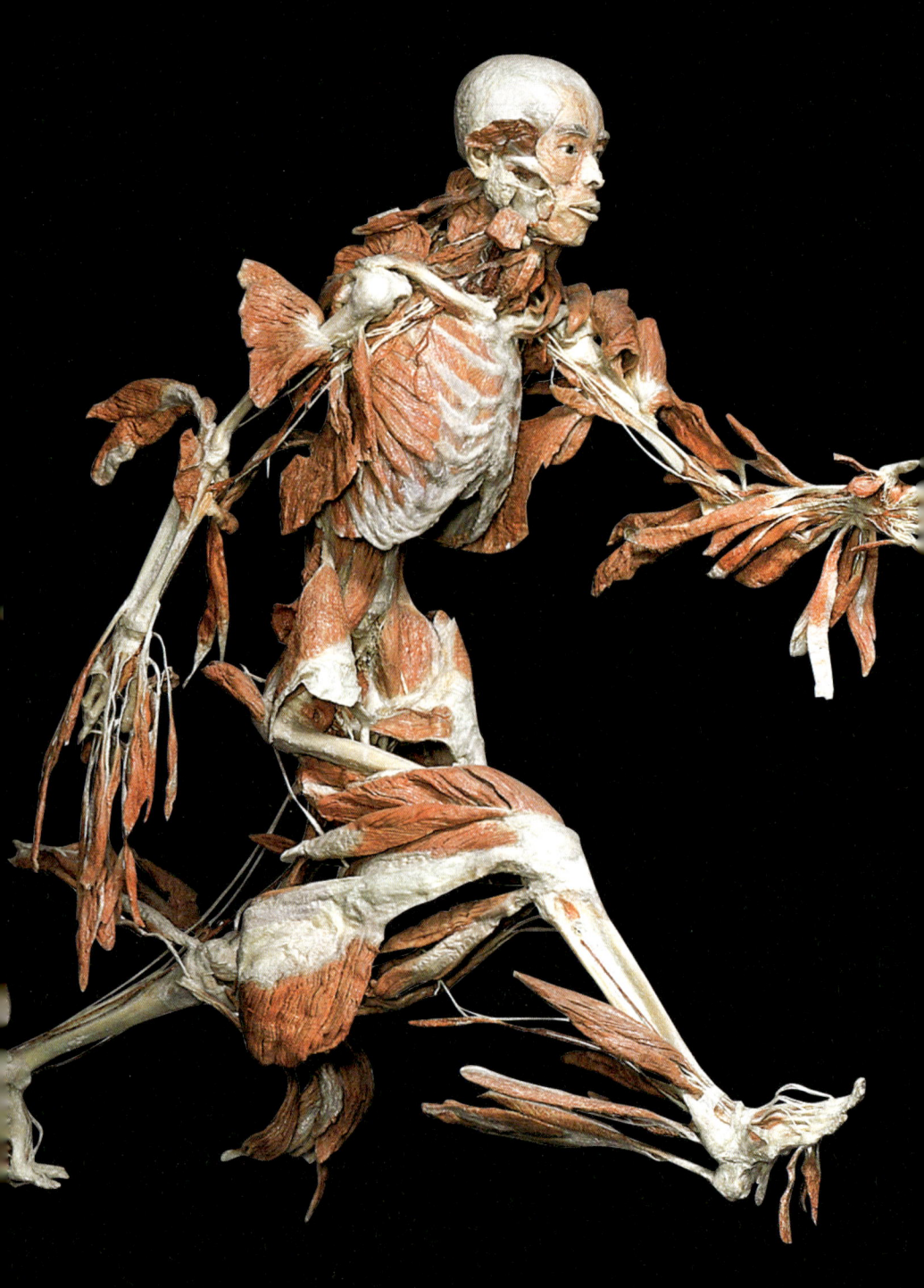

„Der Läufer"

Pläne, durchaus ambitioniert, betrafen den Aufbau einer anatomischen Lehrsammlung, die umfassend und spektakulär wie keine andere sein sollte. Wir diskutierten über Standardpräparate für die Medizinerausbildung und brachten gute Projekte, wie das Vierkörperprojekt, auf den Weg. Die Präparate für Laienausstellungen, wie z. B. der „Schachspieler" (der noch an der Grenze zwischen Fach- und Laienaufklärung steht) oder der „Läufer" waren eine Überraschung für mich. Ich war eher zurückhaltend und zögerte, diesen Entwicklungen zuzustimmen.

Die Gründe, warum sich beide Zielsetzungen nicht vereinen ließen, sind vielfältig. Entscheidend war: Mit der einen konnte man Geld verdienen, die andere war von Zuschüssen abhängig und brauchte ein universitäres Institut als Basis. Der Spagat zwischen beiden war auf die Dauer unmöglich, ich habe zu lange versucht, ihn dennoch zu ermöglichen. Es blieb schließlich nur eins von beiden möglich, und Gunther von Hagens gab der Laienaufklärung den Vorzug. Diese Entscheidung fiel wahrscheinlich schon frühzeitig – Anfang der 1990er, möglicherweise schon Ende der 1980er Jahre hörten Gunther von Hagens' Überlegungen und Pläne auf, eine akademische Laufbahn anzustreben. Er schob eine mögliche Habilitation immer weiter vor sich her, hatte für eine Weile noch die Vorstellung, in den USA (eingebettet in den akademischen Bereich) Leiter und Förderer einer großen anatomischen und pathologischen Sammlung zu werden, was sich zerschlug. Stattdessen war es zunehmend die Attraktivität der Präparate für ein Laienpublikum, die ihn faszinierte und seine Planungsüberlegungen lenkte. War es – um auf das Musil-Zitat zurückzukommen – die Aussicht, dass über diesen Weg öffentliche Anerkennung und Hochschätzung weit eher zu erreichen sei als auf dem akademischen „Ochsenweg"? Die akademische Anerkennung ist begrenzt, ist die fachliche Anerkennung unter Kollegen, und diese ist immer mit relativierender Kritik getränkt. Die Anerkennung von Laien, die in Gunther von Hagens' Ausstellungen Antworten auf drängende Fragen bekamen, ist dankbarer. Bedeutete ihm Letzteres mehr? Was auch immer letztlich den Ausschlag gegeben haben mag, seine Gedanken und Pläne hatten zunehmend ein Laienpublikum vor Augen. Und dafür gelten andere Gesichtspunkte als bei der Planung von Lehrpräparaten für die

Medizinerausbildung. Attraktivität ist für ein Ausstellungspräparat mit das wichtigste Kriterium, bei Lehrpräparaten spielt es eine untergeordnete Rolle. Ein Lehrpräparat muss systematisches Wissen, muss anatomische Fakten vermitteln, ein Präparat für die Laienaufklärung muss das nicht, ein Zuviel an Systematik wäre eher abträglich, es muss anatomische Gegebenheiten begreifbar werden lassen. Dies ist ein großer und entscheidender Gegensatz; an ihm entzündeten sich die Kontroversen um die Ausstellung KÖRPERWELTEN und wurden davon immer aufs Neue befeuert.

Der Streit um die Ausstellung – vieles ist hausgemacht

Die Kontroversen begannen in Mannheim, sie sind geblieben, wurden von Ausstellung zu Ausstellung heftiger. Dies liegt meiner Ansicht nach gar nicht so sehr an der Ausstellung selbst: Die Ausstellungen in Mannheim und in Frankfurt unterschieden sich nicht grundsätzlich, die Frankfurter Ausstellung war, auch wenn man nur fachliche und edukative Kriterien gelten lässt, besser als die in Mannheim. Die zunehmende Ablehnung der Ausstellung in der Öffentlichkeit und in den Medien resultierte aus den *collateral events* à la „Love Parade", mit denen Gunther von Hagens für die Ausstellung werben wollte, die aber eher das Gegenteil bewirkten – zumindest bei denen, die mich daraufhin ansprachen. Für viele Befürworter der Ausstellung (darunter viele Kollegen aus der Medizin) stellten diese populistischen Auftritte die aufklärerischen Ziele der Ausstellung in Frage. Sie verlor, ohne dass sie sich selbst grundsätzlich verändert hätte, an Glaubwürdigkeit.

Ich weiß von früher, dass schwelgerische Übertreibungen und Extrovertiertheiten zu Gunther von Hagens' Persönlichkeitsstruktur gehören. Ich weiß auch, dass man aktive, kreative Persönlichkeiten als Ganzes akzeptieren muss – das, was einem nicht gefällt und als Entgleisung erscheint, ist nicht einfach Beiwerk, das verzichtbar wäre, es bedingt genauso das Bewundernswerte, ist Grundlage der Leistungsfähigkeit. Das, was Gunther von Hagens aufgebaut hat, hätte ein Normalbürger, wäre er noch so gescheit und wären die Umstände günstig gewesen, nicht zu Wege gebracht. Ohne eine gute Portion an Chuzpe, Nassforschheit und Freude am Provozieren wäre diese Ausstellung wahrscheinlich nie zu Stande gekommen.

Die Zukunft der Ausstellung – nach dem Sechzigsten wieder rosig

Die Ausstellung ist seit Mitte 2004 in den USA, in Los Angeles zu sehen. Erregte, öffentliche Kontroversen sind bisher ausgeblieben und ich hoffe, dies wird so bleiben. Diese Hoffnung gründet sich auch auf den sechzigsten Geburtstag. Ob man es will oder nicht, auch wenn man sich, wie Gunther von Hagens kürzlich meinte, in der eigenen Vorstellung nicht als 60-Jähriger sondern bestenfalls als 50-Jähriger fühlt, die Wahrscheinlichkeit, dass die „Pferde mit einem durchgehen" sollte auch bei ihm abgenommen haben und wird sicher weiter abnehmen. So gesehen bestehen beste Aussichten, dass sich in den USA eine ihr gebührende, hohe Reputation der Ausstellung BODY WORLDS aufbauen und festigen kann. Das wünsche ich ihm, und ich wünsche es der Ausstellung: Sie hat es verdient.

Kontroversen um die Ausstellung werden dennoch bleiben. Dass ein toter Körper zu einem Ausstellungsstück zubereitet ist, wird für viele Menschen ein Problem bleiben. Dies muss der Ausstellung nicht abträglich sein. Solange dies eingeht in eine ernsthafte Diskussion über die Ziele der Ausstellung und über die Frage, inwieweit einzelne Präparate diesen Zielen gerecht werden, sollte dies der ständigen Verbesserung der Ausstellung nur zu Gute kommen. Wodurch zeichnet sich ein gutes Ausstellungspräparat, also ein Präparat für die Laienaufklärung aus? In der Beantwortung dieser Frage war ich anfangs unsicher, war sicher zu sehr auf klassische anatomische Präparate für die Medizinerausbildung fixiert, habe darin aber einen Lernprozess durchgemacht: Noch bei der Mannheimer Ausstellung bereitete mir ein Präparat wie der „Läufer" Probleme, schien eine Grenze überschritten zu haben. Erst die wiederholte Beobachtung, wie Laien in den Ausstellungen diese Präparate anschauen, hat mich toleranter werden lassen. Das wichtigste Kriterium für die Akzeptanz eines Präparates ist für mich die Ästhetik geworden, das Präparat darf mein ästhetisches Empfinden nicht verletzen, und vollkommen wird ein Präparat für mich, wenn es überzeugend und auf leicht verständliche Weise anatomische Gegebenheiten transportiert. Beide Eigenschaften sollten zusammenkommen: Schön, begreifbar und anregend zum Nachdenken sollte ein Präparat sein. In der

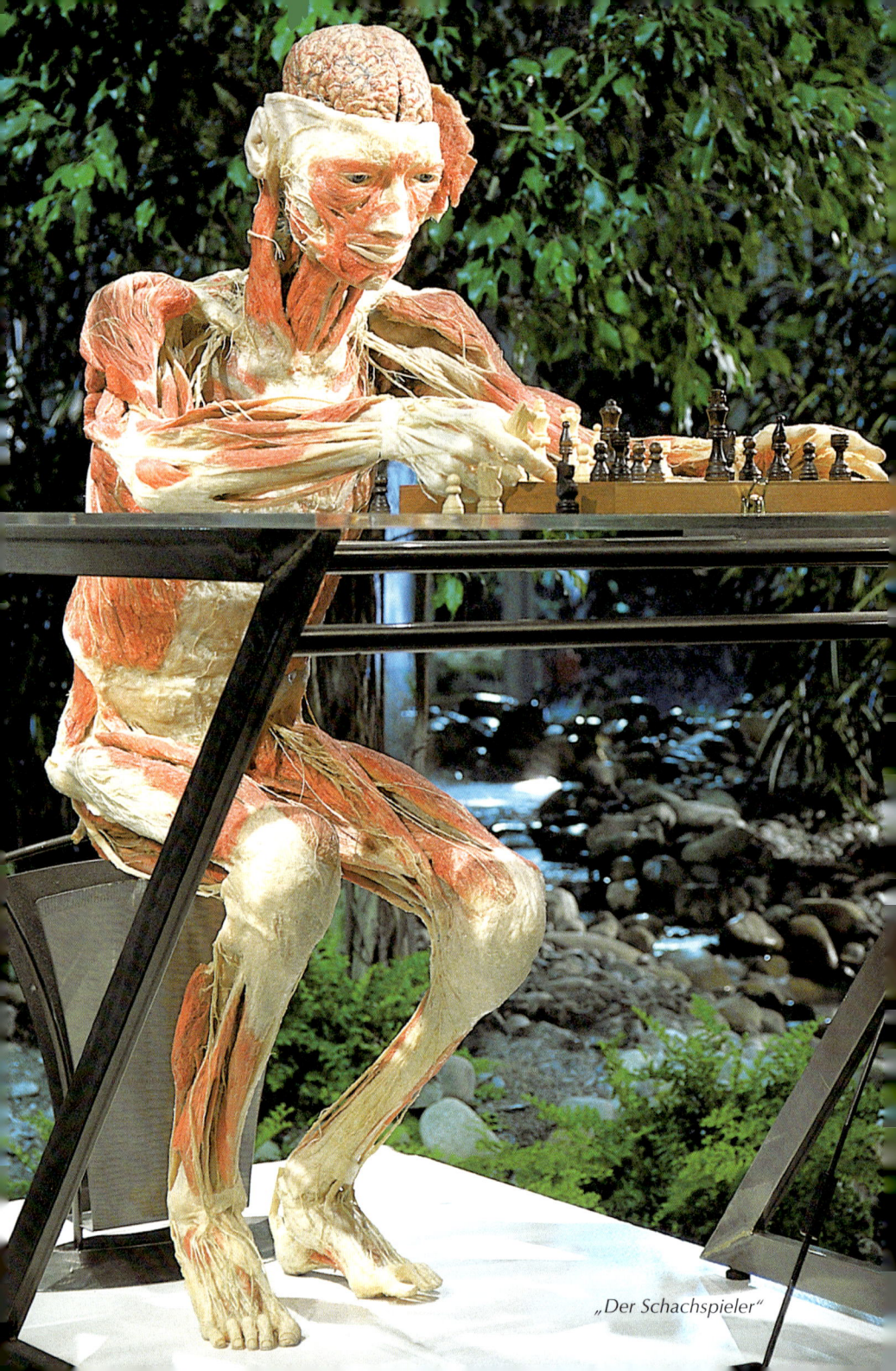

„Der Schachspieler"

Hoffnung, dass Gunther von Hagens noch viele solcher Präparate erstellen wird, wünsche ich ihm Gesundheit und Schaffenskraft für das kommende Jahrzehnt.

Ein drängender Wunsch – nicht ganz ernst, aber keinesfalls anders gemeint

Zum Schluss noch ein ganz anderer Wunsch: Sollte es zum Jubeltag ein Festessen geben (das „sollte" ist durchaus ernsthaft gemeint, denn Gunther von Hagens selbst käme kaum auf den Gedanken, ein solches zu planen, und er würde es auch nicht vermissen), dann hoffe ich auf Schmackhafteres als das, was Gunther auftischte, als er mich Ende der 1970er Jahre einmal spontan zum Abendessen einlud. Seine Familie war verreist, der Kühlschrank leer, jedoch in der Tiefkühltruhe fanden sich eine geöffnete, aber noch halb gefüllte Dose mit Cornedbeef und eine ebensolche mit Erbsen, Klasse fein. Mit Hilfe eines Hammers und Meißels wurden Brocken der Köstlichkeiten herausgeschlagen und gemeinsam in einer Pfanne erhitzt; zum Trinken gab es Milch und Wasser aus der Leitung. Geschmeckt hat es trotzdem. Übrigens, unterhalten haben wir uns – na, worüber wohl? – über die Plastination.

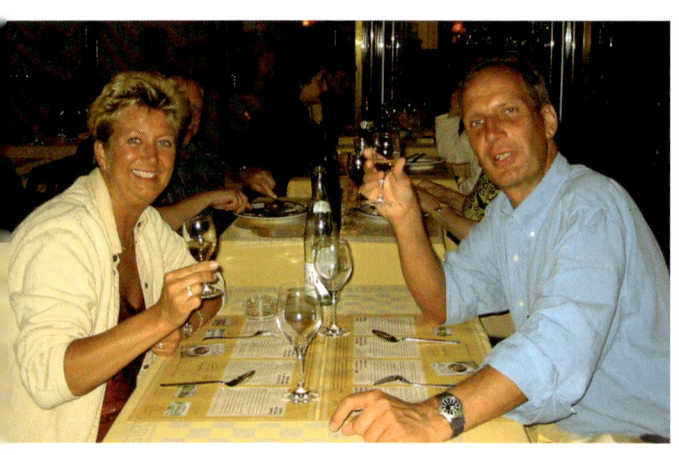

Karine Oostrom, im Jahr 1982 die erste niederländische Plastinationsschülerin von Gunther von Hagens, heute plastische Chirurgin, und ihr Mann Bas.

Herzlichen Glückwunsch, Gunther, wir stoßen auf dich an!

Karine Oostrom

Für Gunther, in Zuneigung

Erste Begegnung mit der Plastination

Seit meinem achten Lebensjahr wollte ich Ärztin werden, und zwar plastische Chirurgin. 1981 begann ich mein Medizinstudium an der Universität von Utrecht in den Niederlanden. Das erste Jahr des Medizinstudiums war nicht ganz so anregend, wie ich es mir vorgestellt hatte. Die meisten Kurse – am langweiligsten waren Physik und Chemie – behandelten nur Grundlagen und interessierten mich überhaupt nicht. Aber die Höhepunkte waren die Anatomiekurse. Das war es, worauf ich gehofft und wie ich mir mein Medizinstudium vorgestellt hatte: zu lernen, wie unser Körper von innen aussieht und die Namen aller dieser spannenden anatomischen Strukturen kennen zu lernen. Die Kurse bestanden aus einem theoretischen Teil in Form von Vorlesungen, aber der praktische Teil, das Sezieren, war natürlich das Beste.

Aber eines Tages hielt der Anatomieprofessor Van Doorenmaalen eine Vorlesung über ein völlig neues Konzept in der Konservierung anatomischer Präparate. Für uns als Studienanfänger war das wahrscheinlich nicht sehr nützlich, doch der Professor war von dieser neuen Methode so begeistert, dass ich am Ende der Vorlesung zu ihm ans Pult trat, um ihn um mehr Informationen zu bitten. Das Thema seiner Vorlesung war die *Plastination* gewesen. Er hatte eine internationale Tagung von Anatomen besucht und dort Gunther von Hagens getroffen. Damals war dieses Verfahren brandneu – Gunther hatte mit dessen Entwicklung 1977 begonnen. Professor Van Doorenmaalen war überrascht, dass sich eine seiner Studentinnen überhaupt für anatomische Konservierungsmethoden interessierte.

Eine Woche nach dieser Vorlesung rief er mich zu Hause an und fragte, ob ich an einem Plastinationskurs interessiert sei. Natürlich war ich das. Jeder Anatomiekurs war für mich eine zusätzliche Gelegenheit, den menschlichen Körper besser kennen zu lernen.

Monate vergingen ohne weitere Neuigkeiten. Ich wagte nicht, den Professor nach meinem Anmeldestatus in diesem Kurs zu fragen. Schließlich erhielt ich im März 1982 einen Brief, in dem meine Anmeldung zu einem Plastinationsworkshop im Anatomischen Institut der Universität Heidelberg im Juli 1982 bestätigt wurde. Der Kurs würde von Dr. Gunther von Hagens selbst geleitet werden.

Ich war schockiert. Ich hatte einen eintägigen Kurs irgendwo in den Niederlanden erwartet, nicht eine ganze Woche im weit entfernten Heidelberg. Noch einschüchternder war die Liste der Teilnehmer – es waren alles Professoren und Persönlichkeiten von ähnlichem Rang von Universitäten aus aller Welt. Als Medizinstudentin im ersten Jahr würde ich wohl kaum in diese illustre Gesellschaft passen. Ich konnte damals eine Arterie nicht von einer Vene unterscheiden und beschloss daher, vor Kursbeginn alles über Plastination in Erfahrung zu bringen, was ich konnte, damit ich nicht allzu dumm erscheinen würde. Das Internet war 1982 noch kein Recherchewerkzeug, so dass ich in die Bücherei der Medizinischen Fakultät ging und Stunden mit der Suche nach Veröffentlichungen zur Plastination verbrachte. Viel war nicht zu finden, so dass ich alles, was ich fand, auswendig lernen konnte.

Plastinationsworkshop in Heidelberg

Im Sommer 1982 nahm ich an dem einwöchigen englischsprachigen Plastinationsworkshop in Heidelberg teil, der recht einfach organisiert war. Insgesamt acht Personen aus aller Welt kamen nach Heidelberg, nahmen sich ein Zimmer in einem von Gunther empfohlenen Hotel und erschienen an einem Montagmorgen Ende Juli um 8.30 Uhr im Anatomischen Institut. Es gab zwar einen sehr genauen Stundenplan, aber es stellte sich heraus, dass er lediglich zeigte, was man alles über Plastination würde lernen können. Wir trafen uns im Labor, und vom ersten Moment an legte Gunther mit voller Geschwindigkeit los. Er besprach alle Aspekte der Plastination in mehr oder weniger zufälliger Reihenfolge. Alles wurde sofort vorgeführt. Fünf oder sechs Studenten waren ständig für Gunther in Bewegung, um genau das Präparat zu finden, das er den Teilnehmern zeigen wollte, um exakt die Methode zu demonstrieren, über die er gerade sprach, oder um sofort vorzuführen, um was es ging, wenn er über methodische Schwierigkeiten sprach. Es war ein sehr interaktiver Vorgang. Gunther stellte Fragen, die wir beantworten sollten. Ich merkte, dass ich mich von der Gruppe abhob – natürlich war ich im Vergleich zu den anderen ein Niemand, aber es stellte sich heraus, dass ich über den Plastinationsvorgang mehr als alle anderen wusste. Es ist nicht geprahlt, wenn ich sage, dass ich fast jede von Gunther gestellte Frage beantworten konnte. Meine Vorbereitung zahlte sich aus.

Der Workshop war chaotisch und beeindruckend, sehr interessant und faszinierend. Gunthers Begeisterung war ansteckend. Die Kursteilnehmer kamen aus Saudi-Arabien, Dänemark, Japan und England. Ich war die einzige Frau, die jüngste Teilnehmerin, die erste Medizinstudentin und die erste niederländische Person überhaupt, die je an Gunthers Workshop teilgenommen hatte. Eines seiner Ziele war, die Plastination wie eine Epidemie auf der ganzen Welt zu verbreiten. Je mehr Länder, desto besser!

Beim Internationalen Plastinationsworkshop, Foto: Lothar Reinbacher

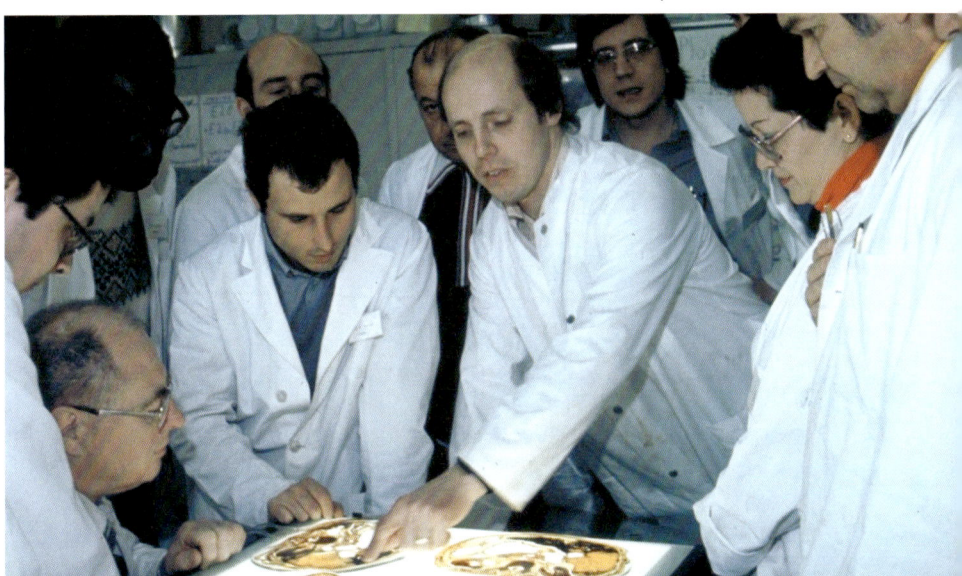

Plastina

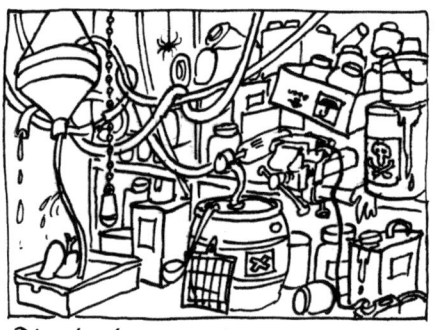

Die Laborausstattung war
umfänglich...

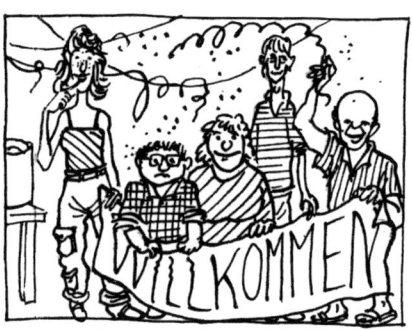

das Personal
umgänglich...

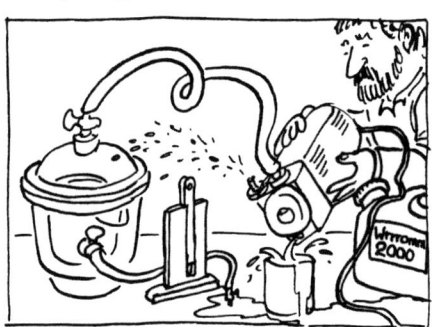

Die Technik lief wie
geschmiert...

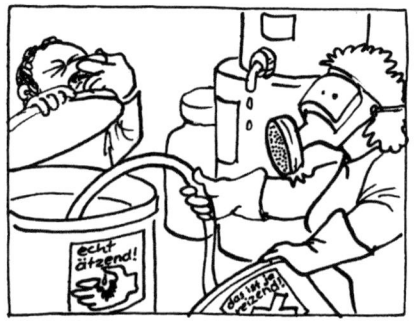

die Chemie zeigte sich
von ihrer besten Seite...

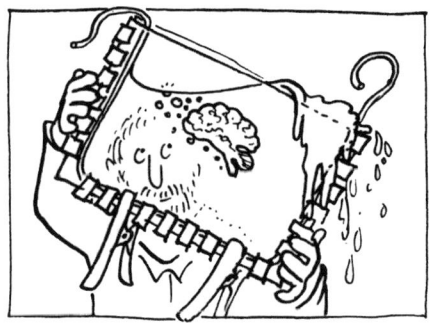

Schließlich bekam man
sogar den Durchblick...

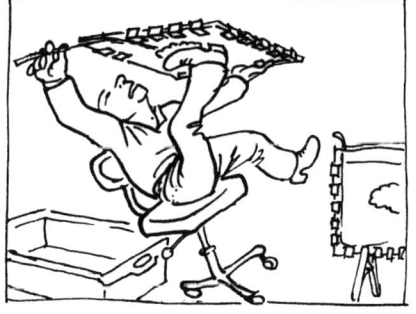

wenn auch unter
einigen Mühen.

...ionskurs VIII/83

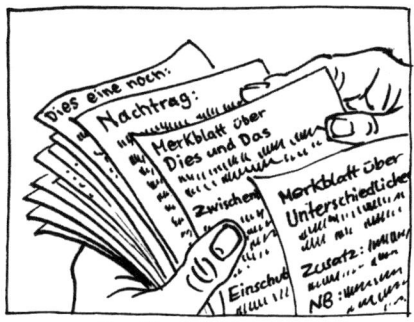

das Informationsangebot umfassend ...

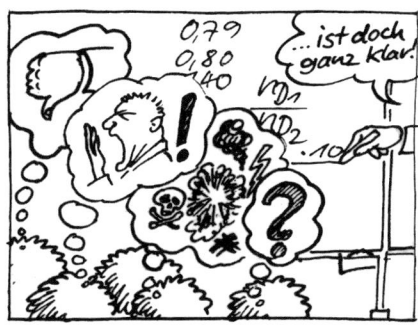

oder auch umsonst.

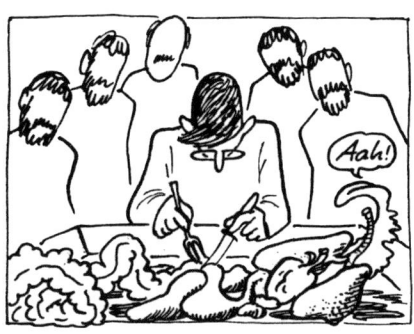

auch die Natur wurde appetitlich präsentiert.

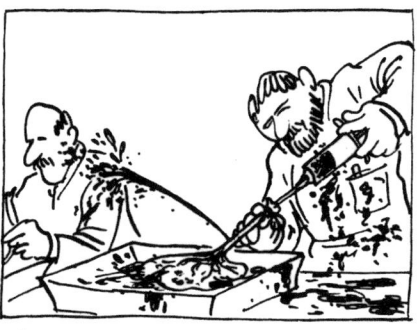

kurzum: es wurde saubere Arbeit geleistet.

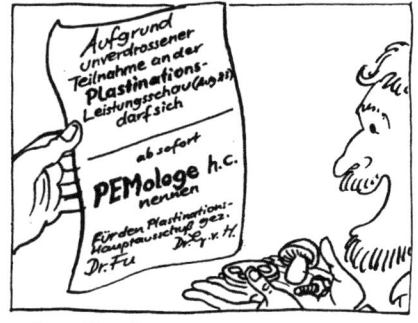

Am Schluß konnte jeder einiges mit nach Hause tragen

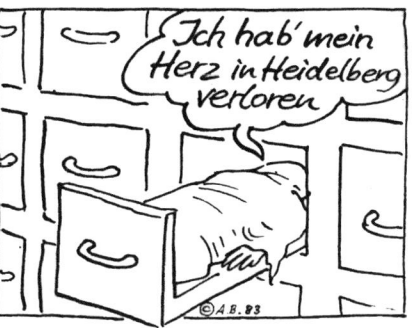

— oder auch nicht.

Alle Workshop-Teilnehmer durften ein selbst hergestelltes Plastinat mit nach Hause nehmen. Wir schnitten den tief gefrorenen Kopf eines Hundes in fünf Millimeter dünne Scheiben und imprägnierten diese mit PEM (Polymerisierungsemulsion). Ich bin sicher, wir alle brachten unser erstes Plastinat voller Stolz mit heim. Für mich war der Workshop ein voller Erfolg. Ich war nach Heidelberg gefahren, hatte Gunther kennen gelernt, sein Labor gesehen und war genauso begeistert wie er. Die Atmosphäre war aufregend und lebendig und die Leute, die für Gunther arbeiteten, waren jung und mit Leidenschaft bei der Sache. Ich schien gut dazu zu passen. Während des Kurses hatte ich mir unzählige Notizen gemacht, und schließlich schrieb ich – auf Niederländisch – eine Arbeit über Plastination, die als Teil meiner Abschlussprüfung am Ende des ersten Jahres gewertet wurde. Gunther hatte die Plastination erstmals in den Niederlanden verwurzelt.

Die Arbeit für Gunther in der Pionierzeit der Plastination

Nachdem ich die jungen und ehrgeizigen Mitarbeiter von Gunthers Plastinationslabor gesehen hatte, träumte ich davon, auch dazu zu gehören, und es erschien mir eine gute Idee, in engerem Kontakt mit Gunther zu bleiben. Dieser wiederum sah in mir eine möglicherweise wertvolle Ergänzung seines Teams. Wir trafen also vorläufige Absprachen über Arbeitsmöglichkeiten für mich in seinem Labor. Im Februar 1983 schrieb ich an Gunther, um diese Absprachen zu bestätigen, und erhielt nach weniger als einem Monat eine sehr erfreuliche Antwort. Gunthers Brief war warm und einladend: „Komm' einfach nach Heidelberg, ich werde dir eine Unterkunft besorgen, und dann sehen wir weiter..." Ich arbeitete schließlich sechs Wochen im Plastinationslabor, von denen Gunther die ersten beiden als Investition seinerseits ansah. Für die zweiten beiden Wochen wollte ich mit einem von mir selbst hergestellten Plastinat bezahlt werden, und in den letzten beiden Wochen verdiente ich 400 Mark – für meine damaligen Verhältnisse ein kleines Vermögen.

Unter Gunthers Mitarbeitern fanden sich Studierende aller Fachrichtungen: Bettina Rinne, eine Biologiestudentin, Renée („Brainy"), eine Medizinstudentin, die an ihrer Dissertation über die Plastination von Gehirnschnitten arbeitete, Wolli Weber (ja, derselbe „Wolfgang", der jetzt in Ames, Iowa, lebt), ein technischer Assistent, Rudolph („Rotauge"), ein Medizinstudent, Klaus Resch, der sich in seiner Ausbildung zum Neurochirurgen befand, und so weiter und so fort. Im Labor wurde hart gearbeitet. Wir fingen immer um acht Uhr an, machten eine kurze Mittagspause, während der wir schnell in der Mensa aßen, und wir hörten nur selten um 17 Uhr auf. Auch Wochenendarbeit war keine Seltenheit. Trotzdem hatten wir immer auch Zeit für Vergnügungen. Es war eine aufregende Zeit. Wir hatten nur selten Arbeitsanweisungen zu befolgen, weil Gunther immer wieder einfach auftauchte und neue Pläne und Ideen hatte, die sofort umgesetzt sein wollten. Pläne, die wir morgens gemacht hatten, sahen grundsätzlich ganz anders aus, als das, worauf wir am Abend zurückblicken konnten.

Es war nicht immer leicht, für einen Chef wie Gunther zu arbeiten. Er erwartete von seinen Mitarbeitern dieselbe Hingabe an die Plastination, die er selber besaß. Für Normalsterbliche ist das jedoch praktisch ein Ding der Unmöglichkeit. Da wir selber so begeistert von dem Verfahren waren, schafften wir es meistens, viele Stunden am Stück zu arbeiten, was bei Gunther jedoch nicht immer auf die erwartete Anerkennung stieß. Er konnte sehr stolz auf uns, seine Mitarbeiter, sein, aber bei den kleinsten Fehlschlägen unserer Projekte konnte er sich auch über Gebühr aufregen. Er war nicht immer ein rational denkender Chef, wie folgendes Beispiel zeigt.

Ungewöhnliche Methoden...

Eines Freitagabends war ich bereits zum Ausgehen angezogen, mit Party-kleid und Glitzerspray im Haar, als Gunther mich um einen Gefallen bat. Eine „wunderbare" Leiche sei gerade im Anatomischen Institut eingetroffen und müsse sofort mit Formalin fixiert werden. Er hatte bereits andere Verpflichtungen, und ich war die Einzige, die er bitten konnte. Ich hatte so etwas noch nie gemacht, aber laut Gunther sollte es kinderleicht sein. Er erklärte mir kurz, was ich zu tun hatte, gab mir die Schlüssel zum Institut, und ich machte mich auf den Weg in den Keller des Anatomischen Instituts „Im Neuenheimer Feld 307", wo ich die Leiche und die notwendigen Materialien wie von Gunther beschrieben vorfand. Ich sezierte die Venen der Leiste, führte die Schläuche ein, schloss sie an den Formalinbehälter an und öffnete dessen Absperrventil. Damit schien alles getan zu sein. Gunther hatte Recht gehabt, es war wirklich kinderleicht.

Am nächsten Morgen, Samstag, klopfte Gunther in aller Frühe bei mir und fragte, ob ich ihn ins Institut begleiten wolle. Er sei auf dem Weg, um die neue Leiche zu begutachten. Ein solches Angebot konnte ich natürlich nicht ablehnen. Nach unserer Ankunft musste Gunther zunächst in den dritten Stock ins Plastinationslabor. Ich ging in den Keller, um zu sehen, wie es dem toten Körper ergangen war, und holte dann Gunther vom Labor ab. Auf dem Weg nach unten fragte er mich, wie die Leiche aussähe. Ich war nicht sicher, was ich sagen sollte. Ich dachte, dass sie gut aussah, aber durch die Formalininfusion etwas angeschwollen. Das sagte ich ihm auch.

Gunther bekam einen seiner berüchtigten Anfälle: Ich sei mit Abstand eine seiner dümmsten Mitarbeiterinnen. Wie könnte ich nur eine so einfache Aufgabe verpfuschen und dabei eine Leiche ruinieren? Er schimpfte immer weiter, bis wir in den Keller kamen. Dort warf er einen Blick auf die Leiche und fing wieder von vorne an. Wie könnte ich nur so dumm sein, nicht zu wissen, wie eine perfekt konservierte Leiche auszusehen hat, und ihn völlig unwissend auf die Palme bringen? Das war einer der Momente, in denen ich Gunther damit drohte, sofort abzureisen und nie wieder für ihn zu arbeiten. Dadurch ließ er sich immer beruhigen, weil er weder wollte, dass ich gehe, noch die Absicht gehabt hatte, wütend oder unfreundlich zu werden. So reiste ich also wieder und wieder nach Heidelberg, wo ich mein Herz an die Plastination verlor.

Nach Gunthers Meinung waren alle gesunden jungen Leute für die Arbeit im Plastinationslabor geeignet. Mein Mann Bas ist zwar Rechtsanwalt und fällt in Ohnmacht, wenn er mehr als ein paar Tropfen Blut sieht, aber nicht einmal er entkam der Arbeit für Gunther, wenn er mich in Heidelberg besuchte. Gunther sorgte dafür, dass er angemessene Aufgaben zu verrichten hatte, wie beispielsweise das Aufräumen seiner Garagen, in denen alle Materialien für die Plastination sowie Präparate und alles mögliche andere, das er in die Hände bekam, gelagert wurde. Einmal bat er Bas, mit der Laubsäge plastiniertes Gewebe aus polymerisierten E12-Bögen auszusägen. Da Bas geschickt mit den Händen war, stellte das kein Problem für ihn dar, zumal der menschliche Ursprung der Präparate nicht erkennbar war. Am Ende des Tages kam dann Klaus Resch herein und fragte Bas, ob er ihm „diesen unebenen Hals glatt sägen" könne. Er reichte ihm einen plastinierten Kopf, den er an den Haaren trug. Ohne mit der Wimper zu zucken, nahm Bas den Kopf und verschaffte ihm eine perfekte, glatte Standfläche. Damit galt er als fit für die Arbeit im gesamten Bereich der Plastination.

Wohnen bei Gunther

Immer wenn ich in Heidelberg war, wohnte ich in einer Kellerwohnung mit zwei Zimmern und einem Bad in der Jahnstraße, gleich neben Gunthers Wohnung. Die Kellerwohnung war das Büro, in dem Gunther seine „Denkarbeit" verrichtete, und hatte ein kleines Schlafzimmer, wo ich den (kurzen) Teil der Nacht verbrachte, der nach der Erkundung des Heidelberger Nachtlebens noch verblieb – für eine Studentin wie mich die perfekte Unterkunft. Zum Frühstück ging ich zu Gunther hinüber. Im ersten Jahr traf ich Cornelia und die Kinder (damals waren es Rurik und Bera) überhaupt nicht, weil sie den Sommer bei Cornelias Eltern verbrachten. Gunther und seine Familie wohnten im Erdgeschoss eines Dreifamilienhauses. Die kleine Wohnung bestand aus zwei größeren, als Schlafzimmer genutzten Räumen, einer kleinen Küche, einem Esszimmer und einem Badezimmer. Ein Wohnzimmer gab es nicht. Von den zwei Schlafzimmern wurde eines von den Kindern belegt, und das andere gehörte Gunther und Cornelia. In dessen Mitte stand ihr riesiges Bett mit eingebautem Audiosystem, das von einer Reihe von Fernsehern, meist drei oder mehr, umgeben war, auf denen oft gleichzeitig verschiedene Programme liefen. Die Wände waren vollständig von mit Büchern voll gestopften Regalen bedeckt. Die Küche zeigte starke Gebrauchsspuren, besonders durch kindliche Hände. Ich verbrachte viele Stunden damit, Kritzeleien aus der Küche zu entfernen. Nach ihrer Rückkehr rief Cornelia mich an und dankte mir für die Überraschung einer „neuen" Küche.

Cornelia war immer damit beschäftigt, Essen für die Familie und alle möglichen Gäste zuzubereiten. Sie war eine großartige Köchin, und jedes Essen war ein Genuss. Gunther hatte kaum je Zeit, an den Familienmahlzeiten teilzunehmen. Er hatte entweder schon gegessen und war bereits wieder in der Universität, oder er aß später oder überhaupt nicht. Die Mahlzeiten wurden in dem kleinen Esszimmer eingenommen, in dem später Gunthers Vater, Herr Liebchen, wohnte, der aus Ostdeutschland zugezogen war. Nach Erreichen des Rentenalters war er in den freien Westen „entlassen" worden. Cornelia und Gunther hatten kein Problem damit, Papa Liebchen in ihrer engen Wohnung unterzubringen.

Ein besonderes Hochzeitsgeschenk

Bas und ich heirateten im September 1984. Dazu luden wir Gunther und Cornelia ein, und sie wollten auch kommen. Aber ein paar Tage vor dem Ereignis erhielten wir ihren Anruf aus Heidelberg. Herr Sedlmayr, ihr Nachbar und der Vermieter von Gunthers Büro, war gestorben, und seine Witwe hatte Gunther gebeten, ihr bei den Vorkehrungen für seine Beerdigung zu helfen. Dennoch erwartete uns nach unserer Trauung eine kleine Delegation aus Heidelberg. Sie bestand aus Wolli, Birgit Gross, die damals die Hauptrolle im Labor spielte, „Brainy" und Sabine, eine Medizinstudentin aus Berlin, die gemeinsam mit ihrem Mann Arnim im Labor arbeitete. Sie brachten uns ein besonderes Geschenk mit: Gunther und Cornelia hatten einen plastinierten Hirnschnitt gespendet, der wunderbar in Holz gerahmt war, mit allen anatomischen Kennzeichen eingraviert und einem besonderen Glückwunsch auf der Rückseite: „Möge eure Ehe so dauerhaft wie die Plastination sein". In die Flitterwochen fuhren wir nach Wien. Da wir mit einer „Ente", einem Citroen 2 CV, reisten, mussten wir unterwegs einmal übernachten. Das taten wir natürlich bei Gunther und Cornelia in Heidelberg.

Tonas Taufe

Am 27. Juli 1985 wurde das dritte Kind von Gunther und Cornelia geboren, ein Mädchen namens Tona Gerrit. Da mein zweiter Vorname Antonia ist, bilde ich mir gerne ein, dass sie unabsichtlich nach mir benannt worden ist. Ich wurde gebeten, ihre Patin zu werden, was ich noch immer als große Ehre ansehe. Cornelia und Gunther erklärten mir, dass sie hofften, auf diese Weise etwas von meinem „Lebensstil" auf ihre jüngste Tochter zu übertragen. Wir trafen uns alle mit Cornelias Familie in Verden. Früh am Sonntagmorgen klopfte Gunther an meine Tür. Er müsse mich dringend sprechen, bräuchte meinen Rat: Ob es unbedingt nötig sei, dass er an der Taufe teilnehme? Ich sagte ihm, dass meiner Meinung nach der Vater eine der Hauptpersonen bei dieser Zeremonie sei, und dass ich mir nicht vorstellen könne, wie er sich dieser gesellschaftlichen Verpflichtung entziehen könne. Er antwortete, dass er sich selber als Luzifer, als Teufel in Verkleidung, sähe, der in einer Kirche absolut nichts zu suchen habe. Er glaubte, seine Anwesenheit könne sogar als Blasphemie gelten. Außerdem bräuchte er die Zeit dringend, um ein Informationsblatt über Plastination fertig zu stellen, an dem er gerade arbeite... Ich sagte ihm, dass meiner Meinung nach selbst ein absoluter Atheist von Gott eher vom Blitz erschlagen würde, während er an seinem Computer arbeite, als bei der Teilnahme an der Taufe seiner eigenen Tochter. Und ich sagte ihm, dass er aufhören solle, nach einer Ausrede zu suchen und sich wie ein Mann zu verhalten. Er nahm an der Taufe mit etwa derselben Begeisterung teil, die ein Fisch am Angelhaken zeigt.

Dritte Internationale
Plastinationstagung in San Antonio, Texas

Während meines Aufenthalts im „Plastinationshauptquartier" in Heidelberg 1985 kam Gunther auf die Idee, dass ich eine seiner Vortragenden bei der bevorstehenden Plastinationstagung im texanischen San Antonio vom 21.–25. April 1986 sein sollte. Weil ich damals unter keinen Umständen den Flug in die USA und die Tagungsteilnahme aus eigenen Mitteln hätte finanzieren können, traf ich – auf Gunthers Vermittlung hin – eine besondere Abmachung mit Professor Harmon Bickley, dem Organisator der Tagung: Ich sollte vier Wochen lang vor und während der Tagung für ihn in San Antonio arbeiten und zwei Vorträge halten, einen über die allgemeinen Grundlagen der Fixierung in der Plastination und einen über die Plastination des Herzens. Dafür bekam ich den Flug und die Tagungsgebühr bezahlt.

Die Vortragsvorbereitungen waren sehr aufwändig. Gunther half mir, wo immer er konnte, mit seinem gesamten methodischen Wissen und indem er mir Dias zur Verfügung stellte. Für die Präparation der Herzen verbrachte ich mehrere Wochenenden mit Professor Tiedemann im Plastinationslabor, weil Klaus Johann Tiedemann damals der Herzspezialist war. „Tiede" war ein formaler Typ, der mit „Professor" angesprochen werden wollte. Er hatte die Gewohnheit, ständig anstößige Witze zu erzählen, und Gunther warnte ihn, dass solche Witze nur unter Freunden angebracht seien und dass Freunde einander mit dem Vornamen ansprächen. Nach dem

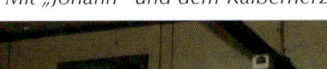
Mit „Johann" und dem Kälberherz

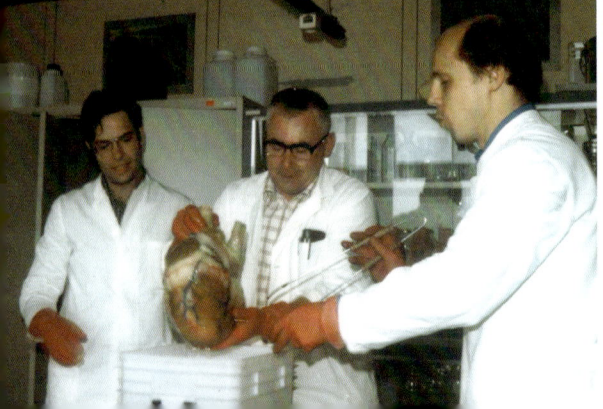

nächsten Witz weigerte Gunther sich, ihn weiterhin Professor zu nennen, war aber auch nicht mutig genug, ihn mit seinem Vornamen anzusprechen. Der zweite Vorname schien sich als sichere Alternative anzubieten, und Gunther forderte uns Plastinationsleute alle auf, Professor Tiedemann Johann zu nennen.

Harmon Bickley war ein angesehener Pathologieprofessor, der das erste Plastinationslabor in den USA gegründet hatte. Er war mit Charme, scharfem Verstand und einem hervorragenden Schreib- und Lehrstil gesegnet und einer der Ersten, die eine herausragende Arbeit über die Plastination veröffentlichten, „ein verbessertes Verfahren zur Konservierung von Lehrpräparaten". Das war 1981. Natürlich war Gunther einer der Autoren dieses Artikels. Harmon war ebenfalls Mitbegründer der „International Society for Plastination".

Die USA-Reise und meine Mitwirkung an der Tagungsvorbereitung und -durchführung waren ein Riesenerfolg. Es kamen etwa 200 Teilnehmer aus aller Welt. Alle Vortragenden waren auf die eine oder andere Weise Schüler von Gunther. In meiner Erinnerung leuchtete Gunther während dieser Tagung im Dunkeln. Er strahlte vor Begeisterung, weil sich so viele Menschen mit nur einem Ziel trafen: um (mehr) über Plastination zu lernen. Diese Tagung muss einer der Höhepunkte im ersten Jahrzehnt der Plastination für Gunther gewesen sein.

Das Empfehlungsschreiben

Das Ende meines Medizinstudiums näherte sich 1987. Ich war dabei, Bewerbungsschreiben an Professoren der Chirurgie und plastischen Chirurgie aufzusetzen, um mich in diesem Bereich weiter ausbilden zu lassen. Nach all meinen Jahren der Arbeit im Plastinationslabor erschien es mir als vollkommen logisch, Gunther um ein Empfehlungsschreiben zu bitten. Diese Bitte führte zu dem wahrscheinlich größten Streit, den wir je hatten. Gunther weigerte sich, ein solches Schreiben für mich aufzusetzen, weil ich es nutzen wollte, um einen Platz in der plastischen Chirurgie zu erhalten. Laut Gunther waren alle Chirurgen hirntot und ich seiner Meinung nach zu begabt, um in einer so geistlosen Laufbahn zu enden. Diesmal packte ich wirklich meine Koffer. Wenn nicht Cornelia erfolgreich vermittelt hätte, wäre es meine letzte Begegnung mit Gunther gewesen. Es gelang ihr schließlich ihn zu überreden, mir meinen Willen zu lassen. Unter dem ungeheuren Druck von uns beiden Frauen musste Gunther nachgeben.

Diashow ohne Dias

Die vierte internationale Plastinationstagung fand im März 1988 an der „Mercer University School of Medicine" in Macon, Georgia statt. Wie schon 1986 war der Organisator Harmon Bickley, der von San Antonio nach Macon umgezogen war. Die Tagung hatte dasselbe Format wie die von San Antonio, und, in den Worten von Harmon Bickley: „Nach der Teilnehmerzahl und den Kommentaren zu schließen war sie ein voller Erfolg." Was mir von dieser Tagung besonders im Gedächtnis geblieben ist, sind die vielen Vorträge, die Gunther zu halten hatte. Das entpuppte sich als höllisch schwierig, weil einer von Gunthers Koffern, nämlich der mit all seinen Dias, auf dem Weg nach Macon abhanden gekommen war. Gunther musste alle anderen Teilnehmer um Dias anbetteln und mit dem geliehenen Material stark improvisieren, um seine Vorträge zu illustrieren. Sein Wissen und Charisma machten diese Unannehmlichkeiten natürlich wieder wett. Ich bin sicher, er hat seine Lektion gelernt – seit jener Tagung trägt er seine Dias und Vorträge immer am Körper oder im Handgepäck.

Die Heidelberger „Plastinationsszene"

Die fünfte internationale Tagung im Juli 1990 war die erste auf europäischem Boden und fand natürlich in Heidelberg statt. Die Organisation lag in den festen Händen von Andrea (später Angelina) Whalley, und auch ich war, wie bei den beiden vorhergehenden Tagungen wieder beteiligt. Die Tagung war schon vor Beginn ein Erfolg. Jeder, der auch nur im Entferntesten mit Plastination zu tun hatte, wollte dabei sein. Es war die ultimative Gelegenheit, die Spezies Gunther in ihrem natürlichen Lebensraum zu beobachten.

Für Gunther war es die optimale Umgebung, um auch die größten seiner Projekte vorstellen zu können. Eine enorme Anzahl an Mitarbeitern schuftete rund um die Uhr, um den Teilnehmern praktisch alles zu zeigen, was Gunther erreicht hatte. Die wunderbarsten Präparate, die größten Geräte, und sein sich ständig durch „Annexionen" leer stehender Räume vergrößerndes Territorium im Anatomischen Institut – alles wurde in seiner ganzen Herrlichkeit vorgeführt. Die Woche verging, als ob wir alle auf einer rosa Wolke schwebten. Es war eine beeindruckende Tagung, was auch

Tagungsposter der Heidelberger Platinationstagung 1990

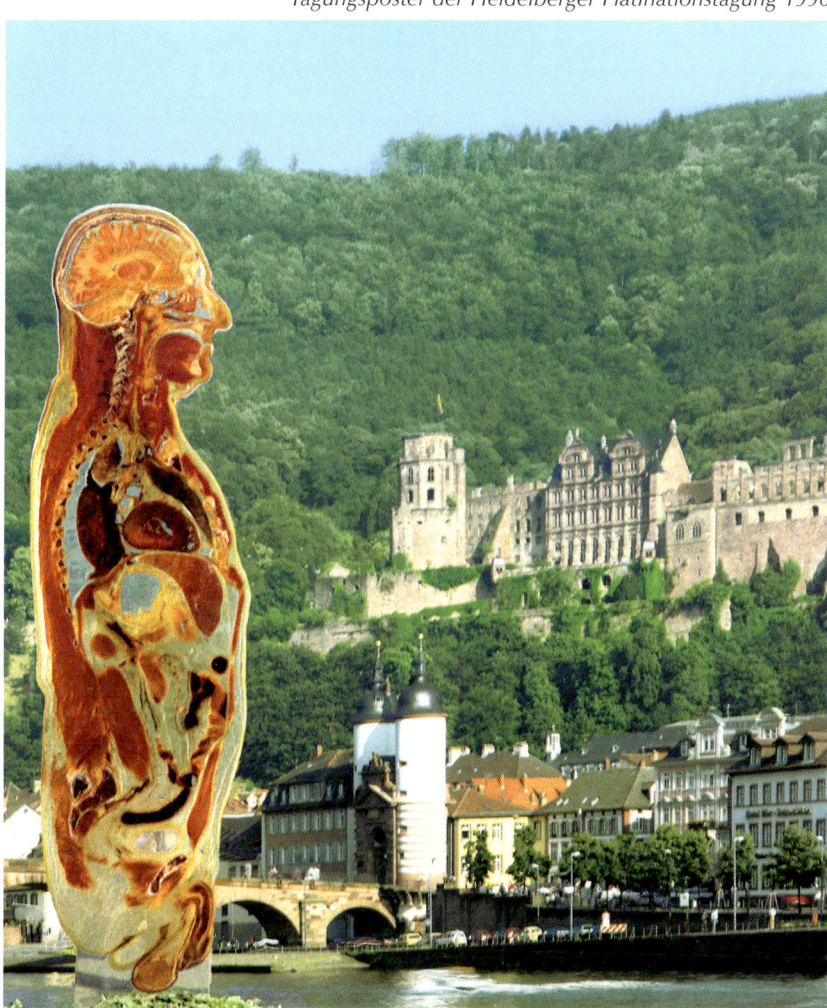

durch das Tagungsposter gut belegt ist. Ich bin sicher: Jeder erinnert sich an den durchsichtigen Schnitt des plastinierten Mannes vor dem Hintergrund der Heidelberger Stadtansicht.

Die Plastination sprengt ihre Grenzen

Die sechste internationale Plastinationstagung im kanadischen Kingston, Ontario, mit 120 Teilnehmern aus 26 Ländern wurde 1992 von Blake Gubbins von der Queen's University organisiert. Für mich war es das vierte Mal, dass ich an der Organisation einer Plastinationstagung beteiligt war, und inzwischen kannte ich praktisch jeden, der auf diesem Gebiet arbeitete. Gunther schien auf mich als eine der Heidelberger Botschafterinnen und Botschafter zu zählen, um die Plastination und deren Möglichkeiten für den Anatomieunterricht einem breiten Publikum nahe zu bringen. Auf dieser Tagung war das von Gunther am stärksten betonte Thema die Herstellung von Ganzkörperschnitten. Vielen Plastinatoren schien dies noch einen Schritt zu weit zu gehen. Gunthers Verfahren entwickelten sich damals mit einer solch rasanten Geschwindigkeit, dass Plastinatoren an anderen Orten Schwierigkeiten hatten, mit den neuen Methoden mitzukommen. Die Tagung stand damit ganz im Zeichen von Gunthers Teilnahme.

Die Geschichte zweier plastinierter Hände

Inzwischen, 1993, arbeitete ich als Assistenzärztin in der plastischen Chirurgie im akademischen medizinischen Zentrum in Rotterdam. Während der Vorjahre war ich mit Cees Entius in Kontakt geblieben, dem Sezierer der Anatomie der Medizinischen Fakultät in Rotterdam. Ich hatte ihn 1984 während eines Workshops in Utrecht in der Technik der Plastination unterrichtet.

Die nächste Plastinationstagung sollte 1994 in Graz stattfinden. Ich wollte unbedingt daran teilnehmen und meine plastisch-chirurgischen Fähigkeiten mit meiner Plastinationserfahrung kombinieren. Durch Cees und die Rotterdamer Anatomie gelangte ich in den Besitz zweier frischer Arme, die seziert werden sollten. Ich rief Gunther an, und wie üblich konnten wir einen guten Deal aushandeln. Ich würde die Arme vom Standpunkt eines

Handchirurgen aus sezieren. Gunther würde die Arme anschließend mit den neuesten Verfahren plastinieren. Einer der Arme würde der Rotterdamer Anatomie gespendet, der andere würde in Heidelberg bleiben.

Es war ein Wettlauf gegen die Zeit. Für die Sektion eines jeden Armes benötigte ich fast 24 Stunden am Stück. Ich versuchte, anatomische Einzelheiten so herauszuarbeiten, dass jeder Finger ein anderes anatomisches Element darstellte – Nervensystem, Gefäße, Gelenke und Kapseln, die Beziehung der Beugersehnen zu deren Scheiden und Ringbändern. Die frischen Präparate wurden mit Formalin fixiert, wobei Cees Entius half. Anschließend wurden sie, wahrscheinlich rechtswidrig, in einem mit Eis gefüllten Fischbehälter nach Heidelberg transportiert. Gunther enttäuschte mich auch diesmal nicht: Er plastinierte die Arme auf höchstem Niveau. Und wie üblich konnte er sein Versprechen nur ganz knapp pünktlich einlösen: Bei ihrem Eintreffen in Graz mussten die Arme noch in ihren Härtungsgehäusen mit dem Gashärter verbleiben.

Gunther ist zwar immer ein Träumer gewesen, der aber den starken Drang hatte, an seinen Träumen zu arbeiten und sie zu verwirklichen. Als er mit der Plastination anfing, glaubten die meisten Menschen in seiner Umgebung nicht daran, dass er die Methode würde etablieren können. Wieder und wieder hat er gezeigt, dass die Skeptiker im Irrtum waren, so auch, als er eine Ausstellung plastinierter Präparate organisieren wollte. Ich habe von Anfang an, an KÖRPERWELTEN geglaubt, genau wie Gunther selbst. Obwohl ich Gunthers Arbeit sehr gut kannte, war ich von dem Eindruck, der diese großartige Ausstellung machte, überrascht. Und ich war geschmeichelt, denn das erste Präparat, das die Besucher am Museumseingang der Mannheimer Ausstellung zu sehen bekamen, war eine sie willkommen heißende plastinierte Hand – dieselbe, die Gunther und ich in unserer fruchtbaren Zusammenarbeit präpariert hatten.

Gunther wird sozialisiert

Im Juli 1994 war Andreas Weiglein Gastgeber der siebten internationalen Plastinationstagung im österreichischen Graz. Das dortige Anatomische Institut stellte uns erstklassige Räumlichkeiten zur Verfügung, zeigte sich von herzlicher Gastfreundschaft, und das Wetter war wunderschön. Mit 150 Teilnehmern aus 30 Ländern war es eine solide und sehr gut organisierte Tagung. Selbstverständlich fand dabei eine Sitzung der „International Society for Plastination" statt. Sie muss für Gunther etwas ganz Besonderes gewesen sein, weil sowohl er als auch Harmon Bickley zu „bedeutenden Mitgliedern" der ISP gewählt wurden.

Gunther fühlt sich normalerweise nie recht wohl, wenn er an gesellschaftlichen Anlässen teilnehmen muss. In Graz schien er jedoch richtig dazu zu gehören. Es war das erste Mal, dass ich ihn gut gelaunt erlebte, während er seine Zeit mit vielen Menschen verbringen musste, anstatt zu arbeiten. Vielleicht muss die Sozialisierung Gunthers dem positiven Einfluss Angelina Whalleys zugeschrieben werden, weil es ihr sogar eines Abends gelang, ihn auf die Tanzfläche zu ziehen. Es war ein merkwürdiger und wundervoller Anblick: Gunther samt seines schwarzen Hutes, wie er seine wunderschöne Frau im Walzertakt über das Parkett führte.

Gunther braucht einen Sprecher für das belgische Fernsehen

Seit neun Jahren führe ich jetzt ein sehr aktives Leben in meinem erfüllenden und lohnenden Beruf als plastische Chirurgin in den Niederlanden. Ich bin nicht mehr aktiv an der Plastination beteiligt, aber der Kontakt zu Gunther und seiner Familie ist nie abgebrochen. Das letzte Mal, als ich Gunther aushelfen konnte, war 2001, als Gunther seine Ausstellung im belgischen Cureghem-Anderlecht bei Brüssel hatte. Es gab einen riesigen Wirbel um die ethischen Aspekte der Ausstellung. Die Caves de Cureghem, ein Kellergewölbe unter der Markthalle und auch ehemaliges Schlachthaus, wurden eigens für die KÖRPERWELTEN hergerichtet.

Die Menschen waren ob der Wahl dieses besonderen Standortes entsetzt. Einer der Nachbarn strengte sogar einen Prozess an, weil er der Auffassung war, die Ausstellung sei eine Gefahr für sein ungeborenes Kind. Seine schwangere Frau hatte gesehen, wie Kisten von einem Lastwagen abgeladen worden waren, und war (fast) ohnmächtig geworden, als ihr klar wurde, dass diese Kisten wahrscheinlich menschliche Überreste enthielten. Manche waren der Auffassung, dass Gunther Menschen, die ihre Körper zu wissenschaftlichen Zwecken an anatomische Institute gespendet hatten, missbrauchte, indem er sie in einer „Horrorshow" zur Schau stellte. Andere äußerten Zweifel an der Herkunft der plastinierten Leichen. Ein angesehener Anatomieprofessor, Jan Pieter Clarijs, erklärte, dass die Ausstellung die menschliche Würde verletze. Der belgische Fernsehsender VTM bat Gunther, sich in ihrer von Goedele Liekens moderierten Diskussi-

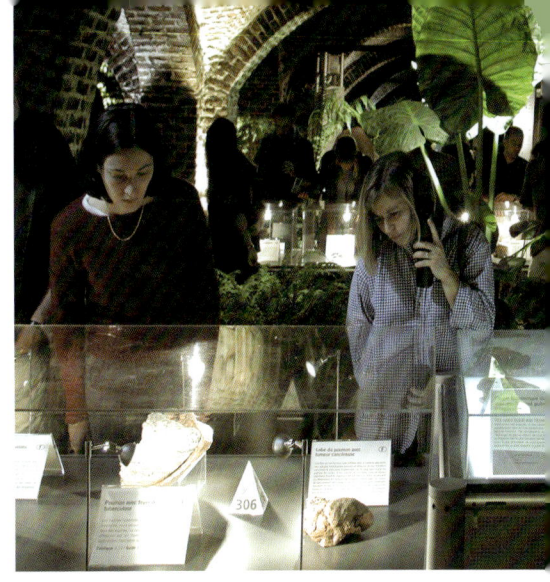

KÖRPERWELTEN in Belgien 2001

onssendung „Recht van Antwoord" (Das Recht zu antworten) zu äußern. Das Format der Sendung sieht eine Diskussion zwischen zwei Gegnern mit einem abschließenden „Urteil" durch eine Expertengruppe vor. Diese Gruppe sollte aus einem Richter, einem Journalisten/Zeitungskolumnisten und einem Professor für Medienrecht bestehen. Gunthers Diskussionsgegner sollte Professor Clarijs sein. Es gab nur ein kleines Problem: Die Sendung wurde auf Niederländisch aufgezeichnet, und selbst der mehrsprachige Gunther ist des Niederländischen nicht mächtig.

Die Lösung dieses Problems war innerhalb einer Woche gefunden. Gunther rief mich am Dienstag an, traf am Mittwoch in Enschede ein, besprach die Angelegenheit mit mir am Donnerstag, und dann fuhr ich am Freitag, dem 21. September 2001 nach Brüssel, um die Sendung aufzuzeichnen. In all den Jahren zuvor hatte Gunther nie die Zeit gefunden, mich zu besuchen, sodass sein Kommen allein ein echter Höhepunkt war. Er war so entschlossen, seine Meinung zu dieser Kontroverse kundzutun, dass es ihm die zweitägige Reise in die Niederlande wert war, um das Thema ausführlich mit mir zu besprechen. Es freute mich, dass Gunther sich in dieser Sache an mich wandte, weil es zeigte, dass er mich nach all diesen Jahren noch immer als seine „niederländische Basisstation" betrachtete…

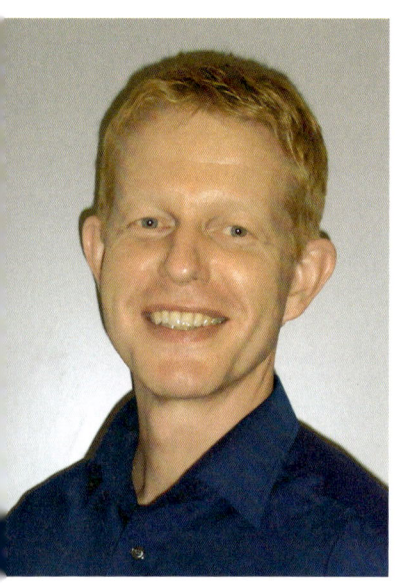

Bernd Hillebrands war während seiner Studienzeit 1987–1995 Mitarbeiter von Gunther von Hagens, zunächst am Heidelberger Anatomischen Institut und bei BIODUR zunächst im Management Support, dann als Product Manager und schließlich als Geschäftsführer. Heute lebt Bernd Hillebrands als international arbeitender, selbstständiger Führungskräftetrainer und Personality Coach in Heidelberg.

Bernd Hillebrands

Die Grenzbewegung der Plastination

Mein Blickwinkel

Dieser Beitrag stammt von einem Mitarbeiter aus Gunther von Hagens'
konsolidierter Heidelberger Anatomie-Phase. Das war Ende der 1980er bis
Mitte der 1990er Jahre: Scheibenplastination (Epoxy) und Gestaltplastinati-
on (Silikon) waren als Techniken patentiert und bereits auf allen Kontinenten im engen Kreis von Wissenschaft und Lehre in Anwendung. Als gerade
zum Ex-Theologen mutierender Zweitstudent der Politischen Wissenschaft
und Philosophie benötigte ich damals ganz einfach zusätzliches Geld, um
meine Psychoanalyse zu bezahlen, und war dankbar über die motivieren-
de Aufnahme in „Gunthers bunte Truppe".

    Mit den folgenden Reflexionen schaue ich aus heutiger Sicht auf meine
Erfahrungen mit Gunther von Hagens, die zehn Jahre zurückliegen. Der dabei entstandene Text ist sicher ein gewagtes Experiment, voller scheinbarer
Gegensätze; er sprengt manchen Rahmen – mit einem Augenzwinkern. Mit
meinem Glückwunsch an Gunther gebe ich in diesem Text meine Schwingung wieder, die heute entsteht, wenn sich meine Erinnerung angesichts
der Schreibanfrage, über die ich mich gefreut habe, neu konstruiert.

Das Antreibende

Mit bewusst unscharfem Breitenblick, der erst im Abstand möglich wird, schaue ich Gunther von Hagens' Arbeit der Plastination an und sehe in Person und Werk selbstähnliche, wiederkehrende Muster, die mit Grenzen zu tun haben. Welche Chancen gibt es an der Grenze, welche Dynamik löst sie aus? Uns Menschliche zieht es an Grenzen, um sie zu überwinden. Und so verhalten wir uns weltanschauend, also in unserer gedeuteten Welt, vor allem auf zwei unterschiedliche Weisen: Auf der einen Seite stehen Kulturen, die dahin prägen wollen, dass wir Menschen im Reifeprozess lernen, mit den uns begrenzenden Kräften einverstanden zu werden. Diese Haltung will nicht als resignierende Schwäche oder Fatalismus missverstanden werden. Gemeint ist die äußerste Kraft der Gelassenheit, die entsteht, wenn Leben und Tod, Schönes und Hässliches, Hell und Dunkel als ein zusammengehörendes Ganzes im praktischen Lebensvollzug angenommen werden. Im Einverstanden-Werden mit der ganzen Wirklichkeit, so wie sie ist, lassen Menschen ihre kämpferische Begehrlichkeit auch gegen die äußerste Grenze der endlichen Existenz langsam los. Dann verliert Begrenzendes durch die tägliche Übung der Aufmerksamkeit seine Kraft. Letztlich fallen Grenze und Grenzenloses in eins. Das ist der östliche Weg der Leidvermeidung durch Gleichmut gegen Glück und Leiden: „Wer wunschlos ist, kann das Wunder des Weges erkennen; wer Wünsche hat, wird nur Scheinbares entdecken" (Laotse). – Mir scheint interessant, dass Gunther seit Jahren viel Zeit in dieser östlichen Hemisphäre verlebt.

Dagegen die abendländische, Partei ergreifende Position des Glücksstrebens und der Leidbekämpfung. Kampf gegen Grenzen mit visionär geballter Kraft grenzensprengender Ziele. Praktisches Streben nach relativer Besiegung durch Grenzverlegung zu eigenen Gunsten. Der Ich-sagende Protestant Martin Luther mit seinem „Hier stehe ich, ich kann nicht anders" steht als Ahne am Beginn unserer westlichen Moderne. Gunther und seine Plastination sehe ich als ihr Kind. Ich nehme bei ihm viel von solch protestierender Energie wahr.

Auch die Medizin unserer Hemisphäre bezieht ihre Entwicklungskraft vor allem aus einer Absicht des *forever young*. Damit stellt sie sich natürlichen körperlichen Alterungsprozessen entgegen, versucht, die biologischen Grenzen, wenn nicht aufzuheben, so doch wenigstens zu verschieben. Dabei muss auch dem Körper hiesiger Medizinmänner und -frauen zumindest gelegentliches Ausruhen ermöglicht werden. Wiederkehrende Niederlagen in die Horizontale, die ja in gewisser Weise eine Einübung in den Umgang mit Schlafes Bruder darstellen, lassen sich für frische Erhebung und gekräftigten Aufstand nicht ganz vermeiden – die mental ungeliebte, weil paradox bewertete Schlafphase. So fällt mir auf, dass lebenserhaltende Arbeit, z. B. in deutschen Krankenhäusern, oft unter besonders krank machenden Bedingungen jenseits des menschlichen Zeitmaßes geleistet wird. Gunther jedenfalls hat nach meinem Eindruck auf dem Schlachtfeld der Nimmermüdigkeit immer neue Siege zu erringen gesucht.

Schaut man auf Gunters Anfänge seiner Plastination, so wird in ihrer Impuls gebenden Idee faustische Sehnsucht sichtbar: „Werd' ich zum Augenblicke sagen: Verweile doch! Du bist so schön!" Sie kam zu Stande im flüchtigen Tagesgeschäft der Lehrpräparation. Angehalten wird ja hier der natürlich beschleunigte Verfallsprozess des Körpers, aus dem sich die Lebensenergie zurückgezogen hat – um dann einen Verfall zweiter Ordnung herbeizuführen. Die typische Sektion im anatomischen Unterricht arbeitet sich von Gewebeschicht zu Gewebeschicht und von Organ zu Organ vor. Sie legt dabei für die Studenten Einsichten frei, schafft also Lernsituationen, z. B. seltener krankhafter Organveränderungen. Im fortschreitenden Vollzug und weiteren Vordringen des Präparierens müssen diese Lernsituationen wieder zerstört werden. Dagegen kennt die Lehre *Repetitio* als *Mater Studiorum*: Die Wiederholung ist nach diesem Sprichwort die Mutter allen Lernens.

Der zweite Entwicklungsimpuls für die Plastination kam aus der haptischen Orientierung der handwerklichen Medizin. Sucht doch der Chirurg mit den Händen zu begreifen, um gedanklich begreifen zu können. Die medizinische Präparierkunst alter Schule hatte sich in ihrem Wunsch nach Wiederholung bekanntlich weit gehend auf mittelfristig verweilende, optische Präparat-Erfahrung in Konservierlösung hinter distanzierendem Glas beschränken müssen; dies um den Preis der Unbegreifbarkeit.

Die „Hic"-Kontroverse

Das Anatomische Institut der Universität Heidelberg zum Beispiel stellt dem Eintretenden an der offenen Decke des Treppenaufgangs sein *Hic gaudet mors succurrere vitae* in den Weg: „Hier freut sich der Tod, dem Leben zu dienen" – dieses aufdrängend groß gefasste Motto lässt sich als Trost und als Forderung verstehen. Gunther von Hagens ist in seiner Arbeit weiter als andere gegen die Gültigkeit der Forderung nach dem „Hier" und dem „Nur hier im Anatomischen Institut" angegangen, also gegen die Begrenzung auf Raum und Personal der wissenschaftlichen Medizin. Mit seinen gezielten Provokationen gegen Tabugrenzen wurde er zur gesellschaftlich und politisch wahrgenommenen und umstrittenen Größe – und verlegte seine Arbeitsschwerpunkte erneut außer Landes, nämlich nach Asien.

Es scheint mir kein Zufall zu sein, dass lange vorher die erste große öffentliche Ausstellung plastinierter menschlicher Körper mit sehr großem Besucherandrang im fernöstlichen Kulturraum Asiens stattgefunden hat. Dort scheint im Hintergrund noch mehr der Wunsch nach Ein-Sicht in die herrschenden (Körper-)Strukturen zu wirken. Die geistigen Traditionen fordern eher dazu auf, den eigenen Platz im Sich-Einfügen zu finden.

Anatomisches Institut, Heidelberg, Foto: Henri Wagner

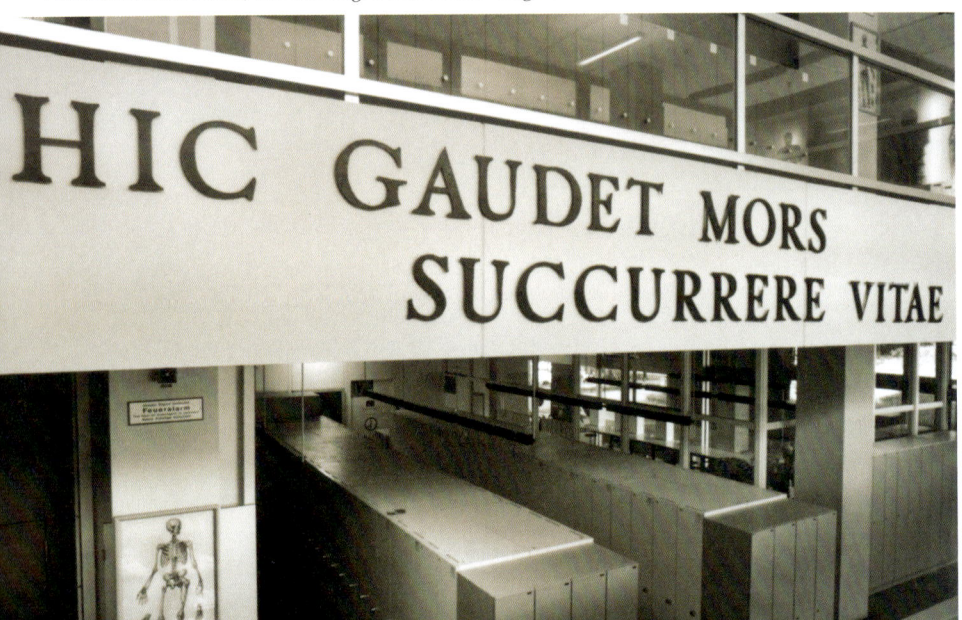

Wie ich es sehe, wird in unserer westlichen Welt im kunststoffbasierten Präsentieren der finalen Körper-Niederlage am meisten die Ambivalenz ausgereizt. Das Anschauen pendelt zwischen dem faszinierten Blick beherrschenden analytischen Verstehens und persönlicher Betroffenheit angesichts der sich aufdrängenden Grenzerfahrung des gestorbenen Körpers, die klar macht, dass wahres und volles Leben nur darin gelingen kann, dass es den Tod einbezieht. Was kann die Plastination auf dem Weg zu wesentlicher Einsicht und Entwicklung in West und Ost und Nord und Süd beitragen? Und wie kann sie das tun?

Menschliches

Wer schweres persönliches Schicksal tragen musste, dem wächst oft besondere Kraft zu. So lehrt es die Erfahrung. Nach meinem Bild ist Gunther von Hagens in kleiner Enge aufgewachsen. Er versuchte die Überschreitung der Staatsgrenze: fast zwei Jahre durch die autoritäre Staatsmacht der Deutschen Demokratischen Republik hinter Gittern, Freikauf durch die Bundesrepublik Deutschland von jenseits des Eisernen Vorhangs. Für Gunther der Verlust der Heimat als Preis für die Freiheit. Begeisterung für das westlich US-amerikanische Modell der Möglichkeit. Bescheidene Neuanfänge.

Dann Gunthers Idee, die in dem von ihm später formulierten Wahlspruch ihren Ausdruck fand: „Faszination durch Plastination – BIODUR hält die Struktur". Erneute Grenzerfahrung: Seine Vision wird im akademischen Rahmen der Universität als unrealistisch abgewiesen. Mühevolle privatwirtschaftliche Anfänge in einer echten Garage in Heidelberg; mit der Zeit wurden es mehrere. Später der Umzug in ein kleines, altes, enges Haus in Heidelbergs Süden, dessen Begrenzungen alsbald durch mühevollen Umbau und modernste Informationstechnik grundlegend in Frage gestellt wurden.

Gunther zog es zur subjektiven Aufhebung von Geschwindigkeitsregeln. Als Beifahrer hatte ich häufiger das nicht immer reine Vergnügen, daran teilzunehmen, wie er sein Auto in maximale Beschleunigung versetzte, um in letzter Sekunde über eine noch nicht ganz rote Ampel zu fahren.

Nächte mit dem *Macintosh*-Computer. Gunther zeigte die besondere Fähigkeit, immer wieder einmal eine noch beeindruckender wirkende Uhr als Bildschirmschoner oder sonst ein besonders interessantes kleines Zusatzprogramm auf den Rechner zu laden, das ihn leider nicht vor seiner Fähigkeit warnte, wegen Inkompatibilität das gesamte Rechnersystem zum nachhaltigen Zusammenbruch bringen zu können. Aber keine Sorge, am früheren oder späteren Morgen hatte Gunther mit seiner erstaunlichen Improvisationskunst und Intuition die Kisten meist wieder zum Laufen gebracht.

Beharrliche Erfolge des Entdeckens und Erfindens. Gunther ging in seiner Entwicklungsarbeit meist sehr intuitiv und nach dem Prinzip *Trial und Error* vor. Er hörte z. B. in der Kunststoffchemie großen Fachspezialisten sehr genau zu und kam dann durch ungewohnte Verknüpfungen und Anwendungen verschiedenster Informationen zu seinen eigenen, neuen Lösungen. Widerständige Probleme, mangelhafte Kunststoffhärtung hier, Vergilbungseffekte dort, gaben oft den Anlass zu unbeirrbar beharrlichen Versuchsreihen, an deren Ende dann kleinere oder größere Innovationen in der Plastinationstechnik standen.

Akademische Provokationen: die sich unwissenschaftlich generierende Person als Wissenschaftler. Wie viel unorthodoxe Kreativität in Erscheinungsbild, Verhalten, Arbeitsstil und -methoden verträgt eine deutsche Universität? Welches Maß an Kotau vor dem akademischen Code mit seinen Regeln und Wünschen nach Anpassung und Grenzeinhaltung ist Gunther von Hagens bereit zu machen? Mit diesen Fragen fühlte ich die Luft im Plastinationslabor oft angereichert. Sie wurden schließlich – es war kaum anders zu erwarten – im Sinne der Grenzsprengung zu Ungunsten der Universität beantwortet.

Vorzeitige Verbindung noch differenter Kulturen: *Science – Business* und *Business – Science*. Plakativ formuliert hat auch in der deutschen akademischen Landschaft das Einwerben von Drittmitteln seinen etwas anrüchigen Charakter zunehmend verloren und als persönlicher Bewertungsmaßstab gegenüber der Liste wissenschaftlicher Veröffentlichungen an Bedeutung gewonnen. Gunther darf wohl als ein früher und radikaler Vertreter dieser neuen Zeit gelten.

Vielseitiges Erstaunen: *Plastination goes world.* Internationale Plastinationskongresse machten von sich reden. Wichtige Universitätsdekane aus fernen Ländern reisten zum Heidelberger Wissenschaftler mit Assistentenstatus. Ein Missverhältnis?

Lebenspraktische Abwahl des vorgezeichneten akademischen Weges: Gastprofessuren außer Landes. Gunthers Tatendrang und seine enorme intuitive Kreativität erlebten den deutschen Karrierepfad zum Professor als beengend und hinderlich für die eigene Arbeit.

Über den Jordan: das Skandalon plastinierter Körpererfahrung für Jedermann. Ein deutsches Museum (das Technik-Museum in Mannheim) wurde in die Schwingung des 24-Stunden-Takts gebracht. Ich kam an einem Abend als Besucher beeindruckt und persönlich angerührt in die Ausstellung. Nach kurzem Telefonat, einige Jahre waren seit unserem letzten Kontakt vergangen, öffnete Gunther mir persönlich einen Hintereingang,

Anatomisches Museum, Heidelberg, Foto: Henri Wagner

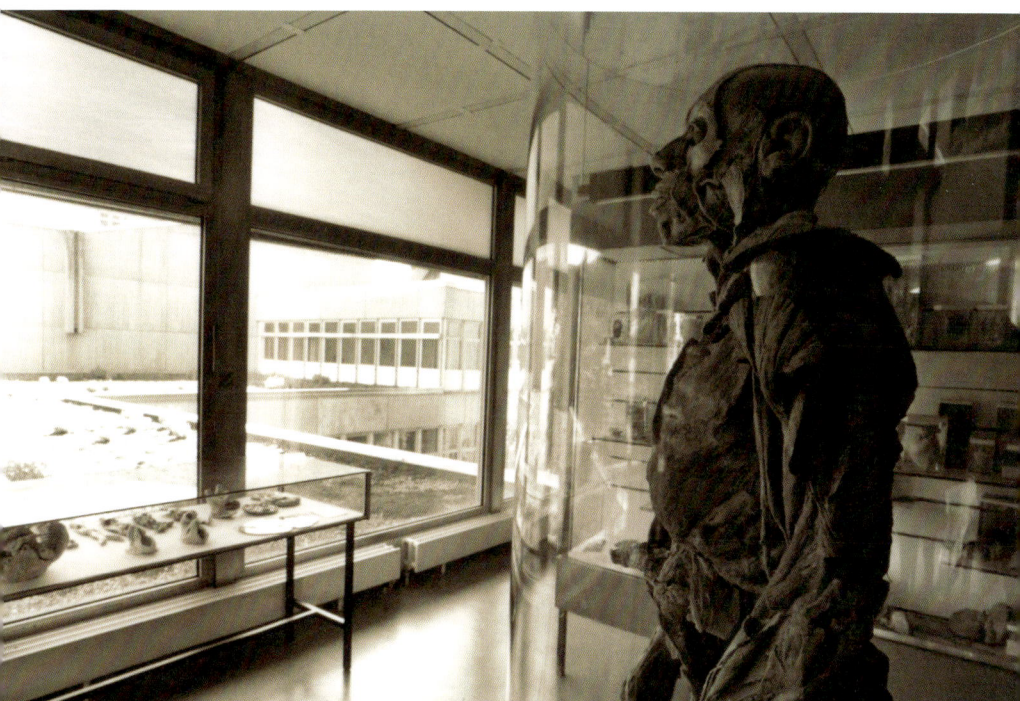

wodurch ich die mehrstündige Wartezeit umgehen konnte und so eine andernfalls wahrscheinliche Erkältung nicht bekam. Danke! – In Gunthers Blick schienen sich jede Menge Kameralinsen zu spiegeln, die an diesem Tag schon für Interviews auf ihn gerichtet gewesen waren.

Vesalius redivivus: der große Vorgänger des Mittelalters forderte das bis dahin aus religiösen Gründen verweigerte Einsichtsrecht in den menschlichen Körper für die Wissenschaft. An der Schwelle zum dritten Jahrtausend steht die e-medial vermittelte, öffentliche Sektion. Der Plastinator als Schlagzeile.

Und wohin weiter? Es scheint, nur weitere Grenzen könnten schon die Antwort ahnen.

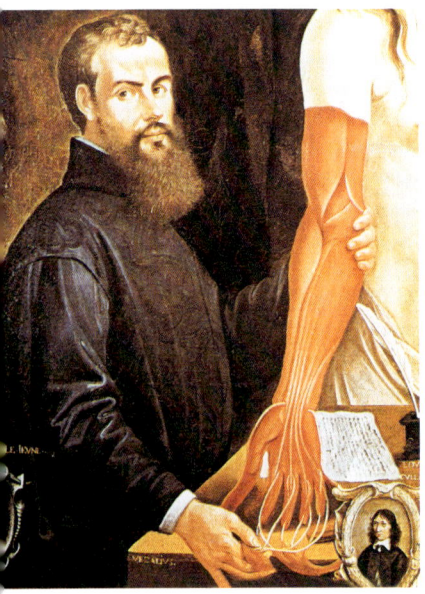

Andreas Vesal (1514 – 1564)

Dank

an Gunther von Hagens für eine ganze Reihe wichtiger Erfahrungen in den sieben Jahren unserer intensiven Zusammenarbeit: für das Erleben eines langfristig produktiven Tandems der Gegensätze. Hier so etwas wie ein Krokodil, beim Verfassen eines wichtigen Textes regungslos vor dem Computer sitzend, um auf innere Antwort für einen guten Satz zu warten. Dort der Tastenvirtuose, der mit unglaublicher Fingereilfertigkeit Buchstabenkombinationen gnadenlos auf die Tastatur niederhämmert, um sie alsbald einem „Delete"-Befehl zum Opfer fallen zu lassen. Dies natürlich in – aus Sicht des Krokodils – nicht enden wollender Wiederholung.

Als professionell trainierter Nach-Denker war ich in der Arbeit mit Gunther konfrontiert mit der geballten Willenskraft des gewollt typenreinen Chancen-Menschen, der es ablehnte, selbst unüberwindlich scheinende Barrieren als solche anzuerkennen oder gar hinzunehmen. Diese Dynamik hat mich inspiriert für meinen eigenen Weg und mir geholfen, mein eigenes Maß klarer zu sehen.

Für einen Erfinder und Entdecker stellt es sicher eine besondere Herausforderung dar, sein vitales Interesse am Know-how-Schutz mit dem notwendigen Vertrauen in sein Umfeld und seine Mitarbeiter in geeigneter Weise in Einklang zu bringen. Eine von Gunther häufiger gewählte Lösung bestand allerdings darin, so laut leise zu werden, dass eben noch unbeteiligt umherstehende Menschen erst jetzt einen Zustand maximaler Aufmerksamkeit erlangten. Diese Wirkung erreichte er z. B. mit deutlichen Gesten, die allseits sichtbar dazu aufforderten, das eigene Ohr für eine wichtige Nachricht zu reichen – in welches dann mit mehr als notwendiger Phonstärke „geflüstert" wurde.

Grundlegende und weit reichende Entscheidungen fällte Gunther meist nach Dialog. Eingeleitet oft durch die für ihn typische Frage: „Sag mal, was würdest du eigentlich in dieser Situation machen?" Als Gefragter konnte ich mich damit immer sehr ernst genommen und wertgeschätzt fühlen. Gunther hat mich darüber hinaus immer wieder mit seinem ganz persönlichen Vertrauen menschlich berührt, wenn er den Austausch zu eigenen inneren Anliegen und Fragen suchte. Schließlich hat er es ertragen, ohne Druck auszuüben, dass ich als sein Geschäftsführer rein intuitiv, also ausgerechnet auch noch ohne rationale Begründung, nicht bereit war, für den Fall meines Todes eine Körperspende für die Plastination zu leisten.

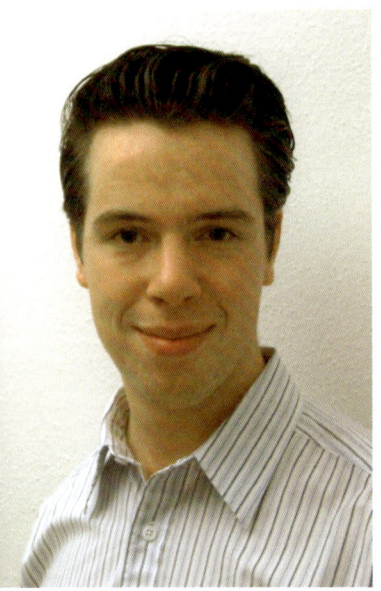

Rurik von Hagens wurde 1980 in Heidelberg geboren und ist dort aufgewachsen. Im Alter von neun Jahren trennten sich seine Eltern, und er lebte von diesem Zeitpunkt an ohne seinen Vater zusammen mit seinen beiden jüngeren Schwestern, seiner Mutter sowie dem Großvater väterlicherseits. Im Jahr 1999 machte er Abitur und absolvierte anschließend den Grundwehrdienst. Seit Herbst 2000 studiert er in Bamberg und Birmingham (Großbritannien) Betriebswirtschaft. Neben seinem Studium arbeitet er – wie auch schon zu Schulzeiten – häufig im Institut für Plastination, insbesondere in der Ausstellungsorganisation. Zu seinem Vater hat er ein sehr gutes Verhältnis, obwohl er ihn seit vielen Jahren nur in sehr unregelmäßigen Abständen und meist nur für sehr kurze Zeit sieht.

Rurik von Hagens

Über meinen Vater

Der „Workaholic"

Es fällt mir immer sehr schwer, meinen Vater in aller Kürze, in einigen Sätzen oder gar mit wenigen charakteristischen Schlagworten zu beschreiben, so wie sich dies Journalisten oft von mir wünschen. Dies liegt vor allem daran, dass mein Vater viele sehr gegenläufige, bisweilen sogar widersprüchliche Charakterzüge hat. So ist er beispielsweise zu sich und anderen ausgesprochen großzügig, gleichzeitig aber auch sehr bescheiden. Er ist genauso organisiert wie chaotisch. Er ist ein gelassener und ruhiger Mensch, kann sich aber auch sehr erhitzen und aufregen. Diese Gegensätze gehören zu ihm, und man muss oft nach dem Nennen einer seiner Charakterzüge gleich im Anschluss viele weitere aufführen, um ihn treffend beschreiben zu können. Mein Vater ist gleichzeitig ein ausgesprochen vielseitiger Mensch, auch wenn dennoch – schon wieder ein Gegensatz – seine Arbeit für ihn immer im Mittelpunkt steht.

Meine Charakteristik über ihn möchte ich mit einer seiner zentralen und ihn am stärksten prägenden Eigenschaft beginnen. Es ist eine, die an ihm vollkommen unumstritten ist: Er ist ein wahrer „Workaholic". So habe ich ihn auch in meiner frühesten Erinnerung, zu der Zeit, als ich in den Kindergarten ging. Bei uns zu Hause war mein Vater damals üblicherweise morgens zum Frühstück und dann wieder kurz zum Abendessen zu sehen.

Die Zeit dazwischen und danach verbrachte er im „Institut", genauer der Anatomie der Universität Heidelberg oder in seinen zahlreichen angemieteten, zu Laboren umfunktionierten Garagen, um sich dort, wie er immer sagte „um die Plastination zu kümmern". Zeit für etwas anderes als die Plastination hatte er damals – wie heute auch – sehr selten. Ich kann mich gut entsinnen, dass es für mich etwas sehr Besonderes war, als er zu einem meiner Geburtstage einige wenige Stunden Zeit hatte, um mit mir mein Geschenk, eine Eisenbahn, aufzubauen. Auch heute sehe ich ihn – wenn ich ihn nicht gerade in China besuche – selten länger als ein oder zwei Stunden, und meistens bringe ich ihn in dieser Zeit zum Bahnhof oder Flughafen.

Wenn der Vater mit dem Sohne...

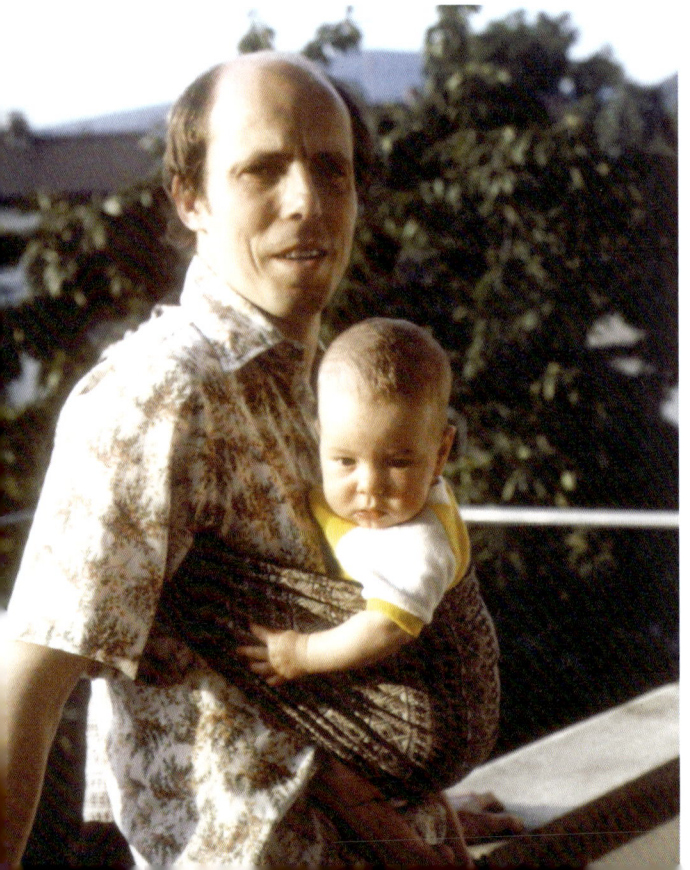

Als ich noch sehr klein war, meine Schwester konnte zu diesem Zeitpunkt gerade laufen, fuhren wir mit unserem VW-Campingbus für zwei Wochen nach Frankreich ans Mittelmeer in den Urlaub. So zumindest war es mit meiner Mutter geplant. Nach einem einzigen Tag am Wasser sagte uns mein Vater, dass wir lieber ganz gemütlich zurückfahren wollten, damit es keine zu große Hetze auf der Rückreise gäbe. Tatsächlich fuhr er in einer einzigen Nacht alleine zurück nach Heidelberg, wir schliefen im Auto und bekamen erst bei unserer Ankunft mit, dass unser Urlaub nach einer halben Woche bereits wieder zu Ende war. In Heidelberg war im Institut ein wichtiger Auftrag eingegangen, für den zahlreiche Präparate anzufertigen waren, und das ging entsprechend vor.

Ein Urlaub ist für meinen Vater auch etwas wirklich Nutzloses, einfache Zeitverschwendung. Wenn er sich etwas Freizeit nimmt, dann eigentlich immer nur aus Höflichkeit seinen Mitmenschen gegenüber (die das allerdings natürlich spüren). Nach diesem missglückten Urlaubsversuch war ich das nächste Mal nach der Scheidung meiner Eltern zusammen mit ihm und meinen beiden Schwestern auf einigen wenigen Kurzurlauben. Dies waren zu dieser Zeit auch die einzigen Gelegenheiten, zu denen wir Kinder ihn gemeinsam für länger als nur einige Stunden sehen konnten.

Grundsätzlich verliert mein Vater ungern auch nur eine einzige Minute ungenutzt. Stets hat er Karteikarten mit chinesischen Vokabeln dabei. Wenn er beispielsweise an einer roten Ampel kurze Zeit warten muss, lernt er solange einige neue Schriftzeichen. Gleiches gilt, wenn er im Restaurant auf seine Bestellung wartet. Alternativ zu den Karteikarten hat er einen Knopf im Ohr und lernt per Walkman. Bei diesen Gelegenheiten bleibt auch selten die Frage aus, wo ich denn meine Vokabelkärtchen hätte, unverständig gefolgt von der Frage, wie ich denn die wertvollen Minuten an der Ampel einfach ungenutzt verstreichen lassen könne.

Bin ich länger mit ihm zusammen – dies ist, wie erwähnt, eigentlich nur dann der Fall, wenn ich ihn bei sich zu Hause in China besuche – überkommt mich durch seinen Fleiß meist ein wahrlich schlechtes Gewissen. Doch so sehr ich mich auch zusammenreiße, schaffe ich es selten, genauso viel oder gar mehr zu arbeiten als er. Letztlich scheitere ich schon allein daran, dass ich kein so geringes Schlafbedürfnis habe wie er. Wenn ich um ein Uhr nachts ins Bett gehe, sitzt mein Vater meist noch am Schreibtisch, und beim Aufstehen morgens um sieben verkündet er dann regelmäßig putzmunter, was er am Morgen bereits alles erledigt hat. Sollte ich um acht Uhr noch im Bett liegen, darf ich ziemlich sicher sein, mit der Frage geweckt zu werden, ob ich denn den ganzen Tag nutzlos verschlafen wolle. Schlaf ist für ihn reine Zeitverschwendung: Einmal sagte er mir, dass es ihm jedem Abend Leid tue, schlafen gehen zu müssen.

Der Einfallsreiche

Wenn ich diese Geschichten in meinem Bekanntenkreis erzähle und zusätzlich auch noch erwähne, dass mein Vater sich an meinen Geburtstag nur dann erinnert, wenn er von anderen darauf aufmerksam gemacht wird, werde ich stets bemitleidet: „Was für ein furchtbar anstrengender Vater", höre ich oft oder vor allem: „Stört dich das gar nicht, dass er sich nie um dich kümmert, er nie Zeit hat und du ihn nur so selten sehen kannst?" – Nein, es stört mich nicht. Ich sagte es ja anfangs bereits: Kaum eine seiner Eigenschaften kann man isoliert betrachten, man muss immer gleich einige weitere kennen, um ein umfassendes Bild von ihm zu bekommen. Als Vater versteht er es nämlich – so nehme zumindest ich es wahr – sich trotz mangelnder Zeit sehr intensiv um mich zu kümmern, auf eine ganz andere Weise, als dies wahrscheinlich andere Väter tun. Dies ist natürlich sehr schwer zu erklären, doch ich möchte es gerne versuchen.

Als kleines Kind imponierte mir vor allem sein enormer Einfallsreichtum und seine Angewohnheit, sich nicht an irgendwelche Regeln zu halten, zumindest nicht an Regeln, bei denen es niemanden stört, wenn sie gebrochen werden. Meine Schwestern und ich liebten beispielsweise den „Wackelbus". Dies war unser bereits bekannter VW-Bus – übrigens das Automodell, das mein Vater auch heute noch am liebsten fährt (offensichtlich deshalb, weil man damit ganz problemlos einige Fässer von A nach B transportieren kann). Wenn er mit uns kleinen Kindern von einer seiner Garagen zur nächsten fuhr, um dort nach seinen Kunststoffversuchen zu schauen, fuhr er mit dem „Wackelbus" plötzlich Schlangenlinien, bremste abrupt oder drehte auf leeren Parkplätzen Kreisel. Wir dachten damals tatsächlich, dass nicht etwa der Fahrer, sondern eben der Bus selbst „rumwackeln" würde. Mein Vater ging während dieser Späße einfach seiner Arbeit nach und verlor durch die wilde Fahrerei lediglich wenige Minuten kostbarer Arbeitszeit. Wir Kinder aber freuten uns riesig über diese Späße und waren selig, bei ihm zu sein.

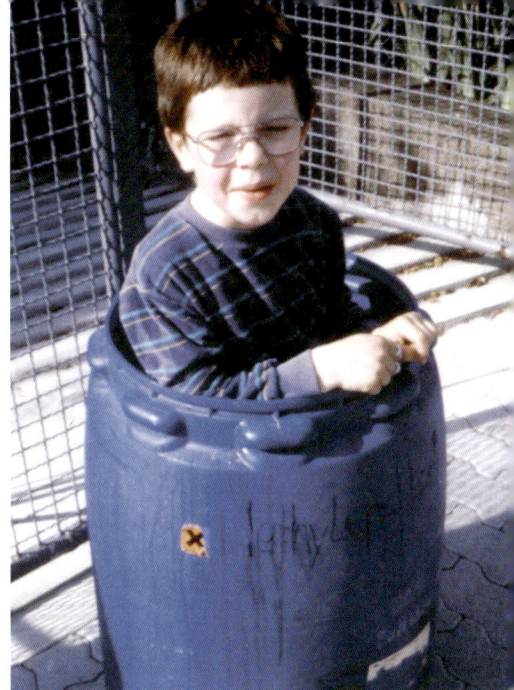

Beschäftigungstherapie im Labor

Auch im Labor selbst wusste mein Vater uns zu beschäftigen, damit er unterdessen arbeiten konnte. Als ich noch nicht einmal sprechen konnte und ihn dennoch schon ins Labor begleitete, gab er mir oft einfach zwei Kästen: einen leeren und einen mit lauter kleinen Flaschen gefüllten. Dann zeigte er mir, wie ich die Flaschen in den leeren Kasten räumen sollte. Ich war beschäftigt und bekam nach erledigter Arbeit einen neuen Kasten – um die Flaschen erneut umzuräumen. Der einzige Sinn dieser Übung bestand darin, meinem Vater ruhige Zeit zum Arbeiten zu verschaffen.

Bisweilen hat er sich auch einfach so um uns gekümmert, üblicherweise aber nur dann, wenn zum Beispiel sein Einfallsreichtum gefragt war. Ich besaß damals eine Spielzeugseilbahn, die mit einer Kurbel zu bedienen war. Ich bin ähnlich technikvernarrt wie mein Vater, und so gefiel es mir damals als Kind gar nicht, dass diese Seilbahn per Hand betrieben werden musste und nicht automatisch per Motor. Schon war mein Vater zur Stelle. Er trieb irgendwo im Institut den Antrieb einer alten Pumpe auf. Das Ding war riesig, machte einen Höllenlärm und war somit für meine Mutter ein Graus in unserer Wohnung. Aber mit einigen Küchengummis konnte der Motor an die Handkurbel der Seilbahn angeschlossen werden, und somit war mein Spielzeug automatisch zu betreiben. Nur darum ging es mir ja schließlich. Solch eine große und laute Maschine hatte jedenfalls keiner meiner Freunde.

Worüber wir uns als kleine Kinder ebenfalls riesig freuten, waren – natürlich – unsere Kindergeburtstage. Zu denen wurde üblicherweise eine Schnitzeljagd organisiert, allerdings endete diese nicht wie auf anderen Kindergeburtstagen in einer Waldhütte, sondern in den kilometerlangen Kellergängen des Instituts für Anatomie der Universität Heidelberg – etwas Aufregenderes konnten wir uns natürlich in diesem Alter nicht wünschen. So etwas Verrücktes konnte sich auch wirklich nur mein Vater einfallen lassen.

Der Bescheidene und Großzügige

Eine weitere ungewöhnliche Eigenschaft meines Vaters ist seine besagte Mischung aus Bescheidenheit und gelegentlicher Sparsamkeit bei gleichzeitiger Großzügigkeit, oft gepaart mit Verschwendung. Beide Eigenschaften – in ihrer wieder sehr widersprüchlichen Kombination – schätze ich sehr an ihm. Er gönnt mir als seinem Sohn jede Annehmlichkeit, freut sich, wenn er mir etwas Gutes tun kann und vermittelt gleichzeitig, wie wichtig Bescheidenheit und eben aber auch Großzügigkeit im Leben ist.

Gemeinsamer Ausflug mit dem „Wackelbus"

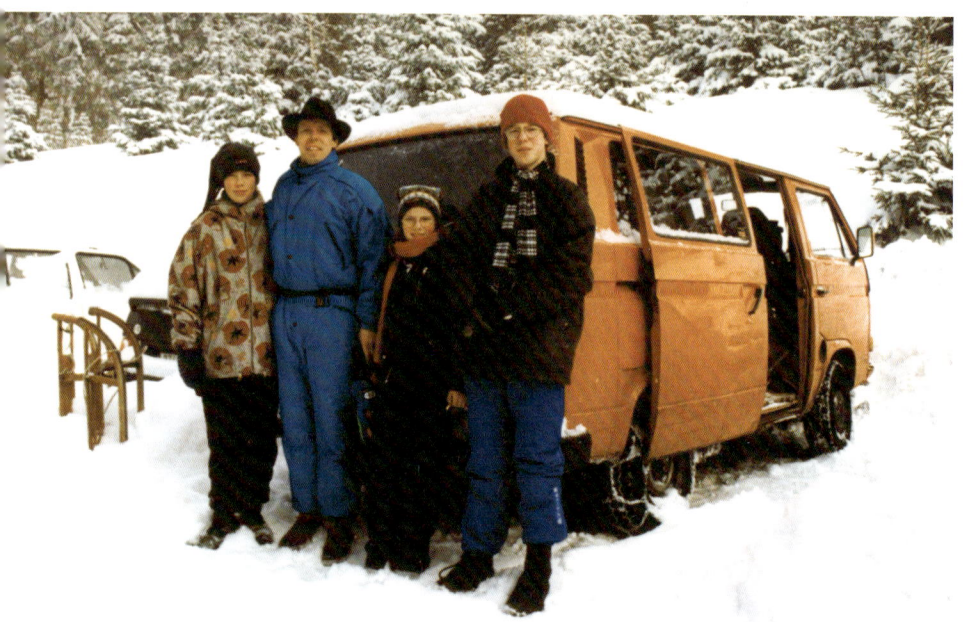

Seine eigene Bescheidenheit kommt zum Beispiel dadurch zum Ausdruck, dass er (mit großem Stolz) grundsätzlich nur *Economy Class* fliegt. Für jemanden, der ziemlich genau einen gesamten Monat des Jahres nur in der Luft verbringt, finde ich das durchaus ungewöhnlich. Doch ihm ist es wichtiger, sein Geld nicht für wenige Stunden Komfort, sonder lieber für „sinnvolle" Dinge auszugeben. Sinnvoll ist für ihn zum Beispiel jede Ausgabe, die ihm Zeit erspart. Wenn er schnell etwas Essen möchte, geht er einfach in das nächste Restaurant. Ob dies nun ein einfaches oder ausgesprochen exklusives und teures Lokal ist, hat zweitrangige Bedeutung. Ihm ist auch ziemlich egal, was er isst. Sollte er in einem feinen Restaurant gelandet sein, ist häufig seine erste Frage an das verdutzte Servicepersonal, das eigentlich gerade einen Aperitif anbieten möchte: „Was geht denn hier am schnellsten?" Gesellschaftliche Regeln sind ihm eben nicht so wichtig.

Weitere sinnvolle Investitionen sind für ihn Ausgaben für Elektronikwaren, Bücher, Koffer und alles, was irgendwie für die Plastination verwendet werden könnte. Beim Kauf dieser Dinge ereilen meinen Vater dann regelmäßig Anfälle von Kaufwut. Alles, was irgendwie gebraucht werden kann, wird gekauft, egal wie teuer. Ausschließlich ist weiterhin grundsätzlich das Beste im ganzen Geschäft zu kaufen. Manchmal kaufe ich für ihn (oder auch mich) ein, in studentischer Sparsamkeit aber eben gelegentlich ein Produkt, von dem ich denke, dass es alle für den Zweck notwendigen Eigenschaften besitzt und wähle nicht blind das teuerste. Ich darf mir dann üblicherweise erst einmal einen entsprechenden Rüffel abholen, danach wird dann das bessere Produkt zusätzlich gekauft. Es ist dabei auch vollkommen unerheblich, ob ich etwas für ihn kaufe oder für mich selbst. Daran zeigt sich wieder, dass mein Vater grundsätzlich ein anderen Menschen gegenüber sehr großzügiger Mensch ist. Er gönnt anderen – insbesondere uns Kindern – jede Ausgabe, freut sich, wenn es anderen gut geht und ist dann selbst zufrieden.

Geld in vollen Händen für sich und für andere ausgeben tut er, so lange ich ihn kenne. Es machte nie einen großen Unterschied, ob er selbst zu dieser Zeit gerade viel, wenig oder gar kein Geld auf dem Konto hatte. Mich betraf dies damals in meinen Kinderjahren ja nicht direkt, doch insbesondere für meine Mutter muss das seinerzeit sehr belastend gewesen sein. Alles Geld, das mein Vater verdiente, wurde stets sofort ausgegeben – nahezu ausschließlich für die Plastination. In Urlaub fuhren wir nach dem erwähntem Versuch nie wieder, zum Essen gab es meist Kartoffeln (sowieso das Lieblingsgericht meines Vaters) und wir – meine Eltern, meine beiden Schwestern und später auch noch mein Großvater – lebten zusammen in einer Drei-Zimmer-Wohnung. Meinem Vater schien das alles nicht viel auszumachen.

Ich finde, dass mein Vater ein sehr ungewöhnliches Verhältnis zu Geld hat. Er sieht es, damals wie heute, als reines Mittel zum Zweck an. Diejenigen, die ihm – wohl aus Neid – Geldgier vorwerfen, müssen das immer übersehen. Alles, was er erwirbt, muss einen Nutzwert haben, aus Prestigegründen kauft er sich nichts. Ich erinnere mich noch, wie er einmal vom Einkaufen zurückkam und ich ihn danach aufklärte, dass er gerade Kleider bekannter Edelmarken gekauft hatte. Ihm selbst war das nicht aufgefallen, er kannte nicht einmal die Marken.

Der Lehrende und Wissende

Meinem Vater sind ganz andere Dinge wichtig. An erster Stelle sind hier Wissen und Bildung zu nennen, seine eigene und eben besonders auch die seiner Mitmenschen. Dies ist natürlich etwas, was ich als sein Sohn immer ganz besonders zu spüren bekomme. Bereits im Alter von vier Jahren bekam ich von ihm in der Badewanne Englischunterricht. Ich konnte schnell sagen, wie ich heiße, wo ich herkomme und musste das auch vorführen, sobald wir englischsprachigen Besuch hatten. Alternativ gab es Anatomieunterricht. Ich lese immer wieder, dass ich damals etwa 50 anatomische Begriffe gekannt haben soll. An einige wenige kann ich mich in der Tat erinnern, doch den Rest habe ich auch sehr schnell wieder vergessen.

Als ich in der zweiten Klasse gerade das Schreiben erlernt hatte, fragte er mich, ob ich lernen wolle, blind Schreibmaschine zu schreiben. Natürlich wollte ich, denn als Belohnung versprach er mir eine elektrische Schreibmaschine. Zu dieser Zeit passte das Betriebssystem eines Computers noch auf eine einzige Diskette, und mir war eine Schreibmaschine

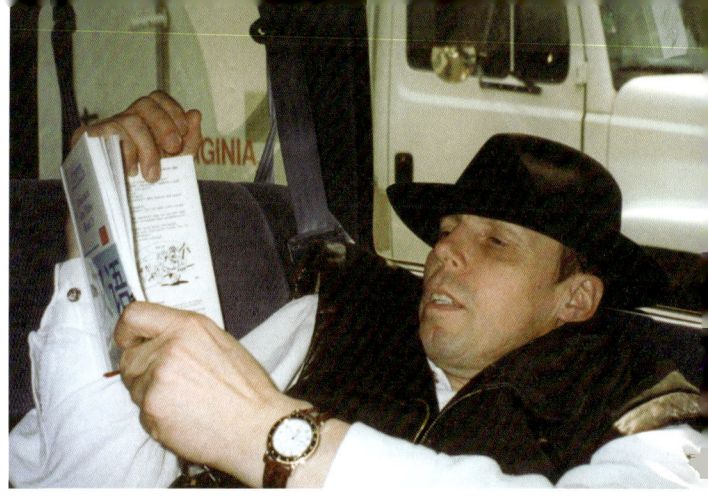

Die Anatomie der chinesischen Schriftzeichen

so viel wert wie heute vielleicht ein Computer. Natürlich war es (wie mit den Anatomiebegriffen auch) für mich zu dieser Zeit etwas arg früh, das Tippen zu lernen, und ich tat mich unglaublich schwer, insbesondere weil das Computerprogramm zum Lernen lediglich auf Englisch zur Verfügung stand und ich kein Wort von dem, was ich teilweise mehrere Stunden täglich in den Rechner tippte, verstand. Gelegentlich weinte ich sogar, als das Programm neue Buchstaben einführte. Doch gewirkt hat die Belohnung. Ich tippe heute schneller, als ich per Hand schreibe und bin sehr dankbar, dies gelernt zu haben. Wenn ich heute jemanden per Zwei-Finger-Such-system etwas in den Computer eintippen sehe, werde ich – wie mein Vater auch – vollkommen nervös. Diese unnötige Langsamkeit ist in der Tat reine Zeitverschwendung, und die wenigen Wochen Lernzeit sind schnell wieder eingeholt. Bemerken Sie es? Mein Vater hat mich in dieser Angelegenheit (wie in vielen anderen auch) einfach überzeugt, eine weitere Gabe, die er besitzt.

Auch heute noch animiert mich mein Vater immer noch bei jeder Gelegenheit zum Lernen. Seit meiner Schulzeit wünscht er, dass ich mir jedes nur irgend nützliche Lehrbuch kaufe und drückt mir dafür ungefragt Unmengen von Geld in die Hand. Wenige Wochen später kommt dann die Erkundigung, welche Bücher ich erworben habe. Natürlich ist es mir auch jetzt im Studium verboten, auch nur ein einziges Buch nach Gebrauch zu verkaufen. Doch abermals: Mein Vater hat mit dieser Einstellung vollkommen Recht. Sein Effizienzdrang in Sachen Bildung geht noch viel weiter. Regelmäßig gibt er mir abermals Geld in die Hand mit der Anweisung, davon lieber im Restaurant essen zu gehen – damit ich meine kostbare Zeit nicht mit nutzlosem Kochen, sondern stattdessen mit Lernen verbringe.

Der Ungewöhnliche und Vielseitige

Sie ahnen sicher langsam, dass mein Vater ein in vielerlei Hinsicht sehr ungewöhnlicher Mensch und dass es sehr angenehm ist, ihn zum Vater zu haben. Er selbst lernt seit nunmehr sicherlich mehr als zehn Jahren Chinesisch, oftmals mehrere Stunden täglich. Es reicht ihm dabei allerdings nicht aus, sich einfach ein Lehrbuch auszusuchen, dieses durchzuarbeiten und gelegentlich Unterricht zu nehmen. Er besitzt inzwischen sicher fast jedes Chinesisch-Lehrbuch, das irgendwann erschienen ist. Mit jedem hat er einige Zeit lang gearbeitet, danach die Lernmethode und Didaktik des Buches für mangelhaft erklärt und sodann zum nächsten Buch gegriffen. Nach

Rurik, Tona, Gunther und Bera von Hagens, 2004

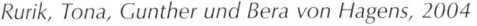

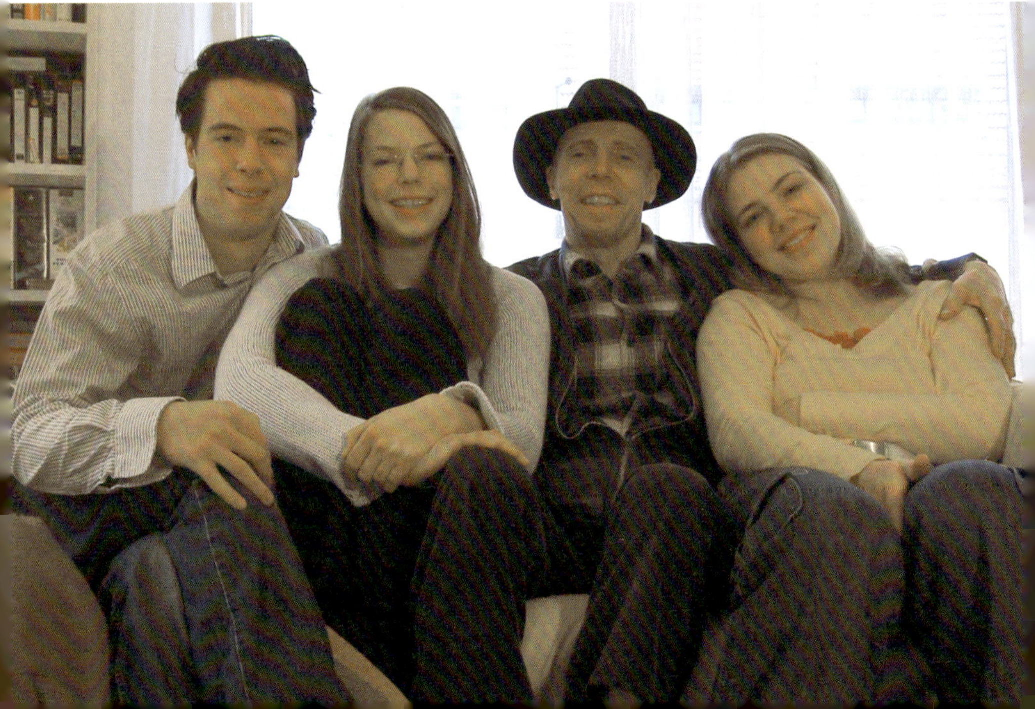

einiger Zeit hat er sich – unzufrieden mit den Büchern – daran gemacht, eine eigene Computerdatei zu erstellen, in der inzwischen sicherlich über 5000 Zeichen eingetragen sind, zusammen mit zahlreichen Merksätzen, Gliederungen und Lernhilfen. Ob er mit diesem riesigen Zeitaufwand jetzt effizienter lernen kann, sei einmal dahin gestellt. Ich erwähnte es ja anfangs bereits: Er ist gleichzeitig organisiert und gleichzeitig Chaot. Sucht er etwas Bestimmtes in einem Buch (oder gar das Buch selbst), dauert es üblicherweise sehr lange, bis er es endlich gefunden hat.

Mein Vater ist ein ausgesprochen vielseitig interessierter Mensch. Es gibt neben der Anatomie und Chemie viele Gebiete, auf denen er ein wahrer Experte ist, beispielsweise in Fotografie oder in Psychologie (er kann sogar hypnotisieren). Seit neuestem spielt er Geige, seit etwa einem Jahr täglich sicher fast zwei Stunden. Er reist sehr gerne, hat ein großes Interesse an anderen Kulturen und tritt überall auf der Welt mit großem interkulturellem Sachverstand auf. Mit all seinen vielseitigen Eigenschaften ist es ausgesprochen angenehm, sein Sohn zu sein. Er ist trotz seiner manchmal vehement vertretenen Überzeugungen gleichzeitig ein sehr toleranter Mensch (schon wieder ein Gegensatz). Er kann gut verstehen, wenn ich einmal etwas anders sehe und lässt mir somit viele väterliche Freiheiten.

Sie haben es inzwischen sicher verstanden: Ich möchte keinen anderen Vater haben. Und vielleicht verstehen Sie jetzt auch ganz gut, warum es mir nicht wichtig ist, einen Vater zu haben, der sich an alle meine Geburtstage erinnert. Ich wünsche ihm für die nächsten Jahre, dass er endlich etwas mehr Zeit findet, sich um seine vielseitigen Interessen zu kümmern und dass er weiter so jung bleibt, wie er es bis jetzt geblieben ist.

Lieber Papa, alles Gute zum Geburtstag!

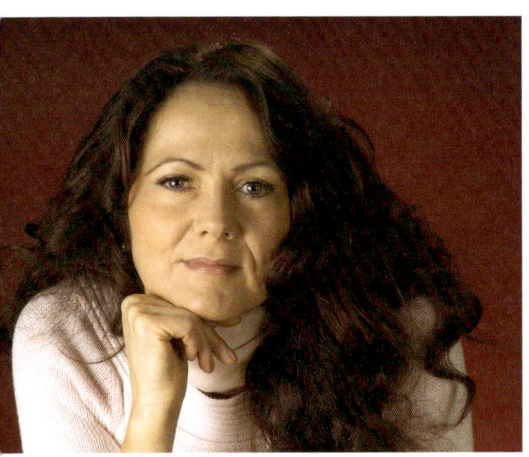

Dr. med. Angelina Whalley lernte Gunther von Hagens 1987 am Anatomischen Institut der Universität Heidelberg kennen, ist seither seine Lebenspartnerin und seit 1992 mit ihm verheiratet. Seit 1988 arbeiten sie gemeinsam für die Plastination, zunächst im Plastinationslabor, später übernahm sie die Geschäfte. Unterbrochen wurde diese Zeit für zwei Jahre, in der sie wissenschaftliche Assistentin im Pathologischen Institut der Heidelberger Universität war (1989–1991). Angelina Whalley leitet seit 1993 die Firma BIODUR® Products, die Kunststoffe und Hilfsmittel zur Plastination vertreibt. 1997 übernahm sie zusätzlich als geschäftsführende Direktorin das Institut für Plastination in Heidelberg. Als Plastination Artist hat Angelina Whalley alle bisherigen Ausstellungen von Plastinaten inhaltlich konzipiert und war Veranstalterin der Ausstellung KÖRPERWELTEN in Deutschland.

Angelina Whalley

CARPE DIEM – Nutze den Tag!

Liebe auf den zweiten Blick

Ein schöner Mann war er nicht gerade. Eher etwas kränklich sah er aus mit seinem blassen Teint, den tief liegenden Augen und den oftmals dunklen Augenrändern von den Nachtstunden, die er durchgearbeitet hatte. Schlaf wie auch geselliges Beisammensein, Ausgehen, Tanzen, Theater oder andere Freizeitbeschäftigungen, denen die Mehrheit unserer Gesellschaft hinterhereifert, betrachtete er als Zeitverschwendung, die ihn davon abhielt, etwas Sinnvolles zu tun oder seine Ziele und Ideen zu verfolgen. Auch Äußerlichkeiten wie Kleidung schienen ihm völlig gleichgültig; beinahe ungepflegt wirkte er mit seinen abgetragenen Jeans, verwaschenen Hemden und den schon damals bevorzugten Schlappen des Typs *Birkenstock*. Zudem waren die meisten seiner Kleidungsstücke mit Kunststoffflecken übersät – dauerhaft haltbar versteht sich, wie seine Plastinate. Kurzum, er besaß auf den ersten Blick nicht unbedingt Eigenschaften, die ihn für eine junge, lebenslustige und ehrgeizige Frau begehrenswert machten. Aber eines hatte er – Charisma! Er sprühte vor Witz und natürlichem Charme und zeichnete sich vor allem durch sein unkonventionelles Denken und Handeln aus, dessen Früchte unendliche Einfallsreichtümer waren. Er hob sich damit in erfrischender Weise von allen anderen, zumeist konservativen Universitätskollegen ab. Er war wie ein bunter, verrückter Vogel, der gleichwohl durch tiefgründige Ernsthaftigkeit und Zielstrebigkeit überraschte und zudem eine ungeheure Kraft und nicht versiegende Energie aus sich selbst zu schöpfen schien. Dennoch nahm man ihn innerhalb der Universität nicht wirklich ernst. Er galt als liebenswerter, stets hilfsbereiter und überaus engagierter Kollege, aber gleichzeitig auch als bedauernswerter Spinner, der sich in eine Idee verrannt hatte – eine Idee, die für ganz nett gehalten wurde, aber die doch am Ende nichts bringen würde und mit der sich ein „richtiger" Wissenschaftler nicht weiter beschäftigen brauchte.

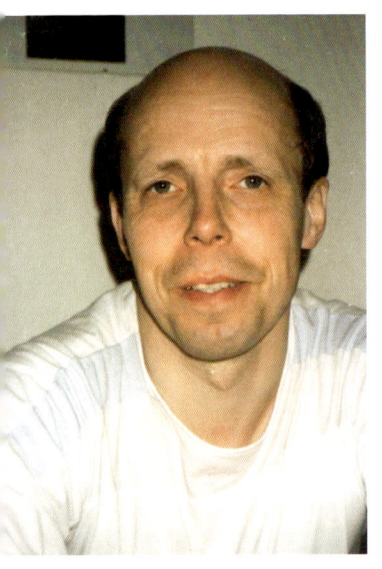

Aus der Anfangszeit

Wir lernten uns 1987 im Präpariersaal des Anatomischen Instituts der Universität Heidelberg kennen. Ich hatte gerade mein Medizinstudium absolviert und mich dort in Vorbereitung meines Wunschberufes, Chirurgin, für eine vorübergehende wissenschaftliche Tätigkeit beworben. Im Lehrstuhl III bekam ich unverzüglich eine Anstellung und beschäftigte mich dort mit der Isolierung bestimmter Proteine aus Körperflüssigkeiten. Außerdem gehörte es zu meinen Aufgaben, als Lehrkraft im Präparierkurs mitzuwirken. Meine eigenen Anatomiekenntnisse waren jedoch eingerostet und die Präparationstechniken, die ich als Lehrkraft hätte beherrschen sollen, längst in Vergessenheit geraten. So war ich froh zu erfahren, dass in der Anatomie Heidelberg jeweils vor Semesterbeginn ein so genannter „Vorpräparandenkurs" stattfand, in dem Studierende höherer Semester in einem Intensivkurs ausgebildet wurden, um als Tischassistenten eine Gruppe von zehn bis zwölf Studenten im Präparierkurs anzuleiten. Das schien mir genau das Richtige zu sein und ich schrieb mich ein. Hier sollte ich den Mann kennen lernen, der nur kurze Zeit darauf mein Geliebter und späterer Ehemann und Geschäftspartner wurde, und der meinem Leben beruflich wie auch privat eine Entwicklung verlieh, wie ich sie mir damals als frisch gebackene Ärztin nicht im Ansatz hätte vorstellen können.

Gunther leitete diesen Kurs seit vielen Jahren und war unter den Studenten wohl einer der populärsten Dozenten am Anatomischen Institut.

Neben seiner Unkonventionalität – beispielsweise duzte er stets jeden Studenten und ließ sich von ihnen ebenfalls duzen – war er auch für sein didaktisches Geschick und seine ungewöhnlichen Lehrmethoden bekannt. Er verstand es auf geradezu geniale Weise, die Studenten für sich einzunehmen und sie zu motivieren. Mit aufmunternden Sprüchen wie

Kratzi, schabi, schneidi, gucki
Tiefer grabi, looki, looki
Faszie weg und Sehne dran
Freunde, schärft die Messer an!

machte es den angehenden Medizinern einfach Spaß, was man von der paukintensiven Uni-Anatomie nicht durchweg behaupten kann. Die Studenten waren von ihm begeistert – und ich natürlich auch! Und nach nur zwei oder drei Tagen „Präpkurs" war ich hoffnungslos in ihn verliebt.

Gunther war zu dieser Zeit noch mit seiner ersten Ehefrau, der Gynäkologin Cornelia von Hagens, verheiratet. Die gemeinsamen Kinder Rurik, Bera und Tona waren damals sieben, fünf und drei Jahre alt. In der Beziehung zwischen Gunther und seiner damaligen Frau hatten sich die persönlichen Lebensziele offenbar zunehmend auseinander entwickelt. Ihrer Vorstellung von einem „normalen" standesgemäßen Leben, in dem man „zur Ruhe kommt", standen Gunthers unbändiger Ehrgeiz, seine Rastlosigkeit und kompromisslose Entschlossenheit gegenüber, alles, aber auch alles in seine Entwicklung der Plastination zu investieren und diesem Ziel stets alles Private unterzuordnen.

Private Zeit, oder was man gemeinhin darunter versteht, verbrachten auch wir kaum miteinander. Aber weil wir in demselben Institut arbeiteten, konnten wir uns verhältnismäßig häufig sehen. In den Abendstunden half ich ihm auch gern im Labor, denn auch mich begeisterte seine Erfindung der Plastination, von der ich damals das erste Mal erfahren hatte. Aber mehr noch beeindruckte mich sein unerschütterlicher Glaube daran. Trotz der Umstände war es für Gunther und mich eine sehr schöne, unbeschwerte

Seltene Zweisamkeit

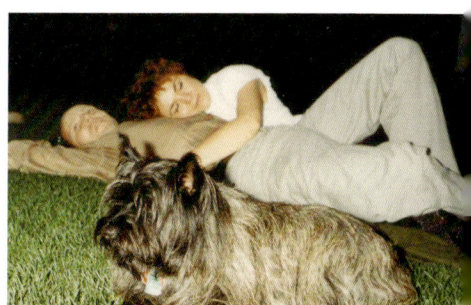

und auch sehr leidenschaftliche Zeit. Schon sehr bald waren wir uns einig, dass wir unser Leben fortan gemeinsam bestreiten wollen. Für mich versprachen seine Unkonventionalität, seine Lust am Schwimmen gegen den Strom und sein Ideenreichtum ein Leben, das nie eintönig werden würde.

Nach einem Dreivierteljahr lief mein Arbeitsvertrag aus, und es war zunächst unsicher, ob genügend Fördermittel für die Verlängerung meines Vertrages zur Verfügung stehen würden. So bot mir Gunther eine Stelle in seinem Labor an: ein Vorschlag, der mir aus den gegebenen persönlichen Umständen – zumindest vorübergehend – sehr verlockend erschien, und ich willigte ein.

Big Business?

Die Plastination war zu dieser Zeit längst nicht das, was sie heute zu leisten vermag. Die wesentlichen Erfindungen waren zwar bereits getan und verschiedene Patente angemeldet, aber die Präparate hatten noch lange nicht die heutige Perfektion. An die Plastination ganzer Körper war noch gar nicht zu denken, nicht zuletzt auch wegen des sehr hohen technischen Aufwands, die mit den Mitteln eines universitären Labors nicht zu leisten sind.

Gunther verfügte – mit Ausnahme der Finanzierung einer Laborerstausstattung durch die *Deutsche Forschungsgemeinschaft (DFG)* – nicht wie seine Kollegen über Forschungsgelder, sondern er erwirtschaftete das Geld für den Unterhalt seines Labors und die Weiterentwicklung seiner Technik immer selbst. Dafür nahm er Aufträge zur Herstellung anatomischer Lehrpräparate von anderen Universitäten an. Die Fertigung der Plastinate war dabei stets mit Forschungstätigkeit im Rahmen der Plastinationstechnik verknüpft. So wurden an den zu fertigenden Präparaten beispielsweise neue Kunststoffmischungen getestet oder auch neue Fixierungs- und Präparationstechniken angewandt. Aus dem Erlös wurden zum einen die Kosten der Herstellung, inklusive der Gehälter für die erforderlichen Mitarbeiter, bestritten. Zum andern ermöglichten die Einnahmen die ein oder andere bescheidene Investition für Neuentwicklungen.

Häufig waren es ganze Kollektionen von Lehrpräparaten, die für andere Universitäten gefertigt wurden, Aufträge manchmal im Wert von bis zu 200 000 oder gar 300 000 DM. Das schien zunächst ungeheuer viel. Aber von solchen Aufträgen gab es meist nur einen, selten zwei im Jahr, und manchmal auch gar keinen. In Anbetracht dessen, dass zur Erfüllung solcher Aufträge meist eine Reihe von Mitarbeitern monatelang arbeiten mussten und ein Jahresgehalt für einen wissenschaftlichen Assistenten auch damals schon über 60 000 DM betrug, blieb am Ende für die weitere Forschung doch nur wenig übrig. Oftmals gab es finanzielle Engpässe, die Gunther häufig mit privaten Krediten oder mit privat erwirtschaftetem Geld überbrückte. Denn er hatte damals bereits die Firma BIODUR gegründet, eine kleine Firma, die Kunststoffe und Hilfsmittel zur Plastination an andere Universitäten vertrieb und damit die Verbreitung der Plastinationsidee ermöglichte.

Als ich zum ersten Mal von diesem riskanten finanziellen Engagement erfuhr, war ich völlig überrascht: Einen privaten Kredit aufzunehmen, um Gehälter von Universitätsmitarbeitern zu finanzieren – auf diese abwegige Idee, so meinte ich, würde wohl ein „vernünftiger Mensch" kaum kommen. Auch bei Sachinvestitionen war Gunther oft nur allzu risikofreudig. Mit Vorliebe gab er mit vollen Händen das aus, was er möglicherweise „morgen" verdienen konnte. Die Zinsen und Zinseszinsen würden sich, so vermutete er stets optimistisch, gegenüber den Vorteilen, die sich aus der Investition ergäben, sicher alsbald als vernachlässigbar erweisen – eine Haltung, die ihm bis heute eigen ist und die damals wie auch später nicht selten weitere finanzielle Engpässe nach sich zog. Nur die Dimensionen sind zwischenzeitlich andere geworden.

So war Gunther und ist es bis heute stets durch wirtschaftliches Denken geprägt. Das heißt aber keineswegs, dass er auch bei der Umsetzung seiner Ideen immer wirtschaftlichen Gesetzen folgt. Denn in der Wirtschaft müssen sich Investitionen zunächst amortisieren, bevor sie Neuerungen Platz machen. Darüber hinaus verfolgen Investitionen den Sinn, Gewinn bringend zu sein. Nicht so bei Gunther. Häufig hat er schon längst eine neue und viel bessere Idee, noch bevor die alte reifen und sich etablieren konnte. Ob die Idee schließlich Gewinn abwirft, ist meist zweitrangig; es geht in erster Linie um die Realisierung von Möglichkeiten. Und gute Argumente, warum eine bestimmte Anschaffung gerade jetzt sinnvoll ist, lassen sich immer finden. So haben sich über die Jahre natürlich eine ganze Menge Investitionsleichen angehäuft. Aus wirtschaftlicher Sicht mag man das kritisieren, aber gerade dieses verschwenderische Handeln bei gleichzeitiger persönlicher Selbstlosigkeit scheint einen wesentlichen Teil von Gunthers Erfolg ermöglicht zu haben. Denn mit der einen oder anderen Idee lag er natürlich goldrichtig.

Bei seinen Entscheidungen handelt Gunther überwiegend intuitiv und scheinbar chaotisch, nicht nur in Geschäftsbelangen sondern auch im Labor bei der Entwicklung neuer Plastinationstechniken. Eine streng wissenschaftliche Erarbeitung eines Themas mit kontrollierten Versuchsbedingungen und theoretischen Vorausberechnungen ist ihm eher fremd. Trotzdem besitzt er eine ausgeprägte Fähigkeit zum strategischen Denken und zielstrebigen Handeln. Beispiele für diese scheinbar widersprüchliche Charaktereigenschaft gibt es viele: So sehr beispielsweise auch seine Geschäftsführung

Liebe an der Bandsäge

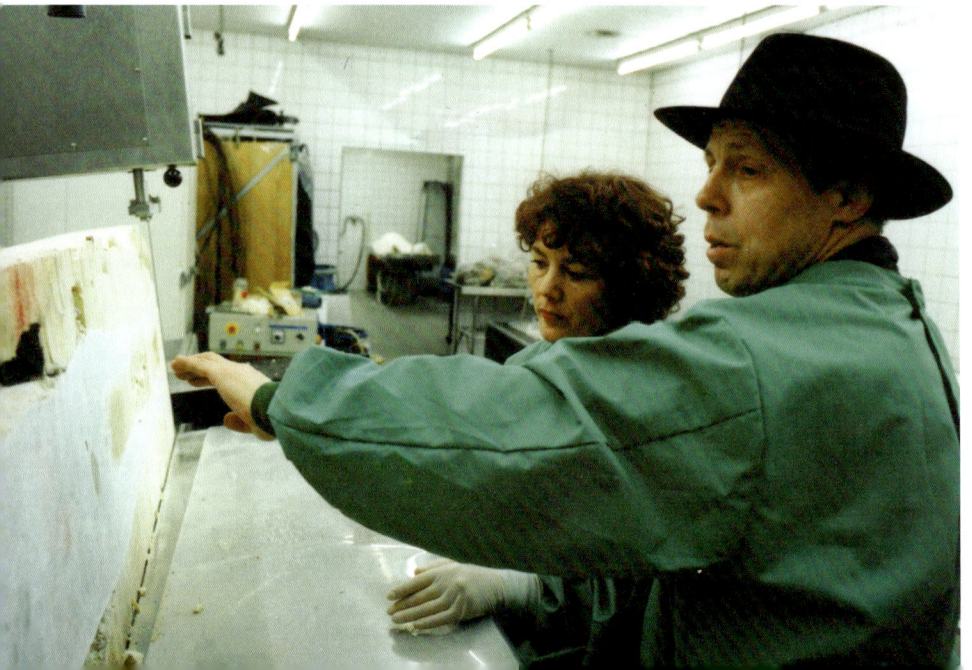

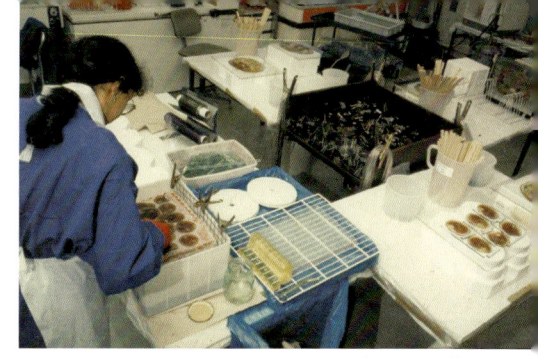

Laborutensilien

planlos und chaotisch schien, so hatte er andererseits schon sehr frühzeitig ein umfangreiches Bü-ro-Handbuch erstellt, in dem für seine Aushilfskräfte im Detail fest-geschrieben stand, wie sie bei wel-chen Anfragen zu agieren haben, welche Formblätter zu verwenden sind, wie die Ablage zu erfolgen hat, ja selbst, wie die Briefmarke auf dem Kuvert anzubringen ist (nämlich rechts oben in der Ecke und gerade!). Oder auch das Universitätslabor: Stets sah es mit den vielen verspritzten Kunststoffresten irgendwie schmuddelig und so aus, als hätte eine Bombe eingeschlagen. Auch die Utensilien, die man dort antraf, hätte man kaum in üblichen Universitätslabors finden können; zumeist Dinge des privaten Alltagslebens, die Gunther zufällig in die Hände geraten waren und nach seiner Meinung wunderbar in den Dienst der Plastination gestellt werden konnten: Ob Suppenkellen (zum Umschöpfen von Kunststoffen), Braten-wender (für das Handling von den äußerst fragilen Gehirnscheiben wäh-rend des Herstellungsprozesses) oder Nylonstrümpfe (die sich wegen ihrer engen Maschendichte wunderbar zum Herausfiltern von Gewebsresten und Blutkrumen aus dem Kunststoff-Imprägnierbad eigneten), nichts war daheim vor ihm sicher. Und trotz des sich aufdrängenden chaotischen Ein-drucks machte alles in dem Labor bei näherer Betrachtung bis ins Detail Sinn.

Es ist, als lebe Gunther beständig in einem organisierten Chaos. Dieses Chaos erlaubt ihm die notwendige Kreativität, aber die organisierte Struktur verhindert, dass er sich in seinem Ideenreichtum verliert. Im Privaten hilft ihm eine andere Strategie, sich in seinem Chaos zurechtzufinden, näm-lich die bewusste Anhäufung von Gegenständen des täglichen Lebens in größerer Stückzahl. Ich weiß nicht, wie viele Brillen, Hüte, Geigenständer und Metronome u. ä. Gunther besitzt. Aber dieses „Rudelbewusstsein", wie Gunther das gern nennt, hilft ihm, wenigstens ab und zu das eine oder andere Teil wieder zu finden.

In anderen Bereichen ist Gunther wiederum außerordentlich diszipliniert: Wenn es seinen Zielen hilft, kann er sich mit ungewöhnlicher Hingabe und fast verbissener Ausdauer noch so unliebsamen und unbequemen Aufgaben widmen. Ob es sich beispielsweise um die Einarbeitung in ein Computerprogramm handelt, das er für die Büroorganisation benötigt, oder um das Erlernen der chinesischen Sprache. Letzteres tut er schon seit mehreren Jahren, jeden Tag mindestens zwei Stunden, möglichst nicht später als sechs Uhr früh, weil dann der Geist am klarsten ist.

Einmal hatten wir sogar gemeinsam einen Buchhaltungskurs in der Volkhochschule belegt. Die Aneignung besserer Kenntnisse in diesem Bereich war mit dem langsamen, aber stetigen Wachstum des Geschäftsbereichs notwendig geworden; leider war die Firma BIODUR viel zu klein, um qualifiziertes Personal dafür einstellen zu können. Eins lässt sich festhalten: Gunther gab sich redlich Mühe, aber die Kunst des Buchungswesens mochte sich ihm einfach nicht erschließen. Zahlenwelten sind ganz eindeutig nicht sein Ding.

Atemschutz beim Umgang mit Lösungsmitteln

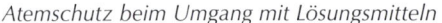

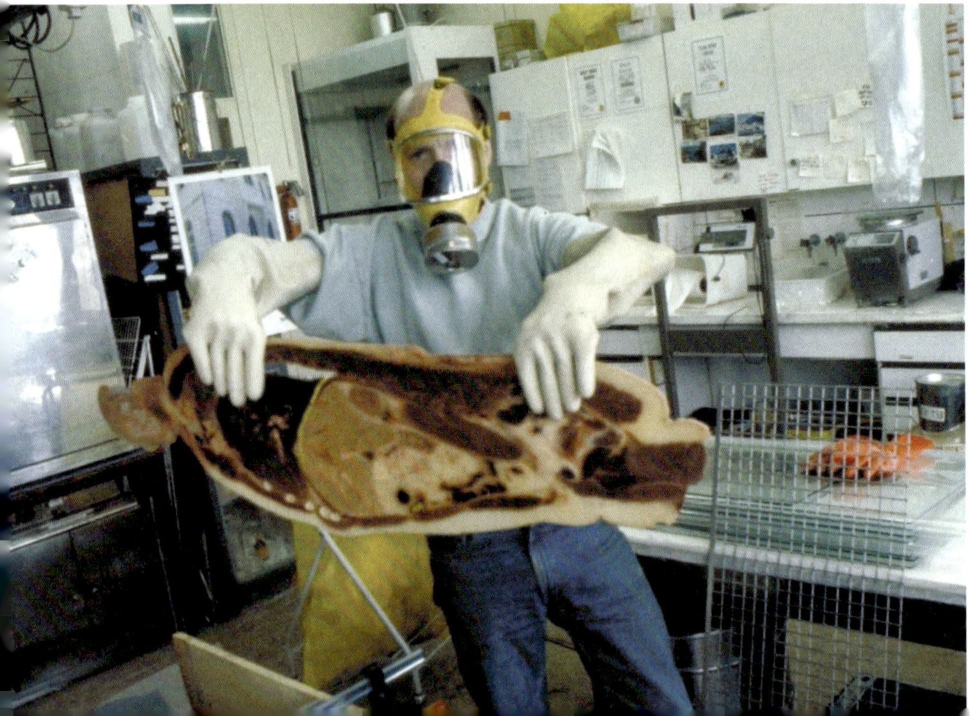

Geld hat ihm über die Erkenntnis hinaus, dass es zur Realisierung seiner Ideen notwendig ist, bis heute persönlich nie etwas bedeutet. Schon das Reflektieren über Äußerlichkeiten wie Kleidung, Autos oder andere Dinge ist ihm geradezu lästig. Für ihn dienen sie nur dazu, einen gehobenen Lebensstandard zu signalisieren. Wenn beispielsweise schon der Kauf neuer Hemden ansteht, dann am liebsten zehn gleiche, um bloß keinen Gedanken darauf verschwenden zu müssen, welches er anziehen soll. Auch ein Auto ist für Gunther immer nur ein praktisches Fortbewegungsmittel gewesen. Unseren VW-Bus, orangefarben wie der städtische Stördienst, besaß Gunther schon, als wir uns kennen lernten. Nach dreizehn Jahren Einsatz und mit 300 000 Kilometern auf dem Buckel wurde er 1999 zwar ausrangiert und durch einen neuen Bus ersetzt, aber der alte landete keineswegs auf dem Schrott. Er läuft mit Austauschmotor und neuem Getriebe weiterhin im Dienste der Plastination – mit eigenem Chauffeur in der kirgisischen Hauptstadt.

Der Kuhhandel und eine Hochzeit mit ungeahnten Folgen

Auch mit dem Handling von Geldangelegenheiten will Gunther sich nie ernsthaft auseinander setzen – das überlässt er lieber anderen. Es lag daher nahe, dass die Führung der Geschäfte sukzessive mir als Partnerin und späterer Ehefrau zufiel. In dieser Weise ergänzten wir uns einerseits in unseren Aufgaben in idealer Weise. Andererseits war das bei Gunthers Naturell und seinem Verhältnis zum Geld keineswegs immer einfach. Denn das bedeutete, dass ich ihn in finanzieller Hinsicht hin und wieder ausbremsen und der Realisierung mancher seiner Pläne Grenzen setzen musste. Als „Ideenkiller" macht man sich nicht wirklich beliebt! Außerdem entwickelte ich mit zunehmender Erfahrung auch eine andere Vorstellung von Wirtschaftlichkeit und der Frage, wie die Geschäfte zu führen sind.

Das war eine Rolle, die ich keineswegs angestrebt hatte und der ich mich anfangs mangels Interesse, Vorkenntnissen und Erfahrung nicht gewachsen sah – und de facto zunächst auch nicht war. Zudem hatte ich nach meinem absolvierten Medizinstudium ganz andere Pläne. Dass ich diese Rolle trotzdem übernahm, hatte vor allem damit zu tun, dass Gunther schon als DDR-Flüchtling die Vision hatte, in den USA zu leben. Amerika! Schon als politischer Häftling in Cottbus war das Land der unbegrenzten Möglichkeiten, so aussichtslos es damals auch scheinen mochte, jemals amerikanischen Boden betreten zu können, Gunthers Wunschtraum. Mit Hilfe eines Lexikons, das sein Vater in das Gefängnis eingeschmuggelt und das Gunther in seiner Matratze eingenäht hatte, büffelte er heimlich Englisch. Dazu riss er jeweils eine Seite aus dem Wörterbuch heraus, lernte Wort für Wort, bis er alle Worte dieser Seite fehlerfrei beherrschte und vernichtete die Seite schließlich, um sich der nächsten widmen zu können. So beherrschte er nach seiner Entlassung aus dem Stasi-Gefängnis eine Fülle von Vokabeln, ohne die Sprache zu kennen.

Mitte der 1980er Jahre hatten seine alten USA-Pläne gemeinsam mit seiner damaligen Ehefrau wieder konkrete Gestalt angenommen. Der Wunsch, sie zu realisieren, wurde verstärkt dadurch, dass der Plastination in Amerika wesentlich größere Bedeutung beigemessen wurde als in Deutschland. Ihm war seinerzeit eine Stelle am *Armed Forces Institute of Pathology (AFIP)* in Washington angeboten worden, dem größten Pathologischen Institut weltweit, an dem er das institutseigene Museum leiten

Schwarzer Hut am „Goldenen Tor"

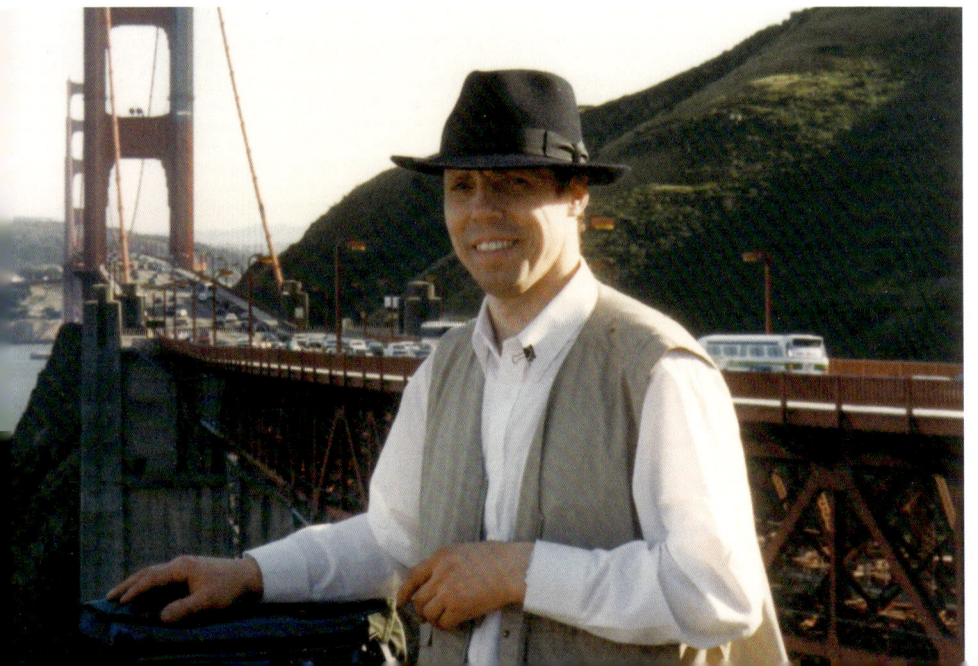

und ein Plastinationslabor hätte etablieren sollen. Die für militärische Einrichtungen übliche politische Überprüfung erwies sich jedoch trotz seiner Konflikte mit dem DDR-Regime als schwierig und vor allem langwierig, so dass Gunther die Stelle nach zwei Jahren ungewissen Wartens schließlich ausschlug.

1989, etwa eineinhalb Jahre nach unserem ersten Kennenlernen, eröffnete sich ihm erneut eine Chance: Man bot ihm einen Posten als wissenschaftlicher Mitarbeiter im Anatomischen Institut der *University of Florida* in Gainsville an. Ich war jedoch, so sehr ich ihn auch liebte, nicht bereit, mit ihm in die USA zu gehen. Nach langen, beinahe verzweifelten Diskussionen kam Gunther schließlich auf eine seiner schlagenden Ideen: Ich würde nicht wie geplant in die Chirurgie gehen, sondern weiterhin mit ihm in der Plastination arbeiten – und er würde dafür in Deutschland bleiben. Die Entscheidung fiel mir nicht leicht. Die Vorstellung, nach meinem langen Medizinstudium meine berufliche Karriere in einem Kunststofflabor mit ungewisser Perspektive zu verbringen und dabei auch von Gunthers Geschick völlig abhängig zu sein, schien mir nicht unbedingt erstrebenswert. Aber erleichtert darüber, einen Ausweg für unsere gemeinsame Lebensplanung gefunden zu haben, willigte ich schließlich halbherzig in diesen Kuhhandel ein.

Im Rückblick erwies sich diese Entscheidung für uns beide als glückliche Fügung: für Gunther, als der Eiserne Vorhang fiel und damit auch der Osten für ihn offen stand, für mich deutlich später, als ich mich mit dem Beginn der KÖRPERWELTEN Mitte der 1990er Jahre zunehmend mehr mit meinen Aufgaben identifizieren konnte. Ich übernahm von Anbeginn die didaktische Konzeption und das Ausstellungsdesign und schrieb die medizinischen Begleittexte. Mir eröffnete sich damit ein Tätigkeitsfeld, das wieder näher an meine berufliche Ausbildung heranrückte. Und vor allem stand ich plötzlich ganz neuen Herausforderungen gegenüber, die insbesondere wegen der Internationalität und der sich daraus ergebenden interkulturellen Implikationen bunter und abwechslungsreicher nicht hätten sein können – ein Aufgabenfeld, das ich heute um keinen Preis gegen einen klassischen Arztberuf eintauschen wollte.

Zuvor arbeitete ich jedoch mit Gunther zwei Jahre im Plastinationslabor der Universität Heidelberg – bis sich abzeichnete, dass die universitären Gelder zur Neige gehen und sehr bald keine ausreichenden Mittel mehr zur Verfügung stehen würden, um die Gehälter der Mitarbeiter zu tragen. Gunthers Kreditlinie war auch wieder mal bis an den Rand erschöpft, und ein Forschungsauftrag, der uns aus dieser Situation hätte heraushelfen können, nicht in Aussicht. Wir entschieden daher, dass ich – zumindest für eine gewisse Zeit – in die Pathologie überwechseln würde, um das Plastinationsbudget der Uni Heidelberg zu entlasten. Die Pathologie bot sich als morphologisches und damit der Anatomie nahe stehendes Fach geradezu an. Es war zwar ebenfalls nicht gerade mein Traumfach, hatte aber immerhin einen klinischen Bezug und entsprach damit eher meinen Vorstellungen von einer ärztlichen Tätigkeit. Nachdem es mir unerwartet viel Spaß machte, überlegte ich ernsthaft, meine Arbeit dort fortzusetzen und mit einer Facharztausbildung abzuschließen. Jedoch kehrte ich nach zwei Jahren vereinbarungsgemäß in die Anatomie und Gunthers Labor zurück.

Am 17. September 1992 heirateten Gunther und ich – bei Freunden in Vermont, USA, im Anschluss an eine Geschäftsreise. Eine *Justice of Peace* traute uns – völlig unkonventionell (sie trug kurze Hosen) und damit ganz nach Gunthers Geschmack – im Garten des Hauses unserer Freunde unter riesigen Sonnenblumen.

Die Hochzeit war nicht lange vorbereitet, die Entscheidung fiel eher spontan. Familienangehörige waren nicht dabei. An die Kollegen im Anatomischen Institut schickten wir per Fax eine Collage mit der Aufschrift „Just married, because of sex and money". Das kam bei den eher konservativen Kollegen nicht wirklich gut an.

Just married because of...

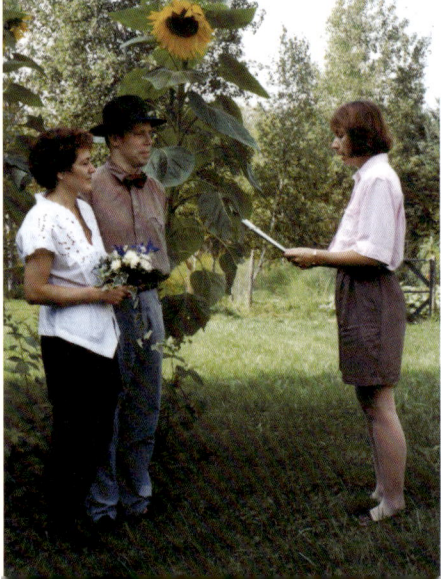

Die Heirat war Anlass für Prof. Kriz, unser beider damaliger Chef im Anatomischen Institut, meinen Arbeitsvertrag nicht mehr zu verlängern. Denn er wollte in seinem Institut keinen Familienklüngel fördern und verhindern, damit möglicherweise in die Schusslinie der Kritik zu geraten. Auch wenn uns das unerwartet und schmerzlich traf, so hatte er mit dieser Haltung objektiv gesehen völlig Recht. So schied ich Ende 1992 aus der Universität aus und übernahm 1993 die Firma BIODUR.

Dieses Ereignis fiel in eine Zeit, in der die Technik der Plastination längst an die Grenzen ihrer Möglichkeiten gestoßen war, die man unter universitären Dächern noch realisieren konnte. Gunther hatte zwar zunehmend Räumlichkeiten im Keller der Anatomie in Beschlag nehmen können, weil sie niemand anders nutzen wollte, und zusätzlich einige Garagen außerhalb der Universität angemietet, dennoch platzte das Labor aus allen Nähten. So entschieden wir nach reiflicher Überlegung, mit der Plastination den Schritt in die Selbstständigkeit zu wagen. Schließlich hatte Gunther in all den Jahren die Plastination in der Universität ebenfalls wie ein Unternehmen geführt; damit würde sich also nichts Grundlegendes ändern. Außerdem versprach die Selbstständigkeit mehr Flexibilität und Freiheit, weil wir in unserem eigenen Unternehmen nicht mehr den hauspolitischen Zwängen der Universität ausgesetzt sein würden. So reduzierte Gunther ebenfalls Anfang 1993 seine Universitätsstelle auf halbtags und gründete das Institut für Plastination. Zusätzlich hatte die Stellenreduktion den Vorteil, dass Gunther weniger Lehrverpflichtungen hatte und sich damit noch intensiver mit der Fortentwicklung der Plastinationstechnik beschäftigen konnte.

Zunächst richteten wir im Keller unseres Hauses einen Präparierraum ein, aber diese Lösung reichte von Beginn an nicht aus und konnte nur von vorübergehender Dauer sein. So kauften wir kurze Zeit später mit Hilfe von Bankkrediten eine in einem kleinen Gewerbegebiet Heidelbergs gelegene alte Autoreparaturwerkstatt, die mit angegliederter Spritzkabine wunderbar geeignet schien. Denn sie verfügte bereits über explosionsgeschützte Einrichtungen für den Umgang mit Lösungsmitteln, die für den Plastinationsprozess essentiell sind. Mit den bescheidenen Mitteln, die wir zur Verfügung hatten, funktionierten wir die Reparaturwerkstatt sukzessive zu einem Plastinationslabor um und führten erste Aufträge aus. Das Geschäft lief schleppend und mühsam und war – wie immer – stark risikobehaftet. Stets wirtschafteten wir am Rande der Liquidität und mit voll ausgeschöpftem Kreditlimit, für das nun auch ich mich fortan verbürgte. „Große Sprünge" erlaubten uns die Einnahmen nicht, aber wir freuten uns über jede noch so kleine Weiterentwicklung.

Die Idee für eine Ausstellung

Der große Durchbruch kam mit der Ausstellung KÖRPERWELTEN, deren Einnahmen zur explosionsartigen Entwicklung unseres Instituts beitrugen. Die Ausstellungsidee war eigentlich schon 1989 entstanden, angestoßen durch die Anfrage eines bei der AOK Pforzheim beschäftigten Mediziners, ob er sich für seinen präventivmedizinischen Laienunterricht ein paar Plastinate ausleihen könne. Uns gefiel diese Idee so gut, dass wir eine komplette kleine Ausstellung zu allen Funktionskreisen des menschlichen Kör-

„Der transparente Mensch" in Pforzheim 1989

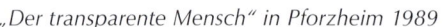

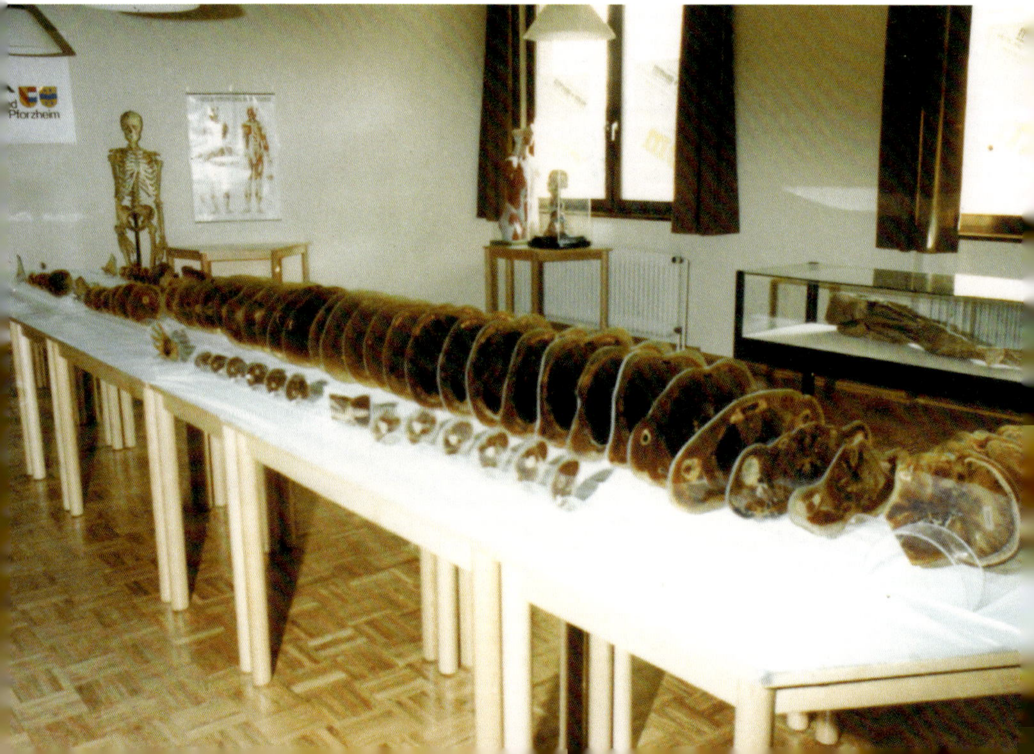

pers zusammenstellten. Wenngleich wir zu einigen Einzelthemen auch keine Plastinate hatten, sondern dafür in Formalingläsern eingelegte Präparate der Universitätssammlung und teilweise auch Kunststoffmodelle verwendeten und die gezeigten Stücke auch nicht in ihrer Perfektion an heutige Präparate heranreichten, so entsprach das Konzept doch bereits dem der späteren Ausstellung. Das spektakulärste Stück bestand aus einer Serie repräsentativer transparenter Körperscheiben von Kopf bis Fuß, die ich zu diesem Anlass erstmals zu einem sechs Meter langen Einzelexponat zusammengefügt hatte und das der Ausstellung auch den Namen „Der transparente Mensch"

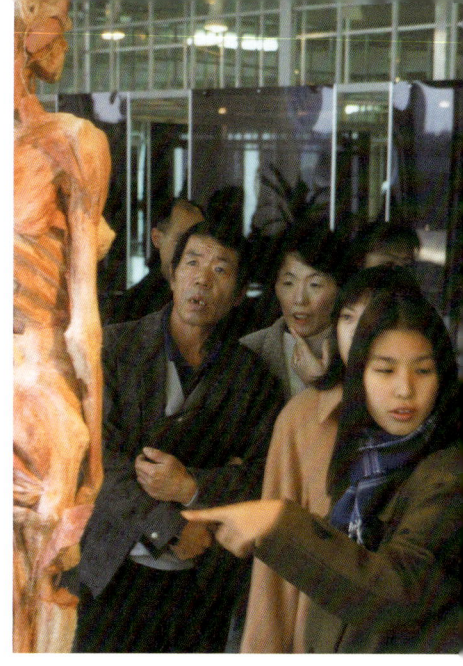

Gebannte japanische Ausstellungsbesucher

verlieh. Ganzkörperplastinate gab es damals noch nicht; das größte Exponat der Ausstellung war eine untere Extremität. Der Rahmen dieser ersten Ausstellung war ziemlich unspektakulär: ein paar Tische in einem kleinen Gemeindesaal in Pforzheim, auf denen die Plastinate ausgestellt und erläutert waren. Das Besucher-Echo war dennoch gewaltig: Mehr als 14 000 Anatomie-Laien strömten in nur zwei Wochen in die Schau.

Nach diesem unerwarteten Erfolg fragte mich Gunther damals oft, warum ich diese Ausstellungsidee nicht weiter verfolge. Doch ich war der Meinung, dass wir uns das nicht leisten könnten; welches Museum finanziert sich schon selbst? Und Befürworter hatten wir – außer den begeisterten Besuchern – nicht gerade gefunden. Ortsansässige Pathologen hatten öffentlich ihre Empörung darüber zum Ausdruck gebracht, dass hier echte menschliche Präparate „zu Markte getragen" würden, und auch in der Universität Heidelberg hatte man unseren kleinen Exkurs mit Argwohn beäugt. Von der Universität waren wir jedoch abhängig, und an Selbstständigkeit war damals noch nicht zu denken.

So schlief die Ausstellungsidee zunächst wieder ein, bis uns 1995 die Japanische Anatomische Gesellschaft einlud, an einer Anatomieausstellung teilzunehmen, die sie anlässlich ihrer 100. Jahrestagung im *National Science Museum* in Tokio in Vorbereitung hatte. Nur allzu gern nahmen wir diese Einladung an, eröffnete sie uns doch eine alte Chance neu. Mit Hilfe eines etablierten, namhaften Museums würde man, so war unsere Vorstellung, die Vorbehalte gegen eine solche Ausstellung sicher auch bei uns in Deutschland ausräumen können. Für diese Ausstellung fertigten wir eigens eine Reihe neuer Plastinate an und bestritten schließlich etwa 70 Prozent der Ausstellung mit unseren eigenen Exponaten, darunter vier Ganzkörperplastinate, der „transparente Mensch" in Scheiben sowie einige Organe eines Pottwals, der 1994 in Norddeutschland gestrandet war. Mehr als 250 Jahre lang war es bis dahin in Japan verboten gewesen, tote menschliche Körper in der Öffentlichkeit zu zeigen. Die Ausstellung stellte damit einen erheblichen Tabubruch in der japanischen Gesellschaft dar. Dennoch blieb jedwede öffentliche Kritik aus. Ganz im Gegenteil; die Ausstellung war

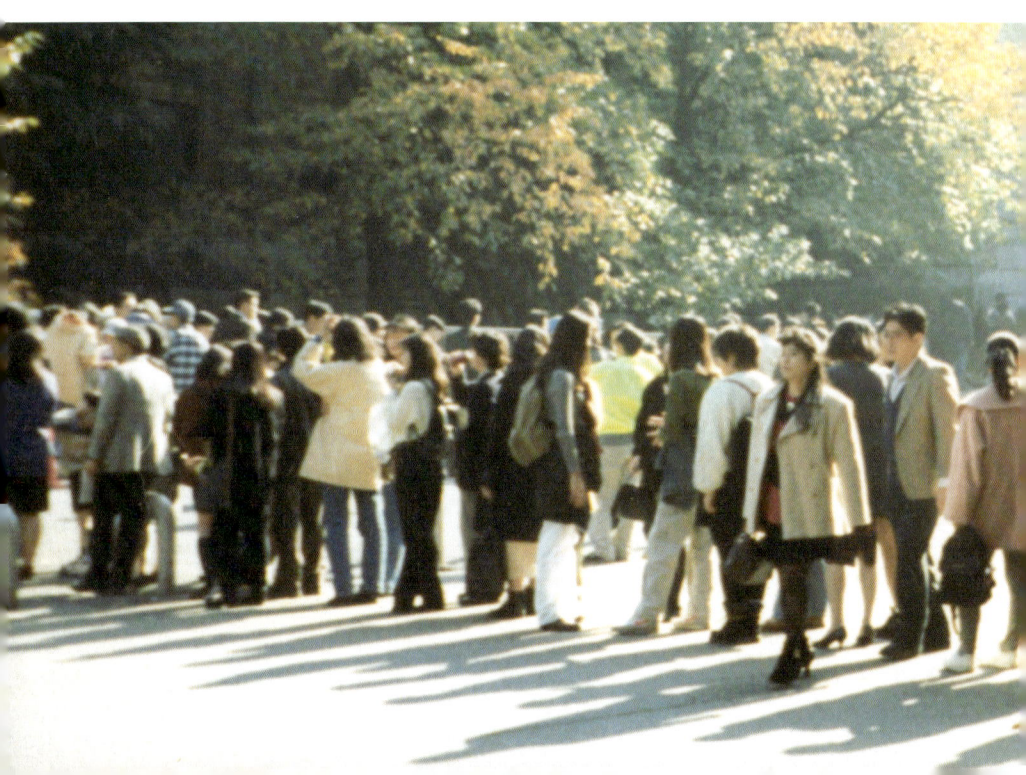

von hoher Akzeptanz geprägt und zog in knapp vier Monaten anstelle der 150 000 vorhergesagten Besucher rund 450 000 Menschen in den Bann. Dieser Erfolg war auch für uns in dieser Dimension überraschend. Uns überkam ein überwältigendes Gefühl bei dem Anblick, wie sich große Menschentrauben staunender, sonst nur allzu gefühlskontrollierter Japaner an den Exponaten vorbeischoben, während sich draußen meterlange Menschenschlangen mit manchmal bis zu vier Stunden Wartezeit bildeten. Spätestens von diesem Zeitpunkt an war klar, dass wir die Ausstellungsidee fortan nicht mehr loslassen würden. Die erste „eigene" und zwischenzeitlich deutlich erweiterte Ausstellung folgte dann – nicht minder erfolgreich – im Jahr darauf in Osaka, veranstaltet von einem japanischen Geschäftspartner. Weitere Stationen schlossen sich an in Hamamatsu, Nagoya, Urawa und Yokohama, bevor wir die Ausstellung im Herbst 1997 erstmals nach Deutschland brachten.

Trotz des großen Erfolges in Japan gestaltete sich für uns die Suche nach einem Museum oder einer anderen geeigneten Veranstaltungsstät-

Bis zu vier Stunden Warten

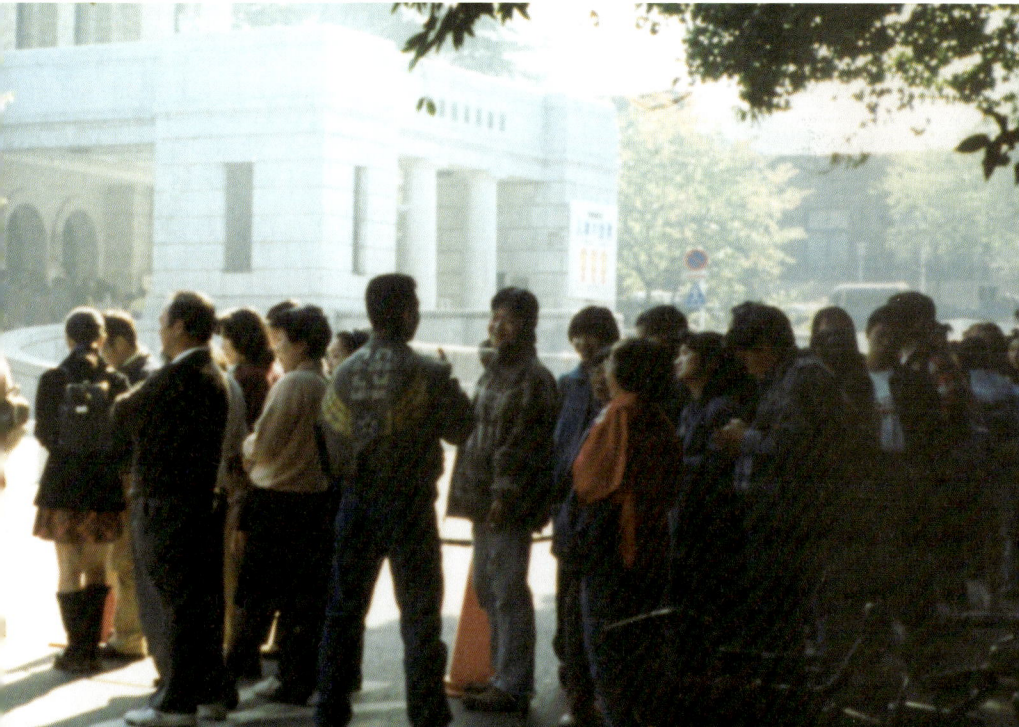

te in Deutschland als schwierig. „Eine solche Ausstellung", so teilte uns beispielsweise die Heidelberger Schlossverwaltung in einem ablehnenden Bescheid mit, „passt nicht in die Tradition des Ottheinrich-Baus". Zur selben Zeit fand in eben diesen Ausstellungsräumen eine Ausstellung über Folterwerkzeuge statt. Im *Landesmuseum für Technik und Arbeit* in Mannheim stießen wir schließlich auf offene Ohren. Aber auch hier konnten die Erfolge in Japan nicht nennenswert beeindrucken: Die Japaner, so die Mannheimer Museumsexperten, seien anders und hätten eine andere Beziehung zum Körper. Ihre optimistischsten Schätzungen reichten daher nur von 50 000 bis 90 000 Besucher für den geplanten Ausstellungszeitraum. Tatsächlich zählte die Ausstellung später rund 780 000 Besucher, mehr als die Kasseler *documenta*, wie Gunther später nicht ganz ohne Stolz immer wieder betonte.

Kurz vor Ausstellungsbeginn wurden erstmals ernsthafte, kritische Stimmen in der Öffentlichkeit laut. Dies führte dazu, dass das Landesmuseum nur vier Wochen vor Ausstellungsbeginn in einem letzten Vertragsentwurf von der Rolle als verantwortlicher Veranstalter Abstand nahm und uns bzw. mir als Geschäftsführerin des Instituts für Plastination übertrug. Unabhängig davon konnte das Museum wider Erwarten keine ausreichenden Mittel zur Verfügung stellen, um die Ausstellung vorzufinanzieren. Gunther und ich gingen ein sehr hohes Wagnis ein und übernahmen die Vorfinanzierung mit hohen privaten Krediten. Die Lage spitzte sich zu, als sich nur wenige Tage vor Ausstellungsbeginn die beiden Mannheimer evangelischen und katholischen Kirchendekane zusammen an den Ministerpräsidenten Baden-Württembergs, Erwin Teufel, mit „Bitte um Abhilfe" wandten, um die Ausstellung zu verhindern. Eilig wurde eine Kommission einbestellt, welche die Exponate am Vortag der geplanten Eröffnung in Augenschein nahm. In einer geheimen Abstimmung entschied die Kommission schließlich mit nur einer Stimme Mehrheit für die Ausstellung. Glücklicherweise – denn wären die Kirchendekane erfolgreich gewesen, hätte das bei der eingegangenen hohen Verschuldung das Aus für uns bedeutet.

Ganz anders als in Japan war die Mannheimer Ausstellung ständig von öffentlicher Kritik begleitet. Befürworter und Gegner der Ausstellung lieferten sich heftigste Auseinandersetzungen über die ethische Vertretbarkeit der öffentlichen Zurschaustellung menschlicher Präparate und der damit einhergehenden Kommerzialisierung – eine Debatte, die wir zwar durchaus erwartet hatten, aber deren Heftigkeit uns überraschte. Dagegen traf uns der Vorwurf, hier würden menschliche Körper „zu Kunstwerken degradiert", völlig unvorbereitet. Mehr als 1,7 Millionen Menschen hatten zuvor bereits die Ausstellung in Japan gesehen, und niemand war auf die Idee gekommen, hier könne es sich um Kunstwerke handeln. Gunther, der sich allen Vorwürfen in der Öffentlichkeit stellte, so gut er konnte, war mit diesem Vorwurf völlig überfordert. Warum sollten seine Körper plötzlich Kunstwerke sein? Und warum sollten die verwendeten Körper dadurch „herabgewürdigt" worden sein – hat die Kunst in unserem Kulturkreis nicht einen hohen Stellenwert? Was ist Kunst überhaupt?

Auch die Reaktionen der deutschen Anatomen hätten im Vergleich zu denen ihrer japanischen Kollegen nicht gegensätzlicher sein können: Die japanischen Anatomen waren Gunther geradezu dankbar und würdigten ihn in einem feierlichen Akt für seine Verdienste um die Ausstellung. Die deutschen Kollegen hingegen hielten in einer Vorstandssitzung anlässlich der 93. Jahresversammlung der *Anatomischen Gesellschaft* am 28. März 1998 in Greifswald in einer „Stellungnahme zur Kommerzialisierung von Körperspenden" fest: „Der Vorstand der Anatomischen Gesellschaft bedauert, dass im Zusammenhang mit der Mannheimer Ausstellung das Fach Anatomie, welches Probleme der funktionellen Strukturforschung bearbeitet, in nicht zeitgerechter Weise als ‚Leichenanatomie' mit z. T. entstellten und in machen Fällen durch kein didaktisches Prinzip zu rechtfertigenden Leichen-Präparaten präsentiert wurde."

Das Abenteuer China

Der Streit um die Ausstellung erregte schließlich in ganz Deutschland großes Aufsehen und schien in allen Bevölkerungsschichten in gleichem Maße Befürworter wie Gegner zu hinterlassen. Ebenso spaltete er auch das Anatomische Institut in Heidelberg in zwei Lager. Unter diesen Umständen wurde es für Gunther unmöglich, dort seine Arbeit fortzusetzen, und so schied er Ende 1997 aus der Universität Heidelberg aus. Zuvor hatten wir uns noch beim Wissenschaftsministerium Baden-Württembergs darum bemüht, für das Institut für Plastination eine Anerkennung als wissenschaftliches Institut zu erlangen. Dies hätte uns wie der Universität erlaubt, ausländische Gastwissenschaftler einzuladen. Solche Kontakte waren Gunther bei der Weiterentwicklung und Verbreitung der Plastination stets wichtig gewesen. Zunächst schien sich alles ganz positiv zu entwickeln, bis plötzlich – so schien es – durch „Anweisung von oben", das Genehmigungsverfahren ins Stocken geriet und unser Antrag abgelehnt wurde. Es war offensichtlich, dass sich auch hier der Streit um die Ausstellung zu unseren Ungunsten ausgewirkt hatte.

In den nachfolgenden Ausstellungen entzündete sich der Streit mit denselben Argumenten immer wieder aufs Neue, bis sich die Kritik an der Ausstellung zunehmend auf die Person Gunther von Hagens verlagerte und insbesondere gegen Ende 2003/Anfang 2004 in bösen Verunglimpfungen gipfelte. Dies trifft allerdings nur für die Ausstellungen innerhalb Deutschlands zu. Im europäischen Ausland war die Kritik stets wesentlich verhaltener und abgewogener, und in allen asiatischen Ausstellungen wie derzeit auch in den USA blieb sie völlig aus. Eine „typisch deutsche" Erscheinung?

Mit seinem Weggang aus dem Anatomischen Institut der Universität Heidelberg entschied Gunther, Deutschland insgesamt den Rücken zu kehren. Er hatte damals bereits von der *Dalian Medical University* – Dalian ist eine in Nordostchina gelegene, über vier Millionen Einwohner zählende Hafenstadt am Gelben Meer – eine Gastprofessur erhalten und in diesem Rahmen auf dem Universitätscampus ein eigenes Gebäude für die Plastination in Aussicht gestellt bekommen. Gründe, sich ausgerechnet auf dieses Abenteuer einzulassen, gab es viele. Neben der ungewöhnlichen Herausforderung reizte ihn vor allem das außerordentliche, feinmotorische Geschick der Chinesen, das für die anatomische Präparation unerlässlich ist. Zudem hatte die makroskopische Anatomie in China – wie in fast allen Ländern des Fernen Ostens – einen noch viel höheren Stellenwert als im Westen. Dort fehlten meist die Gelder, um die Entwicklungen auf den

Gebieten der Elektronenmikroskopie und später der Zellbiologie mitzuma-
chen, die sich längst in den westlichen anatomischen Instituten durchge-
setzt hatten, und Gunther würde also viel eher qualifizierte Fachkräfte für
seine Plastination finden können.

Er willigte ein, und das Abenteuer China begann – zu meinem Leidwe-
sen, denn das bedeutete nicht nur Gunthers häufige, wochenlange Abwesenheit, sondern auch, dass ich die Verantwortung für unsere Heidelberger
Unternehmen fortan allein zu tragen hatte. Zudem war ich die Veranstalterin aller deutschen Ausstellungen und übernahm damit zusätzlich wesentliche Aufgaben im Rahmen der Ausstellungskoordination.

Im Jahr 2000 gründete Gunther neben seinem Institut an der *Dalian
Medical University* in der „High Tech Zone" Dalians noch ein privates In-
stitut, die „Von Hagens Dalian Plastination Company Ltd.". Hier sollte ein
Mega-Plastinationsinstitut entstehen, bestehend aus mehreren Gebäude-
komplexen mit einigen hundert Mitarbeitern. *Plastination City* – so nannte
Gunther dieses Vorhaben. Die Umsetzung dieses Vorhabens verschlang
Unsummen von Geldern, die aus den Einnahmen der Ausstellungen
stammten.

Bauphase „Plastination City"

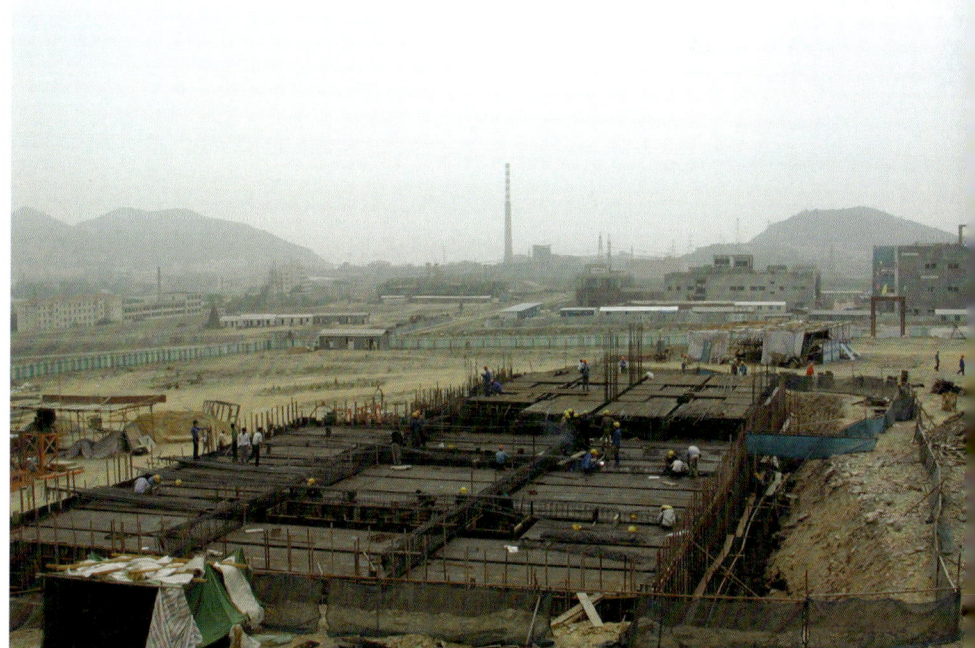

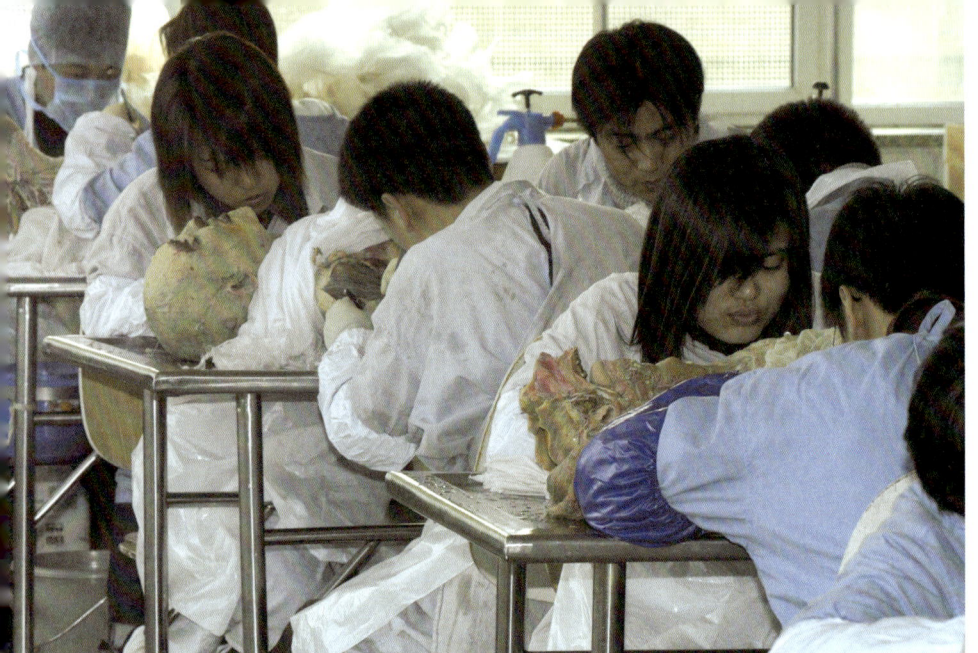

Präparierende Chinesen

Dieser Schritt in den Fernen Osten löste zunächst einen weiteren, ungeheuren Schub für die Plastination und Gunthers Wirken aus. Für ihn schienen sich neue, nach bisherigem Ermessen unbegrenzte Möglichkeiten aufzutun. Doch in der Praxis erwiesen sich die mehrschichtigen interkulturellen Unterschiede als nicht zu unterschätzender Faktor. Beispielsweise bedeutet ein chinesisches „Ja" mitunter nicht mehr als die Bestätigung, dass eine Botschaft angekommen ist, aber keineswegs, dass damit auch verstanden wurde, was gemeint war, geschweige denn eine Abmachung eingehalten wird. Diese Haltung bezieht sich auch auf vertragliche Übereinkünfte und Absprachen mit den Behörden. Ein abtrünniger Mitarbeiter baute nicht nur während der Zeit seiner Anstellung, auf Kosten Gunthers und mit dessen Know-how ein Konkurrenzunternehmen auf, sondern legte auch nach westlichen Maßstäben keinerlei Unrechtsbewusstsein an den Tag. Vielmehr verwendete er erhebliche Energie darauf, „sein Gesicht nicht zu verlieren" und Gunther weiter zu schaden. Diese Entwicklungen erforderten schwierige und kostenintensive Lernprozesse und haben Gunthers Euphorie doch ein wenig relativiert.

Schlüsselerlebnisse

Oftmals habe ich mich gefragt, woher Gunther nur diese Kraft nimmt, ständig aus sich heraus Neues zu entwickeln und dabei Grenzen zu überschreiten, ungeachtet jeder Kritik und aller Widerstände, die sich ihm dabei immer wieder entgegenstellen. Oder woher er das Selbstvertrauen nimmt, mit dem er etablierte Strukturen und Autoritäten in Frage stellt und ihnen die Stirn bietet. Und die Gelassenheit, mit der er die massive öffentliche Kritik bis hin zu Beschimpfungen erträgt, ja sie manchmal sogar zu provozieren scheint. Gunther ist zweifelsohne eine exzeptionelle Persönlichkeit. Aus all seinen Erzählungen und eigenen Beobachtungen haben sich für mich insbesondere drei Umstände in seiner Persönlichkeitsentwicklung herauskristallisiert, die mir dafür ursächlich erscheinen.

Gunther leidet an einer Bluterkrankheit, der so genannten „Hämophilie". Sein Körper bildet einen bestimmten Gerinnungsfaktor nicht in ausreichender Menge, so dass bereits kleinste Verletzungen zu heftigen, schwer stillbaren Blutungen führen. Das Krankheitsbild hat ihm vor allem in den frühen Kindheitsjahren schwer zugesetzt; schon kleine Bagatellverletzungen führten dazu, dass er manchmal wochenlang im Krankenhaus lag. Das ließ ihn zum Außenseiter und Sonderling werden, denn er konnte sich nur sehr eingeschränkt mit seinen Altersgenossen messen. Vom Sport war er ganz ausgeschlossen. Als vermeintlicher Schwächling wurde er damit zum Prügelknaben seiner Klassenkameraden. Durch die krankheitsbedingt erzwungene Beschäftigung mit sich selbst lernte er, Wertschätzung und Befriedigung überwiegend in sich und seinem Handeln zu finden und Anerkennung nicht primär bei anderen zu suchen. Zunehmend gelang es ihm auch, sich gegen die Angriffe seiner Kameraden erfolgreich zur Wehr zu setzen. Diese Umstände haben sein Selbstwertgefühl von Kindheit an geprägt und sind damit zum Bestandteil seiner Persönlichkeitsstruktur geworden. Er ist dadurch auch heute weit gehend frei von jedem Gruppenzwang, und es ist ihm unwichtig, was die anderen über ihn denken.

Ein weiteres Schlüsselerlebnis ist seine gescheiterte Republikflucht und Gefangennahme in der ČSSR. Ein Grenzbeamter ließ Gunther bei geöffnetem Fenster allein im Vernehmungszimmer zurück, um ihm damit eine

Chance zur Flucht zu geben. Doch Gunther blieb. Er war der festen Überzeugung, er würde den DDR-Grenzbehörden schon glaubhaft vermitteln können, dass er nur für einige Tage hätte verreisen wollen und nur aus Unwissenheit nicht die korrekten Reisepapiere im Vorfeld beantragt hätte. Das Nichtergreifen dieser Chance kostete ihn schließlich fast zwei Jahre seines Lebens in Stasi-Gefangenschaft. Dieses Bild des offenen Fensters sollte ihn später noch oftmals verfolgen und ihn daran erinnern, dass das Leben nicht nur zu spät Kommende bestraft, sondern auch solche, die ihre Chancen nicht ergreifen. Gunther hatte dieses Bild, wie er selbst sagt, insbesondere in dem Moment vor Augen, als er sein erstes Plastinat in der Hand hielt. Völlig geschrumpft und dunkel verfärbt hätten es wohl die meisten von uns fortgeworfen. Doch Gunther wusste auf Grund seiner noch aus DDR-Zeiten guten chemischen Kenntnisse, dass die Schrumpfung nur auf die zu schnelle Imprägniergeschwindigkeit zurückzuführen sein konnte und die Verfärbung an dem offenbar ungeeigneten Brechungsindex des verwendeten Kunststoffes lag. Man musste nur Kunststoffe finden, die eine längere Verarbeitungszeit und andere optische Eigenschaften haben. Er begriff: Dieses kleine plastinierte Stück Niere war ein neues Fenster, das ihm sein Schicksal eröffnet hatte und das er nicht ungenutzt lassen durfte.

Der dritte Grund hat in den Erlebnissen während der Stasi-Gefangenschaft seine Wurzeln. Gunther war insbesondere durch seine Mutter außerordentlich kommunistisch und linientreu erzogen worden. Schon mit 17 Jahren trat er in die Partei ein, „um noch besser für den Sozialismus tätig werden und helfen zu können, die Fehler des Systems auszumerzen", wie er in seinem Antragsformular schrieb. Mit zunehmendem Alter und der Fähigkeit kritisch zu urteilen überkamen ihn jedoch grundsätzliche Zweifel – wenn er beispielsweise den Parteioberen unbequeme Fragen stellte und Antworten bekam, die keine waren. „Genosse", wies man ihn warnend zurecht, „das sind doch nicht deine eigenen Fragen, sondern die des Klassenfeindes. Woher hast du diese Fragen?" Oder auch im Alltagsleben, wenn er etwa den Hof seines Onkels betrat und sah, wie die Kühe in den vom sowjetischen Brudervolk unkritisch abgeguckten so genannten „Offenställen", die nur aus einer Dachkonstruktion ohne Wände bestanden, untergebracht waren und die Schwänze der abgemagerten Tiere im Winter amputiert werden mussten, weil sie am Boden festgefroren waren. Das System enttäuschte ihn zunehmend. Zudem irritierten ihn die beständigen Widersprüche, die sich aus den Berichterstattungen des Westens und denen des *Neuen Deutschland*, dem Zentralorgan der SED, ergaben. Gunther versuchte, aus der Partei auszutreten, musste aber feststellen, dass ihn das seinen Studienplatz gekostet hätte. Das ging also nicht.

Als dann 1968 die Truppen der Staaten des Warschauer Paktes in die Tschechoslowakei einmarschierten, sah er für sich nur noch zwei Möglichkeiten: gegen das System arbeiten oder abhauen. Er versuchte zunächst ersteres und begann, zusammen mit Gleichgesinnten, Flugblätter zu drucken, „um die lügenhaften Darstellungen in *Neues Deutschland* anzuprangern". Als Druckstöcke dienten ihnen selbst gegossene Gipsplatten, in die sie ihre Texte spiegelverkehrt hineinkratzten. Mit Hilfe der eingefärbten Platten erreichten sie Druckauflagen von etwa 200 Blatt – schwarz mit weißer Schrift, die sie nachts mit dem Motorrad verteilten. Die Stasi versuchte daraufhin mit massiven, geradezu Angst einflößenden Polizeiaufgeboten, die Verantwortlichen dingfest zu machen – Grund genug, hinter jedem Auto mit Antenne einen Wagen mit Häschern zu vermuten. Der Druck wuchs schließlich ins Unerträgliche, und Gunther wurde klar: „Ich muss hier raus!"

Im Knast wurde er, wie Gunther von sich selbst sagt, „vom Kommunismus endgültig geheilt". Die Vielzahl der vom System ungerecht behandelten und bestraften Menschen war erdrückend. Beispielsweise ein Geschichtsstudent, der zu fünf Jahren Haft verurteilt worden war, weil er mit Argumenten aus alten SED-Zeitungen auf Widersprüche aufmerksam gemacht hatte. Oder ein 24-Jähriger, der sieben Jahre seines Lebens wegen drei misslungener Fluchtversuche in Haft verbüßen musste. Mit Erziehungsmaßnahmen am Rande der Gehirnwäsche versuchte man, die Abtrünnigen wieder auf Linie zu bringen. Schließlich mussten sie einen „Wiedereingliederungsantrag" stellen. Gunther schrieb auf sein Formular: „Ich bitte im Strafvollzug bleiben zu dürfen, bis man sich von der Wiedereinbürgerungsunwürdigkeit meiner Person in die sozialistische Menschengemeinde überzeugt hat." Das kostete ihn zwei Wochen „Tigerkäfig", d. h. Isolierhaft in einer Zelle, die gerade so groß war, dass man mit ausgestreckten Armen die Seitenwände berühren konnte und nur eine Pritsche enthielt, die tagsüber hochgeschlossen wurde.

Welche Spuren Gunthers DDR-Vergangenheit und insbesondere die Stasi-Haft bei ihm hinterlassen haben, wurde mir erstmals kurz nach der Wende bei einem Besuch in den Räumen der früheren Staatssicherheit in Leipzig deutlich. Dort gab es eine Gefangenenzelle, die Gunthers Zelle von damals bis ins Detail glich. Gunther lachte schallend darüber und begann, Anekdoten aus seiner Knastzeit zu erzählen. Er schlug sich dabei auf die Schenkel und belustigte sich vor allem auch darüber, wie man ihm Tag für Tag geradezu gebetsmühlenartig versucht hatte einzureden, er würde noch einmal auf Knien flehen und darum betteln, in die DDR zurückkommen zu dürfen – und plötzlich brach er von einer Sekunde auf die andere in Tränen aus. Dieser Tränenausbruch war wie eine kathartische Befreiung von all den Unterdrückungen

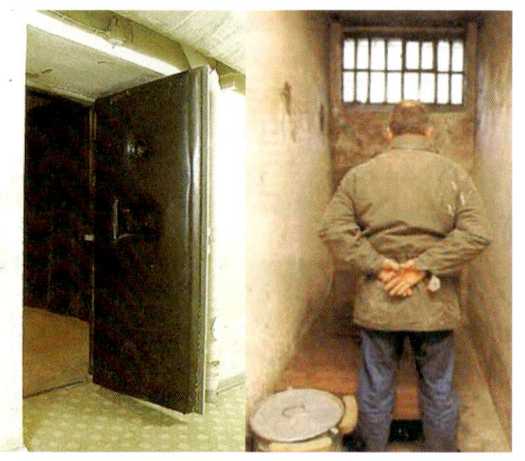

Der „Tigerkäfig", Fotos: Florian Falcke

und Erniedrigungen, die er hatte ertragen müssen, und sie mündete in eine Erleichterung darüber, dass er es trotz allem geschafft hatte. Er hatte sich bewiesen, dass er nicht im Unrecht war.

Diese einschneidenden Lebenserfahrungen haben ihn gelehrt, dass etablierte Strukturen und Obrigkeiten dank ihrer Macht nicht zwangsläufig im Recht sind und es völlig legitim, ja geradezu notwendig ist, ihr Tun hin und wieder in Frage zu stellen. So hat seine heutige ausgeprägte Neigung, unangepasst zu sein und sich nicht an gängige gesellschaftliche Normen zu halten, in den damaligen Erfahrungen ebenso ihre Wurzel wie seine ausgeprägte Lust, sich mit weltlichen oder kirchlichen Autoritäten anzulegen. Je mehr man ihm einzutrichten versuchte, er werde im Westen scheitern und reumütig in seine verhasste sozialistische Heimat zurückkehren, desto größer wurde sein Wunsch, es „denen da oben" zu zeigen. Diese Haltung ist auch im freien Westen stets seine Lebensmaxime geblieben. Wenn ihm jemand Steine in den Weg zu legen versucht, setzt das bei Gunther einen umso stärkeren Energieschub frei. Es ist ihm geradezu ein Bedürfnis, Leuten, die ihn bevormunden wollen, die Stirn zu bieten.

Schlussbetrachtung

Was es bedeutet mit Gunther verheiratet zu sein – danach fragen mich Journalisten heute oft. Das hätte ich auch gern gewusst, denn er ist ja nie da! Sein Leben ist die Plastination, und diesen Weg geht er völlig unbeirrt und überwiegend kompromisslos. Das bedeutet nicht, dass ihm unsere Partnerschaft gleichgültig wäre oder er erwartete, dass ich mich seinen Zielen unterordne. Ganz im Gegenteil: Nach seinem Verständnis von Partnerschaft wünscht er sich eine Frau, die weiß, was sie will, und die sich nimmt, was sie braucht.

Mich haben seine Unbeirrtheit und die Stärke, aus sich heraus etwas zu bewegen, von Anbeginn fasziniert. Aber derart fantasievolle Menschen sind auch schwierig und anstrengend. Stets muss man darauf gefasst sein, dass von heute auf morgen urplötzlich ganz wesentliche Dinge in Frage gestellt oder gar umgestoßen werden. Was eben noch richtig war und Geltung hatte, kann morgen schon vollkommen verkehrt und unangemessen sein, so dass es über den Haufen geworfen gehört. So sehr mich das manchmal schon an den Rand meiner eigenen Belastbarkeit gebracht hat, so möchte ich doch keinen Moment all der Erlebnisse mit ihm vermissen. Ich wünsche ihm – und damit auch mir – dass er diese unbändige, jugendliche Kraft auch weiterhin behält.

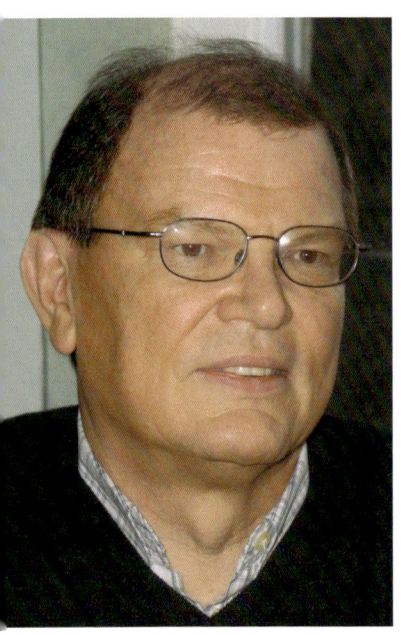

Dr. Wolfgang Heindl ist selbstständiger Steuer- und Finanzberater in Heidelberg. Über seine berufliche Tätigkeit trat er erstmals zu Beginn der 1990er Jahre mit Gunther von Hagens in Verbindung. Aus dieser Zusammenarbeit entstand ein enger zwischenmenschlicher Kontakt, der sich zu einem freundschaftlichen Verhältnis entwickelte. Auch nach dem Weggang von Gunther von Hagens aus Deutschland hat diese freundschaftliche Verbundenheit weiterhin Bestand: Bei seinen weltweiten Aktivitäten steht ihm Wolfgang Heindl Rat gebend zur Seite.

Wolfgang Heindl

Mit Gunther auf Reisen

Annäherung

„Du musst unbedingt nach Dalian kommen!" Das hatte ich bereits viele Male von ihm zu hören bekommen. Natürlich war ich auch neugierig, wollte endlich sehen, was da in China entstanden war. Eine rechte Vorstellung davon, was Gunther von Hagens dort errichtet hatte, hatte ich nicht. Ich habe nur mitbekommen, dass er viel Geld, das er mit seinen Ausstellungen verdiente, in sein Institut für Plastination investiert hatte. „Du musst das sehen, damit du verstehst, warum ich es gerade dort mache!" Seit ich Gunther von Hagens kenne, war die Frage der Anrede eben keine Frage. Er will nicht als Chef angesehen werden, sondern eher als Kollege, und so gehört diese vertraute Form der Anrede zu einer seiner grundsätzlichen Philosophien im Umgang mit seinen Mitarbeitern. Im Laufe der Zeit habe ich verstanden, dass er seine verschiedenen Institute eher wie universitäre Einrichtungen und nicht wie kommerzielle Unternehmungen führt. Sein Werdegang hat ihn da deutlich geprägt, und er nimmt die Nachteile, die ein eher ökonomisch orientierter Betrachter darin zu sehen glaubt, gerne in Kauf. Milde Nachsicht schlägt dem kritischen Betrachter entgegen.

An einem trüben Herbstabend war es dann soweit. Der Koffer war in Unkenntnis der klimatischen Erwartungen reichlich umfangreich gepackt, Reisepass mit Visum war eingesteckt und ich war in freudiger Erregung angesichts der bevorstehenden Reise ins Unbekannte. Gunther holte mich mit dem Auto zur Fahrt zum Flughafen ab. Ein Mitarbeiter des Heidelberger Instituts übernahm die Rolle des Chauffeurs. Gunthers erster Satz war: „Hallo mein Lieber, hast du noch Platz in deinem Koffer?" Ich hatte noch etwas Platz und damit geschah etwas, das ich zukünftig immer wieder erleben sollte, wenn ich mit Gunther reiste – die Verteilung einer Unmenge von Paketen, Päckchen, Büchern, Katalogen auf seine Mitreisenden. Die Assoziation mit einer Karawane ist bei Gunthers Reisen nicht von der Hand zu weisen.

Nach der Verteilung des Gepäcks ging es ab in Richtung Flughafen. Meine stille Frage, warum wir dazu nicht einen Zubringerdienst bemühten statt des wertvollen Mitarbeiters – aus meiner Sicht wäre dies wirtschaftlicher gewesen – sollte am Flughafen eine überraschende Antwort erfahren. Diesem Mitarbeiter fiel in Frankfurt eine äußerst wichtige Rolle zu. Angekommen am Flughafen quoll aus dem Kofferraum ein Gepäckstück nach dem anderen. Mit drei voll beladenen Kofferkulis ging es zum Check-in-Schalter. Doch Halt! – Kurz vor Erreichen des Schalters bekam der Mitarbeiter einen kurzen Hinweis von Gunther, und wie einstudiert scherte dieser aus der Karawane aus und brachte seinen Kofferkuli in einiger Entfernung vom Schalter in Warteposition. Gunther nahm vermutlich meinen verständnislosen und fragenden Blick wahr. Staunend lauschte ich seiner Erklärung, dass er beabsichtige, alle Gepäckstücke auf dem Kofferkuli, den der Mitarbeiter hütete, als „Handgepäck" mit in das Flugzeug zu nehmen. Mein ungläubiges Staunen mag dem geneigten Leser verständlich erscheinen, wenn er erfährt, dass sich unter dieser Vielzahl von „Handgepäck"-Stücken unter anderem ein Kopiergerät befand, das für das Universitätsinstitut in Dalian bestimmt war.

Die Angestellten am Check-in-Schalter hätten dieses „Handgepäck" nie als Handgepäck durchgehen lassen, so sie es denn gesehen hätten. Gunthers reichliche Flugerfahrung hatte ihn jedoch gelehrt, dass die Stewardessen am Flugzeug nie wegen der Zahl und des Umfangs von Handgepäck Schwierigkeiten machten. Man musste das „Handgepäck" also nur am Check-in-Schalter vorbeilotsen. Und diese Lotsenrolle fiel dem Mitarbeiter des Instituts zu.

Es lief auch alles wie von Gunther geplant, lediglich im Flugzeug gab es Schwierigkeiten mit dem Kopiergerät. Es passte nicht im Entferntesten in die Gepäckablagefächer über unseren Köpfen. So war es Gunthers Bekanntheitsgrad zu verdanken, dass sich eine Stewardess liebevoll des Kopierers annahm, bis er bei unserer Ankunft in Dalian wieder aus ihren Händen auftauchte.

Dalian

Am Flughafen in Peking erwartete uns ein Mitarbeiter des Instituts in Dalian, der sich um unser Handgepäck kümmerte. Da der Kopierer ein Geschenk für das Universitätsinstitut in Dalian war, verliefen die Zollformalitäten unproblematisch. Die Gepäckausgabehalle spuckte uns in die Ankunftshalle aus – Menschengewimmel, ein Ozean an Stimmen. Da ich zuvor keinen Blick in die Karte genommen hatte und lediglich ein Flugticket bis Peking besaß, hatte ich angenommen, dass Dalian eine Art Vorort von Peking sei. Gunther klärte mich jedoch auf, dass Peking nur eine Zwischenstation war und wir noch eine Stunde weiter bis Dalian fliegen mussten. Wir wühlten uns mit unserem Gepäck durch die Ankunftshalle durch bis zur Abflughalle. Gunther hielt Ausschau nach einem Ticketschalter.

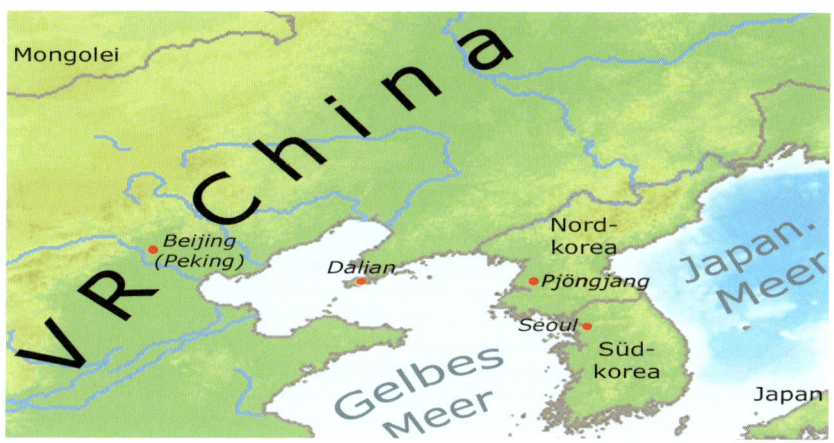

In China werden Inlandsflüge subventioniert, um es auch weniger zahlungskräftigen Chinesen zu erlauben, die Weite des Landes zu überbrücken. Das Flugticket nach Dalian war daher am Schalter in Peking um ein Vielfaches billiger als bei einer Buchung in Deutschland. Und Fliegen innerhalb Chinas ist so einfach wie Eisenbahn fahren in Deutschland. An Anzeigetafeln liest man die Abflugzeiten zum nächsten gewünschten Zielort ab – zum Glück erscheint die Anzeige auch auf Englisch –, kauft am Schalter den nächsten freien Platz, und gleich geht es los.

Nach Dalian finden sich Flüge nahezu im Stundentakt, und es gab keine Schwierigkeiten, schon bald einen Flug dorthin buchen zu können. Natürlich bereitete es Gunther offensichtliches Vergnügen, nicht nur Geld zu sparen, sondern auch seine chinesischen Sprachkenntnisse anzuwenden. Mir war aufgefallen, dass Gunther bei jeder passenden Gelegenheit – im Auto, im Flughafenwarteraum, beim Stehen in der Schlange – eifrig ein chinesisches Lehrbuch studierte. Den Erfolg dieser ausdauernden Bemühungen konnte ich bei einer anderen Gelegenheit hautnah miterleben.

Es war auf einer Taxifahrt vom Flughafen Peking ins Stadtzentrum. Wir nahmen ein Taxi und fragten den Fahrer nach einem Pauschalpreis. Der geforderte Betrag war 100 Yuan. Gunther war sicher, dass das höchstens 70 Yuan kosten dürfe und begann mit dem Fahrer eine lebhafte Diskussion. Aus der Gestik von beiden entnahm ich, dass Gunther den Fahrer aufforderte, den Taxameter anzustellen. Der Fahrer schien dies abzulehnen und bestand auf seiner Pauschale. Die chinesisch geführte Diskussion war hitzig, aber ich hatte den Eindruck, dass sich sowohl Gunther als auch der Fahrer dabei köstlich amüsierten. Nach einiger Zeit unterlag der Fahrer Gunthers nachdrücklichem Beharren und schaltete den Taxameter ein. Am Zielort angekommen zeigte der Taxameter tatsächlich nur 70 Yuan als Fahrpreis an. Gunther gab dem Fahrer 100 Yuan, 70 Yuan für den Fahrpreis und 30 Yuan als Trinkgeld. Die herrliche Sprachübung sei ihm 30 Yuan allemal wert gewesen.

Beim Flug von Peking nach Dalian flogen wir mit einer ziemlich neuen Boeing und hatten sogar Hühner an Bord. Dalian ist eine große Hafenstadt, geschmiegt an eine weite Meeresbucht. Nur wenige Dutzend Kilometer entfernt liegt ein berühmter Marinestützpunkt – sein englischer Name ist Port Arthur –, der in der japanisch-russischen Geschichte eine traurige militärische Rolle spielte. Gunthers Einfluss war es zu verdanken, dass ich später diesen Ort, der immer noch militärisches Sperrgebiet ist, besuchen durfte. Die immer noch deutlich sichtbaren Spuren auf den Schlachtfeldern des Japanisch-Russischen Krieges, vergleichbar mit dem Gebiet um Verdun, sind hier ein beredtes Mahnmal für die Sinnlosigkeit kriegerischer Auseinandersetzungen. Der Besuch dieses Kriegsschauplatzes hat mich lange beschäftigt.

Der Anflug auf Dalian über die Bucht gegen die tief stehende Sonne war Atem beraubend schön. Über der Bucht erhebt sich eine Skyline von Wolkenkratzern, die es mit New York aufnehmen kann. Nach Überwindung der Ankunftsformalitäten wurden wir mit einem Kleinbus des Instituts am Flughafen abgeholt. Zum ersten Mal erlebte ich den Straßenverkehr in China. Liegt es vielleicht an der großen Bevölkerungszahl, dass der Stellenwert eines Menschenlebens in China nicht besonders hoch zu sein scheint? Vielleicht haben in uns Europäern aber auch 2000 Jahre christliches, auf Nächstenliebe und Barmherzigkeit ausgerichtetes Gedankengut eine andere Achtung vor dem Leben, vor dem Individuum entstehen lassen? Scheinbar ohne die Existenz von Verkehrsregeln kämpft sich der Autoverkehr durch die Straßen. Das Recht des Stärkeren, Schnelleren, Rücksichtsloseren scheint zur Norm geworden zu sein. Fußgänger, das schwächste Glied in der Kette, erfahren keine Rücksichtnahme. Die positive Botschaft: Es gibt Zebrastreifen. Die negative Botschaft: Niemand beachtet sie. Mitten in einer achtspurigen Straße habe ich ein Kind, vom Verkehr umtost, stehen sehen. Vier Spuren hatte es schon von Spur zu Spur hüpfend überwunden. Die Hupen der Autos schrien es an; wie konnte das Kind nur wagen, den Autos in die Quere zu kommen. Die Automobilmachung Chinas wird zum Problem werden.

Nach diametraler Überwindung des automobilen Kriegszustands in der Millionenstadt erreichten wir wohl behalten Gunthers Wohnung. Wie nicht anders zu erwarten, wohnt Gunther inmitten der einheimischen

Bevölkerung. In einem chinesischen Wohnhaus, gerade wenige Jahre alt, wohnt er in der obersten Etage. Zum siebten Stockwerk – ohne Aufzug! – müssen wir hinauf. Der Aufstieg wird zum Bewährungstest für den gesamten Körper. Die Last des Gepäcks fordert Muskeln und Lunge. Der Weg vorbei an den Wohnungstüren der chinesischen Nachbarn gerät zum Härtetest für unsere Nasen. Ich weiß nicht, was hinter den Türen der Nachbarn gekocht wird, ich will es auch nicht wissen und vermutlich noch weniger essen.

Endlich oben angekommen zeigt sich zum Glück, dass trotz Gunthers Vorliebe für das Chinesische die Einrichtung seiner Wohnung meinen eher europäisch orientierten Begehrlichkeiten entgegenkommt. Lediglich die Zentralheizung – ein Schwerkraftkreislauf, der ohne Pumpe auskommt – mutet etwas antiquiert an, aber funktioniert vorzüglich! Auf einem bequemen Sessel ausgestreckt, lasse ich den Tag rückblickend ausklingen, während Gunther schon nebenan am Schreibtisch seine E-Mails abruft. Gute Geister haben Brot, Käse und Obst bereitgestellt und für mich sogar eine Flasche Rotwein, „The Great Wall", keine Offenbarung, aber besser als erwartet.

Das Institut

Am nächsten Morgen werden wir um acht Uhr abgeholt, Gunther will mir sein Institut zeigen und seine Mitarbeiter vorstellen. Auf dem Gelände der medizinischen Fakultät der Universität Dalian hat man ihm ein größeres Gebäude zur Verfügung gestellt. Hier im Institut für Plastination der Universität Dalian entwickeln unter seiner Anleitung Mitarbeiter und Studenten die Techniken zur Erstellung von Korrosionspräparaten. Stolz zeigen sie Gunther, was in den letzten Tagen entstanden ist. In ihren Gesichtern spiegelt sich die Begeisterung, die Gunther durch seine Persönlichkeit in ihnen entfacht hat. Ich beobachte aus der Distanz und spüre zum ersten Mal deutlich, wie Gunther in diesem Kreis völlig in seiner Leidenschaft für seine Arbeit aufgeht und alles andere um sich herum vergisst. Man begegnet mir mit äußerster Zuvorkommenheit, aber ich spüre, dass ich nicht dazugehöre. Dann wandere ich durch die Institutsräume und

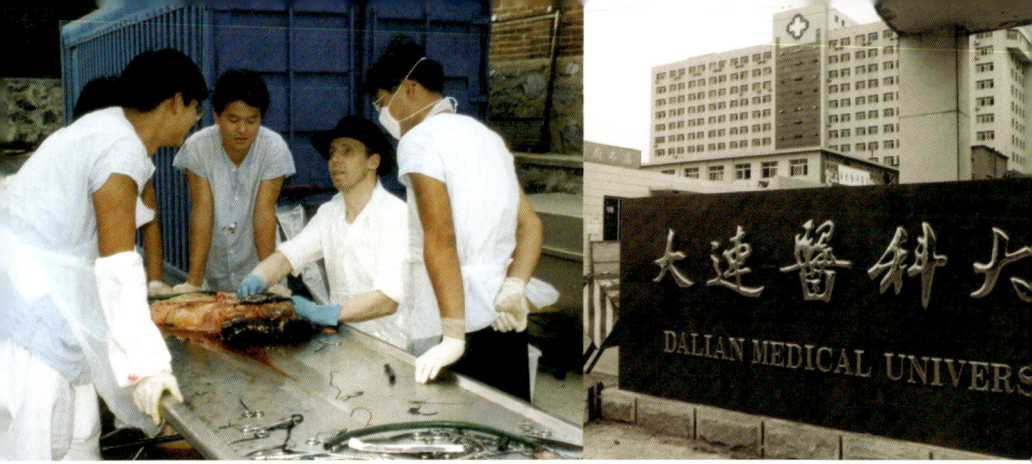

Die Medizinische Universität in Dalian, Foto: Henri Wagner

bestaune die entstandenen Korrosionspräparate. Die Mitarbeiter üben diese Technik an Hasen und Hühnern. Dass ihnen dieses auch Spaß machen muss, zeigt sich an den Posen, die sie dem feinen Gerüst an Blutgefäßen verliehen haben. Die Zeit drängt, ich muss meinen Rundgang beenden, und Gunther wird aus dem Kreis seiner Mitarbeiter und Studenten gerissen. Aber die Mitarbeiter des außerhalb gelegenen zweiten Teils seines Instituts warten ebenfalls sehnsüchtig auf ihren Mentor.

Mit dem Institutsbus werden wir zum Institutsgelände am Rande von Dalian gebracht. Hier befindet sich die so genannte „High Tech Zone", ein größer, erst jüngst entstandener Technologiepark, in dem die Stadt Dalian ein Ansiedlungsprogramm für bestimmte Technologieunternehmen betreibt. Innovative Unternehmen aus aller Welt erhalten dort die Möglichkeit, unter erleichterten Bedingungen ihre Betriebe und Forschungseinrichtungen zu errichten. Die Verwaltung des Technologieparks war stolz, dass auch Gunther sich hier mit seinem Institut niederließ, mitten unter namhaften Unternehmen aus aller Welt.

Auf dem Rücken eines Hügels gelegen, grüßt uns schon von weitem der Gebäudekomplex von Gunthers Institut. Hier verbinden weit reichende unterirdische Anlagen ein quadratisches zweistöckiges Gebäude, in dem sich Lehrsäle, Präparationssäle und technische Einrichtungen befinden, mit einem mehrstöckigen Verwaltungs- und Wohngebäude. Etwa 180 Mitarbeiter und Studenten waren hier zur Zeit meines Besuchs tätig. Ein Großteil von ihnen war im Wohnbereich des Gebäudes untergebracht. Ich erfuhr, dass es in China üblich ist, Mitarbeitern eines Betriebes auch Wohnmöglichkeiten zur Verfügung zu stellen. Während Gunther wieder in den Kreis seiner Mitarbeiter eintauchte, interessierte ich mich für die Ausstattung der Wohnräume. Man ließ mir eine Besichtigung angedeihen, und ich sah mit Erstaunen, dass die den Mitarbeitern und Studenten zur Verfügung gestellten Apartments, ausgestattet mit Kochecke, Dusche und WC, einen Vergleich mit den Studentenwohnungen in unseren Studentenwohnheimen nicht zu scheuen brauchten. Gunther sorgt sich um seine Mitarbeiter.

Die Leiterin der Buchhaltung, der ich danach meinen Besuch abstattete, lud mich zum Mittagessen in die Institutskantine ein. Auch die Bereitstellung einer Kantine gehört zu den Gepflogenheiten in chinesischen Betrieben. Die angebotenen Speisen waren für meinen europäischen Gaumen gewöhnungsbedürftig und so war ich froh, die Leiterin der Buchhaltung als Ratgeberin an meiner Seite zu wissen. Der englischen Sprache mächtig – im gesamten Institutsbereich hat Gunther Englisch als Dienstsprache eingeführt – erklärte sie mir den Inhalt der verschiedenen Essenstöpfe. Das war notwendig, denn ich konnte lediglich den angebotenen Reis zweifelsfrei identifizieren. Kein Vergleich mit den angebotenen Speisen in deutschen China-Restaurants, das Aussehen war vielleicht merkwürdiger, der Geschmack der Speisen jedoch übertraf alles, was ich bisher als chinesische Küche kennen gelernt hatte.

Nach dem Essen nahm mich die freundliche Buchhaltungsleiterin unter ihre Fittiche und führte mich durch das Institut. Unvergesslich ist für

Blick vom Dach des Institutsgebäudes auf das Gelbe Meer

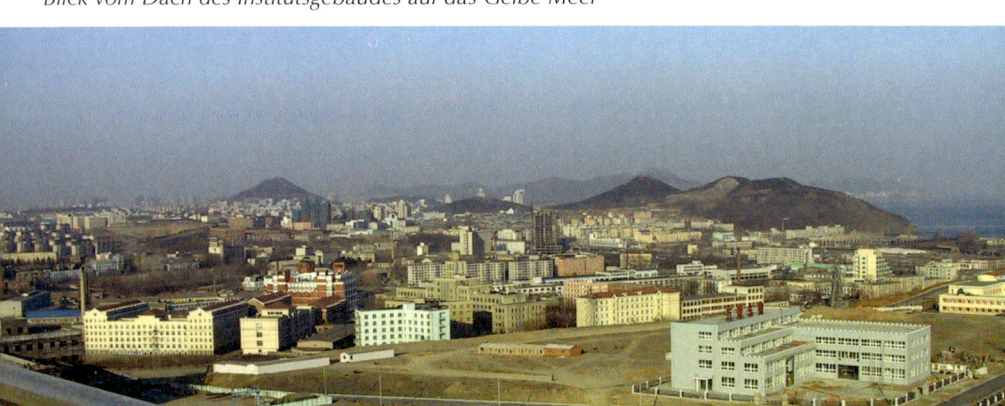

mich der Rundblick von der Dachterrasse des Gebäudes. Von den sanften Hügeln im Hintergrund über die Skyline von Dalian bis zum in der Ferne silbrig glitzernden Chinesischen Meer erinnerte mich der Ausblick an ein Gemälde. Harmonisch fügt sich das Institutsgelände in dieses Bild und zeigt beeindruckend das Werk Gunthers. Ich verstehe die Verehrung, die Gunther seitens der Mitarbeiter und Studenten entgegengebracht wird, und begreife die Achtung, die er seitens der Verwaltung genießt.

Betrachtungen

Anderntags saß ich auf dem kleinen Balkon, der wie ein Schwalbennest im siebten Stock an Gunthers Wohnung klebt. Ich war in die Betrachtung des Chinesischen Meeres versunken, als mich hämmernde Geräusche in die Wirklichkeit zurückriefen. Auf dem Nachbargrundstück war offensichtlich ein größerer Wohnkomplex im Entstehen begriffen. Eine Vielzahl von Arbeitern war mit der Errichtung der Gebäudefundamente beschäftigt. Die Geologie Dalians ist so beschaffen, dass unter einer dünnen Bodenkrume der nackte Fels zu Tage tritt. Für die Schaffung der Streifenfundamente musste dieser Fels abgetragen werden.

Statt Maschinen sah ich auf dem Gelände etwa 100 Arbeiter, die den Fels lediglich mit Hammer und Meisel bearbeiteten. Dabei bildeten jeweils drei Arbeiter ein Team. Ein Arbeiter setzte einen mannshohen Meisel an, während die beiden anderen abwechselnd mit großen Hämmern auf diesen Meisel schlugen. Scheinbar unermüdlich, ameisenhaft gruben sich die vielen Dreierteams von sechs Uhr am Morgen bis acht Uhr am Abend in den Fels. Die Arbeiter wohnten in behelfsmäßig am Rande des Areals errichteten Hütten, kochten ihr Essen an offenen Feuerstellen und hängten ihre Wäsche zwischen diesen Hütten zum Trocknen auf. Die einzige Maschine, die ich sah, war ein betagter Radlader, der den entstandenen Felsschutt entsorgte. Später habe ich erfahren, dass die Fundamente nach etwa drei Monaten fertig gestellt waren. Man hat mir gesagt, dass der Stundenlohn eines solchen Arbeiters etwa 25 Cent betrug. Bei geschätzten 120 000 Mannstunden hat so die Erstellung der Fundamente sicherlich nicht mehr als 30 000 Euro gekostet.

Ich habe an anderen Orten der Welt ähnliche geologische Gegebenheiten beobachtet. In Mallorca etwa stößt die Errichtung von Gebäudefundamenten auf vergleichbare Schwierigkeiten. Dort wird jedoch nach meiner Beobachtung eine vergleichbare Aufgabe mittels Maschinen bewältigt. Meiselbagger, bedient lediglich von einem Arbeiter, graben sich in den Fels. Grobe Schätzungen führen mich zu der Überzeugung, dass eine vergleichbare Arbeit dort trotz Maschineneinsatzes mindestens doppelt so teuer wie in China sein müsste.

Wegen des nahezu unerschöpflich scheinenden Reservoirs an billigen Arbeitskräften ist es offensichtlich aus kaufmännischer Sicht sinnvoller, in China bei einfachen Produktionsprozessen den Produktionsfaktor Kapital durch den Faktor Arbeit zu ersetzen. Diese frühkapitalistische Produktionsweise zeigt, dass China in vielen Bereichen seiner Wirtschaft noch immer am Beginn der Industrialisierung steht. Dies ist einer der vielen Widersprüche in diesem an Widersprüchen reichen Land. Der Bau der Strecke für den *Transrapid* in Schanghai – ein Produkt modernster Technologie – erfolgte durch den Einsatz einer großen Zahl an billigen Arbeitskräften. Und das erfolgte in einer Geschwindigkeit, die unseren kapitalintensiven Bauunternehmen abhanden gekommen zu sein scheint.

Von Hagens Dalian Plastination Company Ltd.

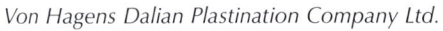

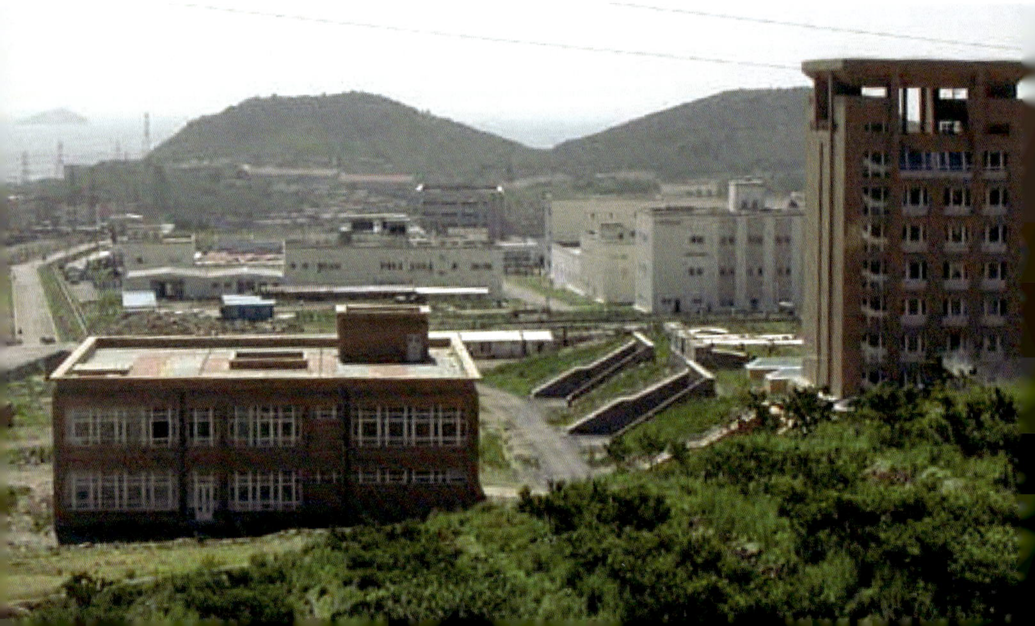

Diese Produktionsweise wird sicherlich nicht nur durch den Preis der Arbeit begünstigt, sondern auch durch die Geduld, Ausdauer und Leidensfähigkeit chinesischer Arbeiter. Ich kann nur vermuten, dass diese Haltung auf konfuzianischen Grundlagen beruht. Aber es ist gerade diese Eigenschaft, die Gunther angesichts der Präzision seiner chi-

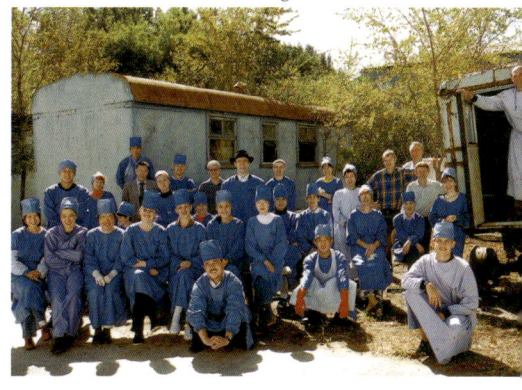

nesischen Präparatoren ins Schwärmen geraten lässt. Er kann sich schwerlich vorstellen, dass an einem anderen Ort der Welt seine Ideen mit so viel Hingabe und Qualität schaffender Feinmotorik verwirklicht werden könnten. Aber natürlich erhalten Gunthers qualifizierte Mitarbeiter ein angemessenes, höheres Gehalt.

Meine Überzeugung, dass die Geduld und Ausdauer der Chinesen auf einem konfuzianischen Gedankengebäude beruhen müsse, erhärtete sich bei einem Spaziergang im Wohnviertel um Gunthers Wohnung. Hier wohnen außer Gunther keine Ausländer, und so konnte ich mich der Betrachtung chinesischer Authentizität hingeben. Ich schlenderte eine Straße entlang, als mir ein alter Mann am Straßenrand auffiel. Er saß auf einer Bank, neben ihm stand ein mit Wasser gefüllter Eimer und in der Hand hielt er einen Pinsel, groß wie ein Besen. Von Zeit zu Zeit nahm er den Pinsel, tauchte ihn in das Wasser und malte große kaligraphische Zeichen auf den schwarzen Asphalt der Straße. Die Zeichen waren vergänglich, denn die in der prallen Sonne liegende Straße ließ das Wasser schnell verdunsten. Immer wieder malte er neue Schriftzeichen auf den Asphalt und schien zufrieden, wenn ihm eines offensichtlich besonders gut gelungen war. Er schuf nichts Bleibendes, aber dennoch war die Zufriedenheit zu spüren, die er aus dieser Tätigkeit schöpfte. Wie schnell würden wir Andersdenkenden den Begriff der Sinnlosigkeit seines Tuns gebrauchen. Nach etwa einer Stunde verabschiedeten wir uns, ohne ein Wort gesprochen zu haben, mit einem freundlichen Kopfnicken voneinander.

Nach Bischkek

Am nächsten Tag fragte mich Gunther, ob ich mit ihm nach Bischkek kommen wolle. An der Medizinischen Fakultät der Universität von Bischkek, der Hauptstadt Kirgisiens, leitet Gunther ein weiteres von ihm gegründetes Institut für Plastination. Nicht nur weil man ihn dort zum Honorarprofessor ernannt hat, liegt ihm dieses Institut sehr am Herzen. Seine Mitarbeiter hatten sich mit ihm in Verbindung gesetzt und um seine dringende Anwesenheit gebeten. Gunther ließ kurz entschlossen einen Flug von Peking nach Bischkek buchen, und ich nahm gerne seine Einladung in dieses für mich fremde Land an. Selbstverständlich waren dabei meine Empfindungen etwas zwiespältig, konnte ich mich doch noch dunkel aus dem Geografieunterricht erinnern, dass Kirgisien gleich neben Afghanistan liegt, sicherlich nicht eine der sichersten Gegenden der Welt.

Von Peking sollte die Reise mittels eines Direktflugs nach Bischkek an Bord eines Flugzeugs der staatlichen kirgisischen Fluggesellschaft erfolgen. Die Anreise nach Peking verlief am nächsten Morgen unspektakulär. Wir checkten in Peking für den Flug nach Bischkek ein, erhielten die Sitzplätze 1A und 1B in der ersten Klasse zugewiesen, und das Abenteuer begann. Der Zeitpunkt für den Aufruf, an Bord des Flugzeugs zu gehen, verstrich, die Zeit zerrann Minute für Minute. Irgendwann fragte ich Gunther, ob der Flug wohl ausfallen würde? Gunther erklärte mir gelassen, dass er solches schon häufiger erlebt habe bei seinen Flügen mit der staatlichen kirgisischen Fluglinie. Entweder müsse das Flugzeug noch betankt werden und der Pilot sei noch damit beschäftigt, das Geld für die Kerosinrechnung aufzutreiben, oder am Flugzeug sei wieder einmal etwas zu reparieren. Gunthers Gelassenheit ging nicht wirklich auf mich über. Später habe ich erfahren, dass die staatliche kirgisische Fluggesellschaft nur über zwei oder drei taugliche Flugzeuge verfügt, die im Flugverkehr von und zu westlichen Ländern eingesetzt werden. Nur diese Maschinen seien in einem solchen technischen Zustand, dass sie nach den auf westlichen Flughäfen obligatorischen technischen Inspektionen wieder starten dürfen. Im innerasiatischen Flugverkehr dagegen werden alte russische Flugzeuge eingesetzt. Deren technischen Zustand will ich mir nicht vorstellen!

Sechs Stunden nach der vorgesehenen Boarding-Time wurden wir endlich an Bord des Flugzeugs gebeten. Die Kerosinrechnung war jetzt offenbar bezahlt. Nach Betreten des Flugzeugs verstand ich sofort, warum Gunther, entgegen seiner sonstigen Gewohnheit, in der Economy-Klasse zu fliegen, hier einen Flug in der ersten Klasse gebucht hat. Diese „Erste Klasse" umfasste die ersten drei Sitzreihen, war von der Economy-Klasse hinten im Flugzeug durch einen Vorhang getrennt und äußerst sehenswert: Kein Sitzbezug glich dem anderen, der Bodenbelag war verschlissen und wies viele Löcher auf. Ich will aber dennoch immer noch nicht glauben, was ich hinter dem Vorhang zu sehen vermeinte. Könnte ich dort tatsächlich Holzsitze gesehen haben oder haben mich meine Augen getäuscht?

Wir wollten uns eben auf unseren Plätzen 1A und 1B niederlassen, als der Kopilot auf uns zustürzte und in radebrechendem Englisch erklärte, dass diese Plätze reserviert seien und wir im hinteren Bereich des Flugzeugs Platz nehmen müssten. Natürlich seien die Plätze reserviert, erklärten wir ihm, nämlich für uns! Diesen Einwand tat er mit einer Handbewegung ab, versuchte uns in den hinteren Teil des Flugzeugs abzudrängen und verfiel mehr und mehr ins Russische. Da kam Gunthers großer Auftritt! Er richtete sich zu seiner vollen Größe auf, eindrucksvoll mit seinem schwarzen Hut, und ließ einen Schwall an russischen Worten – Gunther ist seit seiner Schulzeit in der DDR des Russischen gut mächtig – auf den verdutzten Kopiloten einprasseln. Ich weiß nicht, was Gunther zu ihm sagte, die Wirkung seiner Worte zeigte sich jedoch augenblicklich. Der Kopilot

Auf dem Weg nach Bischkek, Foto: Henri Wagner

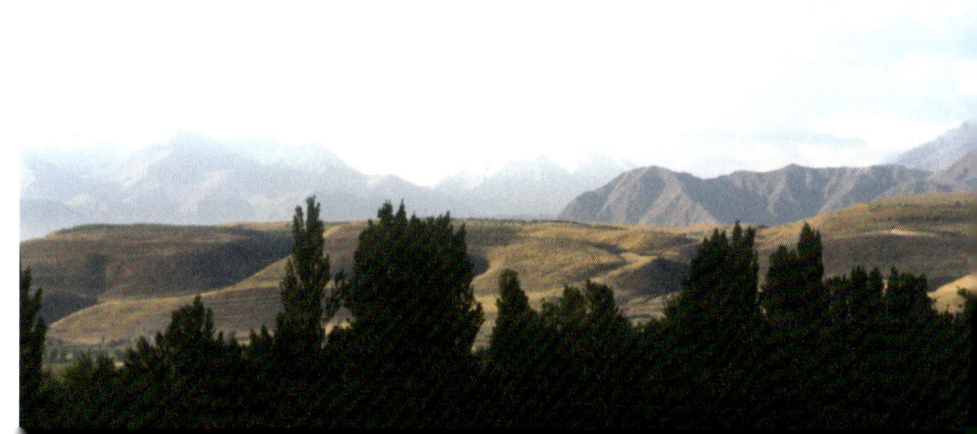

verstummte und zog sich eilig in das Cockpit zurück. Das kenne er schon, erklärte mir danach Gunther: Die Piloten versuchen bei jedem Flug die vorderen (besten) Plätze für sich und ihre mitfliegenden Konkubinen frei zu machen. Tatsächlich erschienen kurz vor dem Start einige Damen an Bord, die unzweifelhaft nicht der feineren Gesellschaft angehörten. Schmollend mussten sie weiter hinten im Flugzeug Platz nehmen.

Die Maschine rüttelte heftig beim Start, der Flug war unruhig und das später dargereichte Sandwich schmeckte fürchterlich. Mein Magen und meine Nerven verlangten nach einer Beruhigung. Auf einer klapprigen Dinette schob die Stewardess einige Schokoriegel und eine Flasche Wodka über den löchrigen Bodenbelag im Gang hin und her. Ich bat sie um ein Glas Wodka, und sie forderte einen Preis von fünf US-Dollar, wobei ein Schokoriegel allerdings inbegriffen sei. Ich willigte ein und erhielt für diesen Betrag zu meiner Überraschung neben dem Schokoriegel die gesamte Flasche Wodka. Nicht übermäßig geleert begleitete mich die Flasche dann auf dem Rest unserer gemeinsamen Reise.

Einreisekuriositäten

Nach unserer Landung in Bischkek begannen die Einreiseformalitäten. In der Gepäckausgabehalle, zugleich Zollabfertigung und Einreisekontrolle, waren keine Gepäckwagen zu finden, und die obligatorischen Einreiseformulare lagen nur in russischer Sprache aus. Dafür wimmelte es in dieser Halle von mit Trainingsanzügen bekleideten jungen Männern, die ihre Dienste bei der Besorgung eines Gepäckwagens oder ihre Hilfe beim Ausfüllen der Formulare anboten. Offensichtlich hatten sie zuvor die Gepäckwagen und die englischsprachigen Einreiseformulare verschwinden lassen, um bereits hier den einreisenden Fremden die ersten Dollars aus der Tasche zu ziehen. Die Einnahmen aus diesem Geschäft mussten sie sicherlich mit den Grenzbeamten teilen, wie sonst hätten sie in diesen internationalen Bereich des Flughafens gelangen können?

Bei uns hatten sie kein Glück. Wir benötigten keine Gepäckwagen, da unsere Koffer Rollen hatten, und Gunther verstand es dank seiner Sprachkenntnisse selbstverständlich, die Anweisungen für das Ausfüllen der

Formulare zu erteilen. Dennoch erstaunte mich die Normalität im Umgang mit Korruption, die ich seit dem Betreten des kirgisischen Bodens beobachten konnte. Bei der Zollabfertigung stand vor mir in der Schlange ein Kirgise, schwer beladen mit Koffern und Kisten. Er reichte dem Zollbeamten offen seinen Reisepass, in dem ein Bündel Geldscheine steckte. Das Bündel wechselte den Besitzer und das Gepäck passierte unbehelligt die Zollbarriere.

Am Ausgang des Flughafens erwartete uns ein Mitarbeiter des Instituts, der uns in Gunthers Wohnung brachte. Übermüdet suchte ich schnell das mir angebotene Bett auf. Das leise Rascheln aus der Küche nahm ich nur noch im Unterbewusstsein wahr.

Die Ausstellung

Im Institut lernte ich am nächsten Tag die Mitarbeiter Gunthers kennen. Die Professoren der Medizinischen Fakultät hatten für Gunther und mich einen kleinen Empfang vorbereitet. Anlass war die Eröffnung des gerade fertig gestellten KÖRPERWELTEN-Museums in der Universität, das man Gunther voller Stolz und um seine Anerkennung heischend vorführte. Es war wirklich beeindruckend, was hier mit den einfachen, zur Verfügung stehenden Mitteln entstanden war. Dem Rundgang schloss sich ein kleiner Mittagsimbiss an, und ich war überwältigt von der Herzlichkeit, mit der ich in diesen Kreis aufgenommen wurde. Der Tag verging rasch mit Besichtigungen der verschiedenen Einrichtungen, die Gunther leitete oder mit denen er zusammenarbeitete. Am Abend in der Wohnung wollte ich dem Rascheln in der Küche, an das ich mich wieder erinnerte, auf den Grund gehen. „Mach halt erst das Licht an, bevor du in die Küche gehst, dann erlebst du auch keine Überraschungen!" war dabei Gunthers gut gemeinter Ratschlag. Ich beschloss, die Sache auf sich beruhen zu lassen und setzte mich auf den Balkon der Wohnung. In der Ferne leuchteten die Berge des Himalajas in der Abendsonne. Die Schönheit dieses Anblicks brachte jedes Gespräch zum Verstummen.

Die Jurte

Der folgende Tag wurde zum Höhepunkt meiner Reise mit Gunther. Der Tag verlief schon bis zum Nachmittag ereignisreich. Der Besichtigung weiterer universitärer Einrichtungen folgte ein Rundgang durch die Innenstadt von Bischkek und ein Besuch des örtlichen Kaufhauses GUM. Das Treiben um mich herum, die landestypische Kleidung der Passanten, die an kleinen Buden dargebotenen Speisen und die Schreie der Händler an den Markthallen wirkten auf mich sehr fremdländisch. Ich wurde mit Neugierde betrachtet, aber auch, so empfand ich, mit Freundlichkeit.

Eine wortführende Professorin der Universität hielt am Nachmittag für Gunther und mich eine Überraschung bereit. Sie und einige weitere Kollegen luden uns zu einem Ausflug in die Berge ein. Mit einem Kleinbus verließen wir am späteren Nachmittag die Stadt und fuhren in Richtung des nahen Gebirges. Die Straße führte entlang eines Flusses, der vom hohen Gebirge herab in die Ebene fließt. Kirgisien ist ein trockenes, in weiten Teilen mit Wüste bedecktes Land. Lediglich am Saum der Flüsse, die vom Schmelzwasser der Gletscher im Hochgebirge gespeist werden, gedeiht eine üppige Flora.

Nomade vor traditionellem Rundzelt, Foto: Henri Wagner

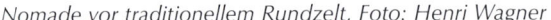

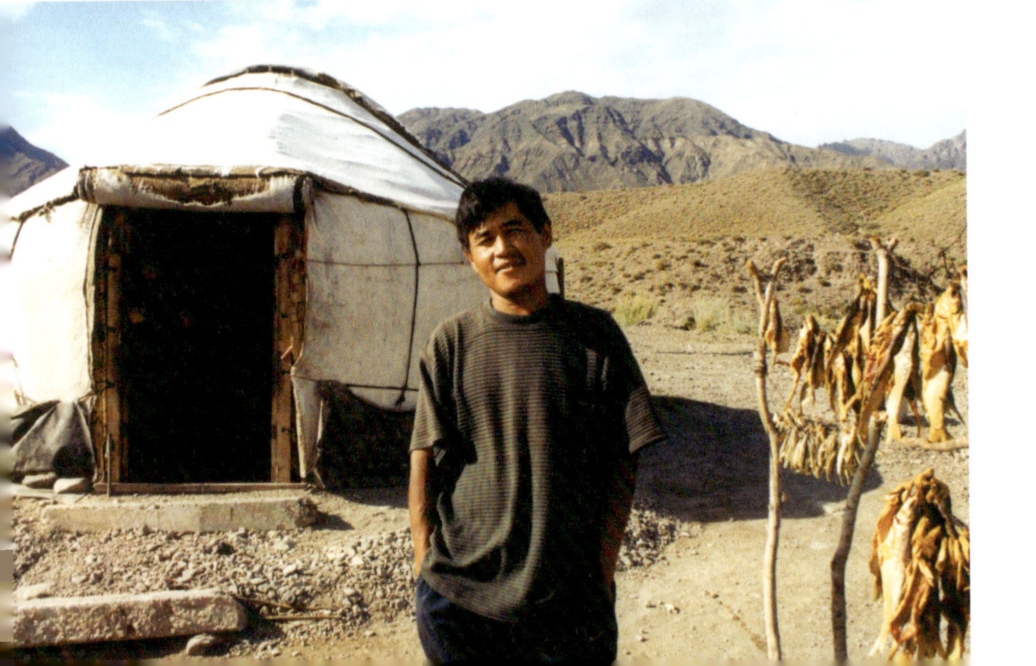

Immer höher stiegen wir längs des Flusslaufs in den Gebirgstälern empor. Weit oben erreichten wir mit den letzten Strahlen der Sonne ein kleines fruchtbares Hochplateau. Mitten in einer saftigen Wiese tauchte vor uns eine große Jurte auf, das traditionelle Rundzelt der Nomaden in diesem Teil Asiens. Die Konstruktion hat sich seit Dschingis Khan oder länger nicht geändert. Lediglich an der Gestaltung des Rauchabzugslochs oben in der Mitte der Jurte sollen sich die verschiedenen Stämme voneinander unterscheiden.

Wir wurden freundschaftlich in die Jurte gebeten und erhielten zur Begrüßung Brot und Salz. In der Mitte der Jurte stand ein etwa 20 Zentimeter hoher Tisch, um den herum wir im Schneidersitz auf weichen Teppichen Platz nahmen. Gunther bekam den Ehrenplatz zugewiesen. Der Tisch war überreichlich beladen mit Speisen und Getränken. Hammel in Brotteig, Fleischbällchen, Schmalzgebackenes, Käse, Obst, Gemüse – ein Gaumenschmaus! Der Abend in freundschaftlicher Runde dauerte noch lange und inmitten von uns saß Gunther, aufrecht, seinen schwarzen Hut auf dem Kopf, und strahlte vor Zufriedenheit mit den Kerzen um die Wette.

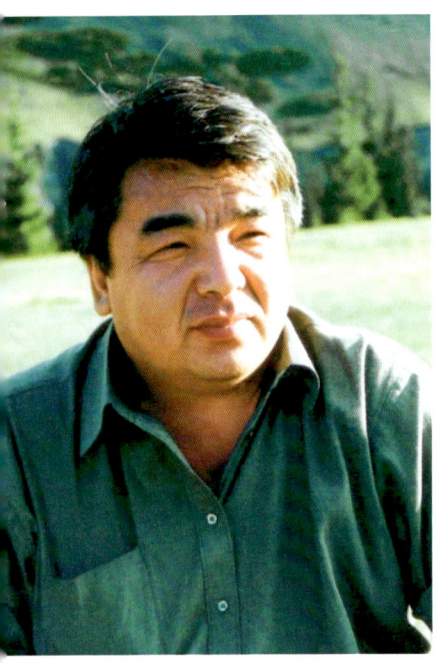

Nyschanbek Kotschkorov wurde am 12. März 1958 geboren und ist kirgisischer Nationalität. Als ausgebildeter Journalist arbeitete er am Anfang seiner Karriere bei Zeitungen, seit 1981 ist er im Fernsehen als Journalist für rechtliche Themen tätig. Er ist „Verdienter Künstler" der Kirgisischen Republik sowie Preisträger internationaler Ausschreibungen in Amerika 1998 und Deutschland 2003 zum Thema „Propaganda des Rechts". Zurzeit arbeitet er im Nationalen Rundfunk und Fernsehen als Producer des Magazins „Adilet" (Gerechtigkeit), das sich u. a. mit Rechtsfragen auseinander setzt.

Nyschanbek Kotschkorov

Avicenna des 21. Jahrhunderts

Den Mann, der immer einen schwarzen Hut trägt, kenne ich seit November 2002. Im Herbst desselben Jahres wurde Doktor Gunther von Hagens vielfach in den Massenmedien Kirgisiens zum Thema. Besonders die Zeitungen *Agym* und *Alam* schrieben offen, dass er „mit Leichen Geschäfte macht, was mit Wissenschaft nichts zu tun hat". Die Zeitungen, die von der Plastination nichts verstehen, begannen von Hagens „als Leichenfledderer" zu bezeichnen. Das war der Grund, warum ich in meiner Eigenschaft als Journalist begann, mich näher mit Gunther von Hagens' Wirken in Kirgisien zu beschäftigen. Dazu musste ich aber nicht nur dort, sondern auch über seinen Werdegang und seine Aktivitäten in Deutschland, in China und in Russland recherchieren. Zusätzlich wurden von mir über den Doktor mit dem schwarzen Hut ca. 100 Videofilme gedreht. Auf dieser Grundlage und auf meine Initiative entsteht im Moment daraus ein zweiteiliger Dokumentarfilm über den Plastinator, weltberühmten Wissenschaftler und Anatomen, der den Titel „Avicenna des 21. Jahrhunderts" trägt. Dieser Beitrag ist eine kurze Zusammenfassung meiner Aktivitäten und Rechercheergebnisse über Doktor Gunther von Hagens aus Anlass seines Geburtstags.

Das Leben ist nicht einfach. Wir wissen, dass nicht Tausende, sondern Millionen Menschen ihrem Leben nicht die richtige Richtung geben können. Aber gerade diese Menschen tun sich besonders hervor, wenn es darum geht, auf dem eigenen Urteil (ob sie nun jemanden besonders schätzen oder kritisieren) zwingend zu beharren. Sie glauben immer, dass sie im Recht sind und versuchen, ihre Meinung möglichst weit zu verbreiten, und wir sind oft unschlüssig, was wir in solchen Fällen unternehmen sollen. Aus diesem Grund meine ich, wird auf den großen Anatomen und

Wissenschaftler von Hagens mit so viel Unverständnis und so negativ reagiert. Besonders ärgerlich finde ich, dass ihn, den Erfinder der Plastination, nicht nur Laien, sondern auch Wissenschaftler, gewählte Politiker und im Besonderen Journalisten nicht verstehen wollen. Das war für mich Anlass genug, mich mit von Hagens näher zu befassen.

Während meiner Schulzeit las ich einige Bücher über den weltberühmten Mediziner Avicenna. Besonders aufschlussreich ist, dass er bereits in jungen Jahren Arzt werden wollte, nachts tote Menschen ausgrub und deren Anatomie untersuchte. Sein Vater schimpfte immer: „Du stinkst nach Leichen!" Immer wieder stieß Avicenna, der in den Jahren zwischen 980 und 1037 lebte, auf Schwierigkeiten, aber er wurde schließlich ein Gründervater der Medizin. Und Gunther von Hagens? Sein Verdienst ist dem Verdienst Avicennas sehr ähnlich. Unterschiedlich ist, dass die beiden in verschiedenen Zeiträumen gelebt haben. Gebührt Avicenna als einem der ersten Wissenschaftler, der die Anatomie des Menschen untersucht hat, der Titel eines Mediziners, dann gebührt Gunther von Hagens der Titel eines Aufklärers, der nicht nur Ärzten, sondern auch allen Laien, der Öffentlichkeit und der Gesellschaft die geheimnisvolle Welt der Anatomie und des menschlichen Körpers näher gebracht hat. Und deswegen ist Gunther von Hagens für mich der Avicenna des 21. Jahrhunderts.

Meine journalistischen Recherchen begannen mit der Frage, wie und wann Gunther von Hagens nach Kirgisien gekommen ist. Am 14. Mai 1996 wurde zum ersten Mal zwischen von Hagens und der Kirgisischen Staatlichen Medizinischen Akademie (KSMA), Bischkek, ein zweiseitiges Abkommen geschlossen, und am 20. Februar 1997 wurde eine Vereinbarung „Über die Errichtung eines Zentrums für Plastination an der KSMA" unterschrieben. In diesem Gründungsvertrag wurde Prof. Valerij Gabitov zum Koordinator des Plastinationszentrums bestimmt, und ihm wurde von Gunther von Hagens für das kirgisische Institut eine Generalvollmacht erteilt. Bei der Durchsicht der entsprechenden Dokumente fand sich auch ein Brief, der am 1. Dezember 1996 vom damaligen Rektor der KSMA, Mursaliev geschrieben wurde. In diesem Schreiben bittet er Gunther von Hagens um die Gründung eines Plastinationszentrums an der KSMA und um wissenschaftliche Zusammenarbeit. Das ist der eindeutige Beleg dafür, dass der große deutsche Anatom und Plastinator nach Kirgisien als Wissenschafter eingeladen war.

Im Jahr 1997 bekam die KSMA einen neuen Rektor, Prof. Iskender Akylbekov, und unter von Hagens und Akylbekov begann die wissenschaftliche und betriebliche Zusammenarbeit. Mit Hilfe von Hagens' wurden die Lehrgebäude der KSMA gründlich renoviert. Die Arbeit des deutschen Wissenschaftlers und Investors war hoch geschätzt, und im Jahr 1998 wurde Gunther von Hagens in Anwesenheit des damaligem Premierministers A. Muraliev, des Gesundheitsministers N. Kassiev und vielen Wissenschaftlern der Medizinischen Akademie der Titel des Ehrenprofessors der KSMA feierlich verliehen. In diesen Jahren überstellte von Hagens über 1600 Plastinate ins Museum der Plastination in Kirgisien, über 30 Wissenschaftler wurden motiviert, sich mit der Plastination zu beschäftigen, und 20 Forscher haben in Deutschland in dieser Richtung ihre Kenntnisse vertieft. Und der Direktor des Plastinationszentrums war auf „das einzige Museum dieser Art in der Welt" sehr stolz. Auf diese Weise brachte der Plastinator von Hagens in die Wissenschaft und in das Leben der Wissenschaftler in Kirgisien erhebliche Innovationen. Der damalige Rektor Akylbekov erklärte, das Plastinationszentrum mache große Fortschritte, wenn den Studenten der Medizinischen Akademie in einem Jahr mehr als 300 Körper zur

Museum der Plastination in Bischkek, Foto: Henri Wagner

Verfügung stehen. Um solche Erfolge beneideten die Anatomen der Nachbarstaaten wie Usbekistan und Kasachstan die kirgisische Wissenschaft, wie in den hiesigen Zeitungen und Zeitschriften nachzulesen war. In den Jahren 1998–2000 schien es, dass das Plastinationszentrum in Kirgisien Fortschritte machte. Durch von Hagens' menschliche Initiative schien für die Mediziner Kirgisiens ein Traum in Erfüllung zu gehen.

Aber die Wirklichkeit sah leider anders aus. Der Generalbevollmächtigte des kirgisischen Plastinationszentrums, Gabitov, begann eigenmächtig über die von Hagens'schen Investitionen zu verfügen. Von keinem Angestellten wurden die Arbeitsbücher ausgefüllt, die Auszahlung der Gehälter verlief chaotisch, und das Plastinationszentrum entrichtete keine Steuern an den Staat. Vertragsmäßig unterstand das Plastinationszentrum der KSMA, und die KSMA hatte die Aufgabe der juristischen und finanziellen Kontrolle der Arbeit Gabitovs. Aber die KSMA fand keine Fehler, denn Gabitovs Rechenschaftsberichte waren gefälscht.

Gunther von Hagens mit dem kirgisischen Kalpak

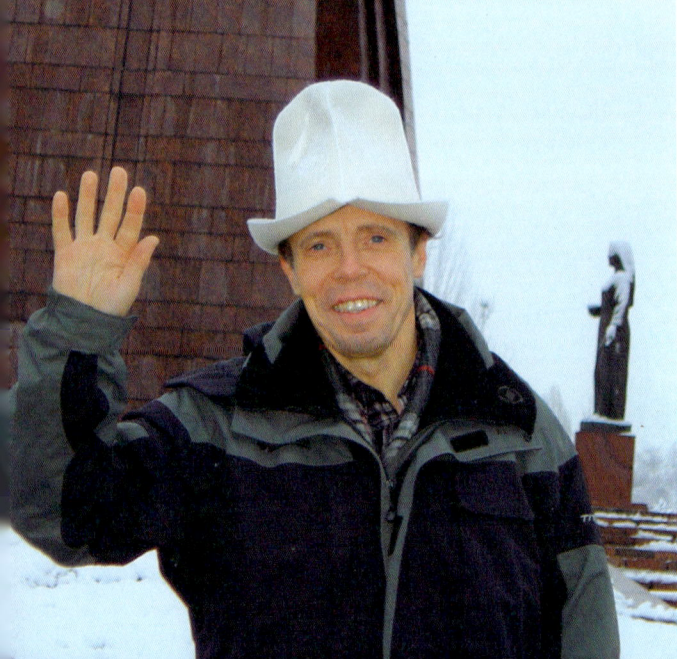

Warum ich diese Geschichte berichte und untersuche? Weil meine Lands-leute den Wissenschaftler und Investor von Hagens, der uns gegenüber immer hilfsbereit war, betrogen haben und sogar versuchten ihn zu verun-glimpfen. Das haben meine Untersuchungen ergeben, und als Kirgise fühle ich mich persönlich dafür mitverantwortlich. Am 22. Oktober 2003 hielt von Hagens in der Agentur *Kyrgyskabar* vor Journalisten eine Pressekon-ferenz ab und informierte über die finanziellen Vergehen Gabitovs sowie über dessen eigenmächtige und illegale Anordnungen von Investitionen. In dieser Pressekonferenz gab von Hagens der kirgisischen Öffentlichkeit zum ersten Mal genaue Zahlen bekannt. Er teilte mit, dass er bis heute in Kirgisien 1 Million Euro (55 Millionen Kirgisische Som) investiert hat. Diese Summe ist leicht beziffert, aber in der Realität ist damit schwer umzuge-hen. Die Vergehen Gabitovs blieben glücklicherweise nicht unentdeckt. Denn Gabitov wurde von einem Mitglied der Abgeordnetenkammer des Obersten Sowjet in Kirgisien, Akbökön Tashtanbekov, unterstützt. Dieser Abgeordnete war sich nicht zu schade, vor den Ohren der Öffentlichkeit von Gunther von Hagens „eine erhebliche Geldsumme" zu fordern, womit er ein Strafverfahren abwenden könne.

Ich kenne von Hagens als gutherzigen Menschen, der immer seinen schwarzen Hut trägt. Er war an den Vorgängen nicht beteiligt, und das hat er mit seinem Kollegen Eduard Borsiak vor den Abgeordneten bewiesen. Der Sprecher der Abgeordnetenkammer A. Erkebaev wollte zuvor noch erreichen, dass von Hagens seinen Hut absetzen muss, aber er widersprach ihm: „Ich setze meinen Hut nicht ab. Michelangelo kam ebenso mit Hut zum römischen Papst." Gunther von Hagens gab eine umfassende Ge-gendarstellung ab und bewies im Obersten Sowjet seine Unschuld. Vier Monate später im Dezember 2003 präsentierte sich von Hagens der kirgi-sischen Öffentlichkeit mit dem kirgisischen Kalpak (Hut) und begrüßte sie herzlich in russischer Sprache. Es ist mir ein persönliches Anliegen, dass dieses Ereignis in Erinnerung bleibt.

Im Jahr 2004 begegnete ich dem Vorsitzenden des Kirgisisch-Deut-schen Freundschaftsvereins, Valerij Dill in der Stadt Heidelberg. Auf Grund der Vorwürfe seines Abgeordnetenkollegen Tashtanbekov stattete er Gunther von Hagens' Institut für Plastination einen Besuch ab und gewährte mir ein Interview, in dem er klar stellte, das „alle Gerüchte um von Hagens, wie sich zu meiner Überraschung herausstellt, der Unwahrheit entsprechen. Sein Institut wurde als ‚Garage' bezeichnet. Vielmehr besteht ein seriöses Institut in mehreren Gebäuden. Von Hagens ist ein ehrenwerter Wissenschaftler und Plastinator." Dieses Interview mit V. Dill machte ich zum Bestandteil des oben genannten Dokumentarfilms als eindeutigen Beleg für Gunther von Hagens' Unschuld.

November des Jahres 2004. Es ist nicht kalt in Bischkek. Der Name von Hagens ist in Kirgisien entlastet, und das, nachdem sein Klang in den Massenmedien anfänglich nur negativ war. Allein das Magazin *Adilet* des nationalen Fernsehens stand von Hagens bei – und ich bin heute darauf stolz, dass ich dieses Magazin leite. Ein weiteres Ziel von *Adilet* ist es, im neuen Jahr den Dokumentarfilm über das Schaffen des weltberühmten Wissenschaftlers und Plastinators, den ich als investigativer Journalist gedreht habe, zu präsentieren. Ich glaube, danach wird der Name von Hagens völlig rehabilitiert sein. Gegen Gabitov wurde übrigens nach Artikel 4 des Strafgesetzbuches ein Strafverfahren eingeleitet, das nun auf dem Tisch der Gerichtsbehörde liegt. Kirgisien wird dabei nicht vergessen, den großen Wissenschaftler und P1astinator zu unterstützen. Ab 2005 führt Gunther von Hagens in Kirgisien die Entwicklung der Plastinationswissenschaft fort. Die „Affäre Gabitov" ist hoffentlich jedem eine Lehre.

Ich beende diesen Beitrag nicht, ohne zu erwähnen, dass ich mein weiteres Leben zusammen mit Gunther von Hagens der Entwicklung und Verbreitung der Plastinationswissenschaft widmen möchte. Warum, werden Sie fragen, eigentlich bin ich doch Journalist? Aber als ich in Hamburg und Frankfurt die langen Warteschlangen zur Ausstellung KÖRPERWELTEN sah, habe ich begriffen, dass die Menschen der ganzen Welt durch die Lehre Gunther von Hagens' die Gelegenheit bekommen, ihren Körper kennen zu lernen, und mich entschlossen, die Anatomie und Plastinationswissenschaft zu studieren und zu verbreiten. Denn wenn der Mensch sich mit seinem Körper auskennt, dann kann er fortschrittlich und gesund leben.

Und wir, das kirgisische Volk, sind in Bezug auf die von Hagens'schen Lehren um drei bis vier Jahre zurückgeworfen worden. Die Verfolgung der Verantwortlichen und die Lösung der „Affäre Gabitov" lösten hier großes Chaos aus, und währenddessen investierte von Hagens zwölf Millionen Euro in China. Viele Menschen und Wissenschaftler sehen diesen schweren Verlust für Kirgisien und bedauern ihn sehr. Nun wird Gunther von Hagens 60 Jahre alt. Aber mir erscheint er als junger Mann, der seinen Beruf sehr mag und niemals müde wird. Wer ihn nicht kennt und nicht kennen lernen will, mag ihn „Doktor des Todes" nennen, aber ich nenne ihn „Avicenna" des fortschrittlichen 21. Jahrhunderts. Ich denke, ich habe diese sehr persönliche Sicht mit vielen Argumenten und Fakten untermauert.

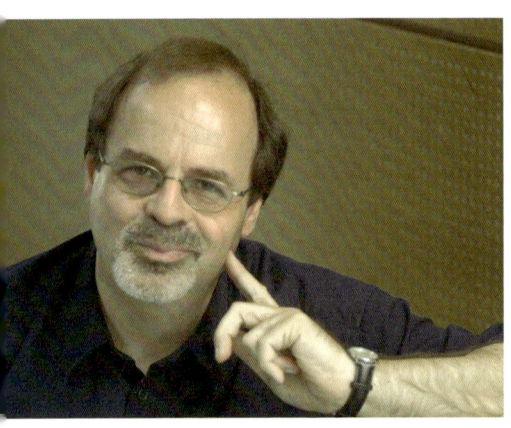

Harald Biskup, Jahrgang 1951, studierte Geschichte, politische Wissenschaften und Anglistik. Seit 1995 ist er Chefreporter beim „Kölner Stadt-Anzeiger". Zuvor arbeitete er als DDR-Korrespondent der Zeitung und berichtete nach der Wiedervereinigung aus Berlin und den neuen Bundesländern. Er lernte Gunther von Hagens während der KÖRPERWELTEN-Ausstellung in Basel kennen und besuchte ihn später in Kirgisien und in China.

Harald Biskup

Der Kosmopolit aus dem Osten

Unterwegs in Peking

Alles auf diesem riesigen Areal ist überdimensional. Selbst die scheppern-den Lautsprecher, aus denen schrille Revolutionslieder erklingen. Die Fläche misst unglaubliche 40 Hektar. Gigantisch. Die Große Halle des Volkes trägt ihren Namen zu Recht, was ihre Ausmaße angeht. Das Volk allerdings hat hier wenig zu melden. Sonntagvormittag auf dem „Platz des Himmlischen Friedens". Mitten in Peking fühlt Gunther von Hagens sich ganz unvermittelt an seine Singstunde dereinst bei den Thüringer Thälmann-Pionieren erinnert. Als ein Ehrentrupp der Volksbefreiungsarmee im strammen Stechschritt vorbeimarschiert, stellen sich bei dem ertappten „Republikflüchtling" zwiespältige Gefühle ein. Weil er seinem Land un-erlaubt auf Nimmerwiedersehen sagen wollte, hat er fast zwei Jahre im Zuchthaus Cottbus gesessen.

Die chinesische Staatsmacht ist dezent, aber unübersehbar präsent. Das Trauma von 1989 wirkt nach. Ein halbes Jahr, bevor die Berliner Mauer fiel, schlugen hier Polizisten und Soldaten den Protest friedlich demonst-rierender Studenten blutig nieder. Als in Leipzig wie überall in der DDR Hunderttausende auf die Straße gingen und „Wir sind das Volk" skandier-ten, sorgte sich der Ost-Berliner Schriftsteller Stefan Heym, der Platz vor „Auerbachs Keller" könnte zum deutschen Tian'an Men-Platz werden, wenn die bewaffneten Organe wie in Peking den Kopf verlieren und auf das eigene Volk schießen. Die Geschichte verlief bekanntlich anders, und Gunther von Hagens ist überzeugt, dass auch er, als die Bonner Regierung ihn wie Zehntausende andere politische Häftlinge zu den damals üblichen Tarifen von Ost-Berlin freikaufte, ein klein wenig mit dazu beigetragen hat, dass das hässlichste und überflüssigste Bauwerk der Welt zu bröckeln begann und schließlich einstürzte.

Vor dem Mao-Mausoleum übt sich die Warteschlange in Geduld. Ständig treffen neue Busladungen von Touristen aus allen Teilen des Riesenreichs ein, aus deren Gesichtern nicht abzulesen ist, ob sie nur eine lästige Pflichtübung absolvieren oder einem Event entgegenfiebern. Des Großen Vorsitzenden sterbliche Überreste ruhen in einem gläsernen Sarg. Mit zunehmender zeitlicher Distanz, vermerkt ein renommierter Reiseführer leicht mokant, wirkten sie „doch etwas wächsern". Je nach aktuellem Erhaltungszustand können die Öffnungszeiten durchaus variieren, und manchmal bleiben die schweren Tore ganz geschlossen. In bestimmten Abständen wird der einbalsamierte Leichnam aus seinem Formalin-Bad herausgenommen und generalüberholt.

Stechschritt auf dem „Platz des himmlischen Friedens", Foto: Harald Biskup

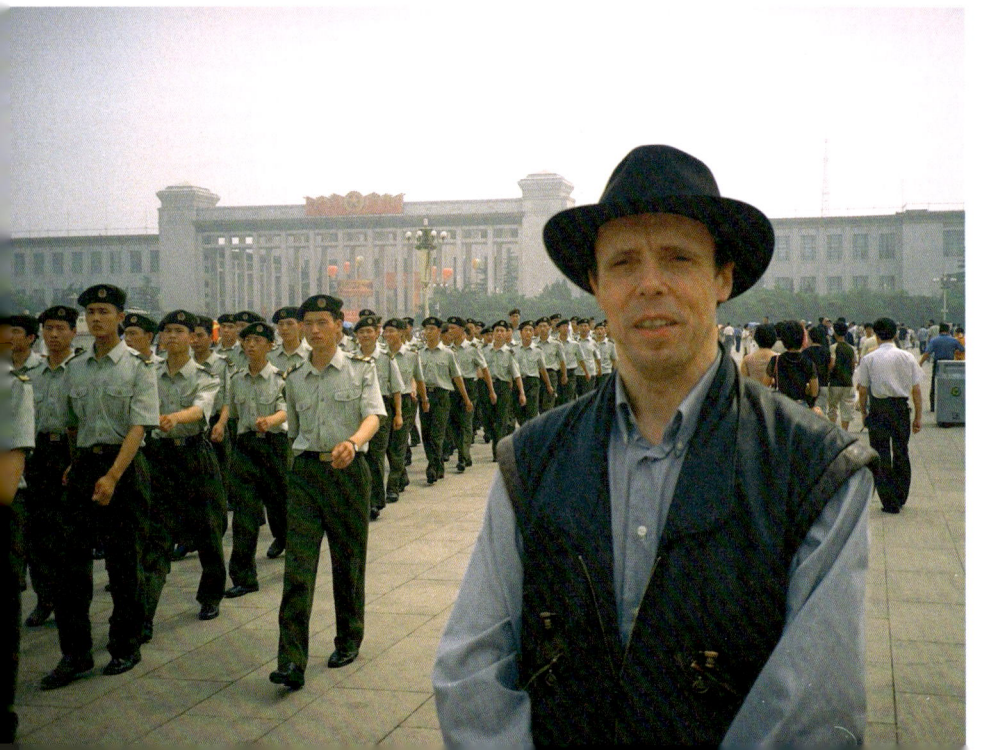

Wer zu früh stirbt, den bestraft das Leben. Der Große Vorsitzende trat 1976, zwei Jahre bevor von Hagens seine im Wortsinn einschneidende Erfindung machte, von der Lebensbühne ab. Er ist also dauerhaft zum Mumien-Dasein verurteilt. Wie hätte Mao sich wohl als Gestaltplastinat gemacht? Oder als leuchtendes, an ein Kirchenfenster gemahnendes Scheibenplastinat, in zwei bis acht Millimeter dünne Scheiben zersägt und zwischen Glasplatten gespannt? Wenn es bei ihm selbst irgendwann soweit ist, erscheint es von Hagens als Ehrensache, „meine Pflicht als didaktisches Präparat" zu tun. Der Plastinator möchte sich für die Nachwelt verewigen. So reizvoll es zweifellos wäre, „Mao mal unter die Haut zu schauen", würde er sich einen solchen Auftrag wohl doch versagt haben: „Ich will ja keine Ikonen schaffen." Immerhin habe er einmal, erinnert sich von Hagens, ein Fersenbein der Heiligen Hildegard von Bingen plastiniert, „aber das war ja zuvor schon ein anatomisches Präparat".

Dieser ganz spezielle Ort legt für einen Augenblick nicht nur biografische Wurzeln frei, sondern animiert den Ex-Dissidenten auch unversehens zum Erzählen alter Ulbricht-Witze. Als die Uniformierten außer Sichtweite sind, nimmt von Hagens Haltung an und erweist sich als begnadeter Imitator des Leipziger Spitzbartes. Kostprobe: „Genossin, gibt es denn hier keine Kochtöpfe?" fragt eine genervte Kundin die Verkäuferin im „Konsument"-Warenhaus. „Keine Kochtöpfe", lautet die Antwort, „gibt's im ersten Stock. Hier gibt es keine Untertrikotagen." Schon als wir auf dem langen Weg von Bischkek nach Peking einen Zwangsaufenthalt von 16 Stunden in der wenig anheimelnden Transit Lounge des Moskauer Flughafens Sheremetjewo II zu bewältigen hatten, hatte von Hagens seine parodistischen Fähigkeiten unter Beweis gestellt und die Wartezeit äußerst unterhaltsam verkürzt.

Es hat mit seiner Lebensgeschichte zu tun – und es ist ein kleines, aber von seiner symbolischen Wirkung nicht zu unterschätzendes Zeichen –, dass er Professor Chang Bao Lin als Mitarbeiter für seine chinesische Dependance gewonnen hat – einen Wissenschaftler, der während Maos Kulturrevolution in einem Umerziehungslager eingesperrt war. Scheu ist der einstige Regimegegner bis heute, aber er reagiert längst nicht mehr wie anfangs mit Schweißausbrüchen, wenn jemand sein Büro betritt.

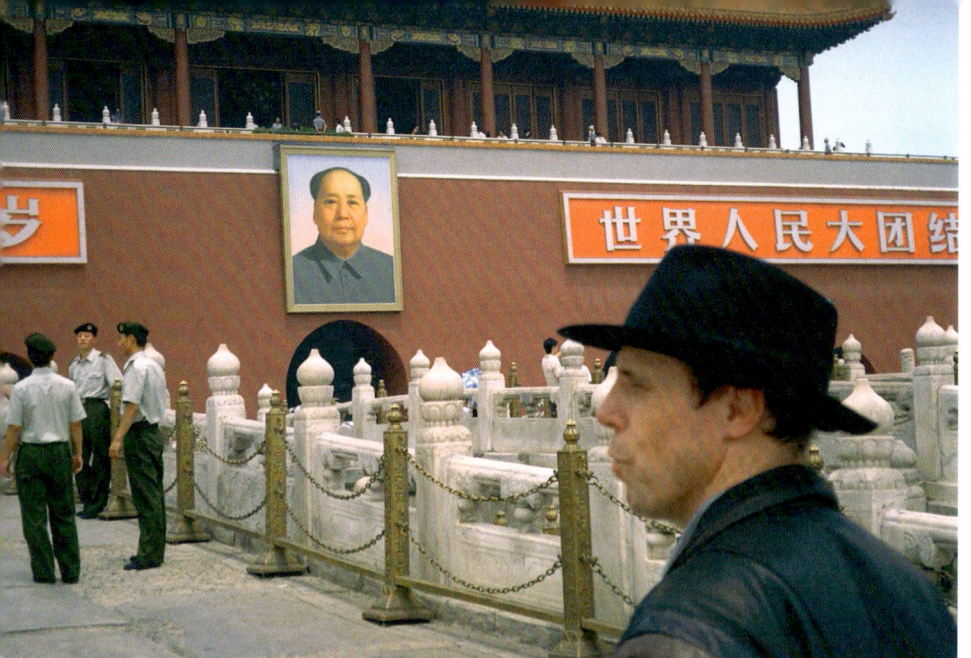

Vor dem Mao-Mausoleum, Foto: Harald Biskup

„Plastination City"

Ein Student erkennt auf dem „Platz des Himmlischen Friedens", der so groß ist, dass wir ein Taxi nehmen, um von einem zum anderen Ende zu gelangen, unter den Europäern (von den Chinesen mehr liebevoll als abfällig „Langnasen" genannt) Gunther von Hagens und lässt sich ein Autogramm geben. Er hat von den Ausstellungen in Seoul und Taipeh gehört. Irgendwann wäre doch auch Peking an der Reihe: „Das Interesse wäre sicher gewaltig." Solche spontanen Ermunterungen aus dem Volk mag der Meister, und er versorgt den angehenden Informatiker mit KÖRPERWELTEN-Material, das er stets griffbereit hat. Die Olympischen Spiele 2008 böten sich doch für die China-Premiere an, meint der Student und verabschiedet sich mit formvollendeter Höflichkeit. „Gute Idee", bescheinigt ihm der deutsche Anatom augenzwinkernd, den solche Zufallsbegegnungen sichtlich rühren.

Im Eilschritt geht es zur vermutlich größten Buchhandlung Pekings, in der von Hagens ein fünfsprachiges Lexikon und ein paar Computerprogramme zur Vervollkommnung seiner schon ganz respektablen Chinesisch-Kenntnisse erwerben will – und ein paar Bilderbücher. „Genau das Richtige, um Alltagskonversation einzuüben", schmunzelt er. Es wäre ja verwunderlich, wenn er nicht auch zum Sprachtraining unkonventionelle Methoden einsetzen würde. Mit halben Sachen gibt der Perfektionist sich ungern zufrieden, und das gilt beileibe nicht nur für seine Präparate. In einem Zwischengeschoss des Buchladens, dessen gewaltiges Angebot beredter Ausdruck ist für den Riesensprung, den China gerade auf dem Weg zur Wissensgesellschaft und zu einer technologischen Weltmacht unternimmt, blicken Mao Zedong, Zhou Enlai und Deng Xiaoping von großformatigen Ahnenfotos auf uns hinunter.

Von der anderen Kulturrevolution, ausgelöst durch den Mann, der mit seinem Stapel Bücher unter dem Arm unruhig vor der Kasse wartet, mit seinen Erfindungen, Grenzüberschreitungen und Tabubrüchen ahnen die meisten Chinesen noch nichts. Sie wissen nicht, dass Gunther von Hagens die Anatomie auf den Kopf stellt. Und noch weniger, dass er sich in seiner Niederlassung in Dalian die jahrhundertealten Präparatoren-Fertigkeiten ihrer Landsleute zunutze macht und dass seine Leichen-Company im äußersten Nordosten der Volksrepublik Lehrpräparate fertigt, die an Anatomiesammlungen rund um den Globus gehen. „Der Klassenfeind kommt auf leisen Sohlen", spottet von Hagens lustvoll über seine eigene Mutation und steckt sein Notebook zurück in den Rucksack. „Der eingesperrte Zoni als Kosmopolit." Die Annäherung von Sozialismus und Kapitalismus, wie sie von den Pekinger Post-Kommunisten seit langem erfolgreich praktiziert wird – ein später Sieg der Konvergenz-Theorie sozusagen. Ganz pragmatisch nutzt von Hagens die Möglichkeiten des Standorts China. *Anything goes* – Barrieren existieren praktisch nicht.

Ahnengalerie im Buchladen, Foto: Harald Biskup

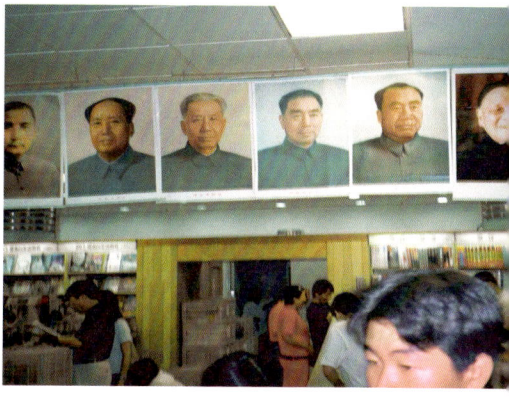

Die boomende Hafenstadt Dalian am Gelben Meer, eine gute Flugstunde östlich der Hauptstadt und per Luftlinie näher an Pjöngjang als an Peking gelegen, bietet geradezu ideale Voraussetzungen für das Zukunftsprojekt Plastination. Die rapide wachsende Stadt, die in nicht allzu ferner Zukunft vier Millionen Einwohner zählen dürfte, ist seit 1984 eine von 20 „Sonderwirtschaftszonen" der Volksrepublik, und die imposante Skyline steht für den rasanten Aufschwung einer ehemaligen Provinzstadt. Ihre erste Blüte erlebte die Stadt, die nach dem Russisch-Japanischen Krieg vor 100 Jahren eine Zeit lang unter der Fuchtel des Kaiserhauses in Tokio stand und deren Hafen heute ein wichtiger Marine-Stützpunkt ist, durch den Bau der Transmandschurischen Eisenbahn.

Hier also lasst uns unsere Hütten bauen, sprach der Heide von Hagens, als er Dalian 1996 zum Firmensitz auserkor, und so geschah es. Das war die Geburtsstunde von *Plastination City*. Die lokalen Behörden, die den Andrang von Zuwanderern aus anderen Landesteilen bremsen, indem sie einen Master-Abschluss verlangen, gelten innovativen Wissenschaftsfeldern wie der Gen- und Biotechnologie gegenüber als besonders aufgeschlossen, und so hatten sie auch ein offenes Ohr für die ehrgeizigen Pläne des Anatomen aus Deutschland. In einem Gewerbepark mit Software und Pharma-Unternehmen kaufte von Hagens ein 30 000 Quadratmeter großes Areal und ließ ein Verwaltungsgebäude und ein Institut mit Präparationshalle errichten. Später sollen hier 500, vielleicht sogar 800 Angestellte nach allen Regeln der Konservierungskunst hochwertige Präparate herstellen. Von „Körperfabrik" spricht der Chef trotz beachtlicher Produktionszahlen, sensibilisiert durch die Anfeindungen im fernen Europa, nicht gern, lieber neutraler von „Firma" oder „Company". „Fabrik", findet von Hagens, „weckt falsche Assoziationen. Das klingt so nach Fließband."

Ungeplant kommen wir auf dem Weg zu der Buchhandlung an Bronzeskulpturen vorbei, die für Olympia werben sollen. Vor von Hagens' kritischen Augen können die meisten dieser vorübergehend in einer modernen Einkaufsstraße aufgestellten Werke freilich nicht bestehen, unter anatomischen Aspekten nicht und erst recht nicht unter didaktischen. Mal ist der Bewegungsapparat nicht exakt herausgearbeitet, mal sind die Extremitäten

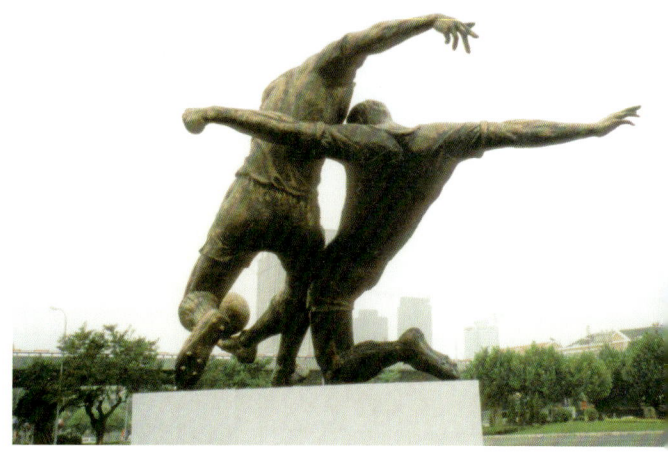

Bronzeskulpturen für Olympia

falsch proportioniert. Einen Moment versucht er, die fachlichen Mängel höflich zu ignorieren, dann aber ist der pädagogische Impetus nicht länger zu bändigen und von Hagens baut sich erst neben einem Sprinter und dann neben einem Diskuswerfer auf, um in gekonnt nachempfundener Pose die Schwächen in der Darstellung zu demonstrieren. Die Figuren haben keinerlei erzieherischen Anspruch, allenfalls einen ästhetischen, und sollen eine Brücke von der Kunst zum Sport schlagen. Die Passanten wissen nicht recht, wie sie auf die spontane anatomische Lehrstunde des Mannes mit dem Filzhut reagieren sollen. Eine Gruppe junger Mädchen kichert verlegen.

Kunst? Anatomie? Anatomiekunst?

Die Pekinger haben wie die allermeisten Chinesen keine Ahnung von dem Streit um die KÖRPERWELTEN in Europa, die von Anbeginn um die gleichen Fragen kreiste: Happening oder Aufklärung? Seriöse Wissensvermittlung oder billige Effekthascherei? Achtung vor dem vergänglichen Leib oder pietätlose Zurschaustellung? Makabres Gruselkabinett oder faszinierende Einblicke in das Innere des menschlichen Körpers? Ehrfurcht vor der Perfektion des Körpers? Tod als Spektakel in einer voyeuristischen Spaßgesellschaft, gierig auf ständig neue, ultimative Kicks? Sehnsucht nach (zumindest postmortaler) Unsterblichkeit? Degradierung Toter zu unfreiwilligen Sensationsdarstellern? „Wann gibt es", fragte schon vor Jahren Rolf Verres, Professor für Medizinische Psychologie an der Universität Heidelberg und erklärter Gegner seines Anatomiekollegen, „die plastinierte Oma als Schirmständer?" Und immer wieder löste der von Hagens'sche Wanderzirkus erregte Debatten darüber aus, ob seine Sezier- und Verfremdungslust nicht zu weit gehe und mehr der Provokation und öffentlichen Aufmerksamkeit diene als dem Erkenntnisgewinn.

Ich habe die staunenden Gesichter von Besuchern der KÖRPERWELTEN in der Baseler Messe noch vor Augen, die sich, beeindruckt von den ungewohnten Einblicken ins Körperinnere, der „Faszination des Echten", verblüfft zeigten, dass der „Künstler" und Ausstellungsmacher Mediziner ist. Das schmeichelte von Hagens einerseits, doch hat ihm dieses Image zunehmend Probleme mit seiner wissenschaftlichen Ernsthaftigkeit bereitet. Wenn seine Gegner ihn als „Leichen-Beuys" schmähten, hat von Hagens das lächelnd als verstecktes Lob umgedeutet. So nennen sie ihn vor allem wegen der Masche mit dem Hut und der Lederweste. Ich weiß noch genau, was mir von Hagens in einer dieser winzigen Messe-Kojen, in die er sich gern zurückzog, wenn ihm der Trubel in der Halle zu arg wurde, über seinen Hut erzählt hat. Dass er schon sein Markenzeichen war, als er in jungen Jahren am Seziertisch des Anatomischen Uni-Instituts in Heidelberg gestanden hat und dass er ihn „eigentlich nur zum Duschen" absetze.

Wie wichtig sind ihm seine Hüte, die es in vier oder fünf Varianten gibt? „Ach Gott, das ist so ein Label, mit dem ich mir ein Stück Narrenfreiheit erkaufe." Und dann erzählt er, er sei Beuys nie begegnet, ihn verbinde aber manches mit ihm. „Die Abneigung gegen intellektuellen Hochmut zum Beispiel: Beuys hat um den Laien gebuhlt und die Intellektuellen bekommen. Ich habe um die Anerkennung meiner Zunft gebuhlt und die Zustimmung der Normalmenschen gefunden." Sein ganzes Trachten hat nur das eine Ziel: Er möchte die Anatomie „demokratisieren". Das Wissen vom Menschen dürfe nicht länger das „Geheimwissen einer privilegierten Kaste" bleiben: „Nichts ist uns so nahe wie unser Körper. Doch über nichts, was uns so nahe ist, wissen wir so wenig." Was treibt die Menschen in hellen Scharen in seine Schau, frage ich ihn, als sich auf der Tafel mit den täglichen Besucherzahlen ein neuer Rekord andeutet. „Die Sehnsucht nach dem Unverfälschten in einer Zeit der praktisch unbegrenzten Reproduzierbarkeit." Diese Überzeugung ist bis heute vielleicht die stärkste Triebfeder für ihn, sich immer wieder neue Gestalten auszudenken und die Perfektion, die kaum noch steigerungsfähig scheint, weiter zu steigern.

Nach dem Rundgang durch die Schau sitzen wir zusammen – was freilich bedeutet, dass Gunther von Hagens mehrfach zwischendurch aufspringt, zum Beispiel, um mir eine umgerüstete Wurstschneidemaschine zu zeigen: „Eine unserer ersten Investitionen. Erst hat die Fachwelt pietätvoll die Nase gerümpft, heute wird in der Anatomie überall auf der Erde damit gearbeitet." Mehr als 400 Institute weltweit arbeiten mit Präparaten, die von Hagens entwickelt hat, ständig entstehen neue Figuren für die BODY WORLDS, die mittlerweile mehr als 15 Millionen Menschen von Seoul bis Los Angeles gesehen haben. Die Ausstellung ist überall, wo sie gezeigt wird, ein Publikumsmagnet, der Präparat-Verkauf floriert. Das erlaubt zusätzliche Investitionen und eine weitere Expansion des Unternehmens in China. „In erster Linie", charakterisiert von Hagens sich schmunzelnd, „bin ich Arzt und Erfinder. Aber irgendwo haben sich wohl auch ein paar kaufmännische Gene in mir verirrt."

Eingebungen

Der Inhaber millionenschwerer Patente kann sich freuen wie ein Dreijähriger über einen neuen Baukasten, wenn er für ein scheinbar unlösbares Problem, das schon längere Zeit sein Hirn zermürbt, urplötzlich eine simple und zugleich geniale Lösungsidee entwickelt und sie mit allen ihren Konsequenzen zu Ende denkt. Aberdutzende Male ist Gunther von Hagens den Weg hinüber zum Institut für Hochgebirgs-Pathologie am Stadtrand von Bischkek gegangen, ein grauer Kasten aus Sowjetzeiten, von dem überall der Putz bröckelt. Jetzt, mitten im kirgisischen Hochsommer, wenn die Schmelzwasser-Rinnen ausgetrocknet sind, fällt es ihm wie Schuppen von den Augen. Ein Teich muss her, ein kleiner Kunstsee, nicht viel größer als ein Kinderplanschbecken! Und einen griffigen Namen für den soeben gedanklich abgeschlossenen Plan hat er auch gleich parat: den Korrosions-Pool! Vielleicht keine bahnbrechend neue Sache, aber wieder einer dieser Augenblicke, die Fixpunkte bei der Weiterentwicklung einer unkonventionellen anatomischen Aufklärung markieren. Es dauert einen Augenblick, bis die Gruppe von Ärzten und anderen Mitarbeitern, die wie bei der Chefvisite hinter dem Meister herschreitet, begriffen hat, dass sie gerade eben Zeuge einer Eingebung geworden ist, eines Schöpfungsaktes gewissermaßen.

Wasser gibt es in Hülle und Fülle. Klares, kaltes Schmelzwasser direkt aus den Gletschern eines der ständig schneebedeckten Viertausender, deren Konturen in der flirrenden Hitze nur zu erahnen sind. Im gerade kreierten Korrosionsteich werden sich schon bald Wasserflöhe und allerlei Mikroben tummeln und gezielt aktiv werden. Sie sollen im Becken schwimmende Hohlorgane – Blutgefäße und Bronchien – zerstören. Zug um Zug, so dass am Schluss nur noch fein ziselierte Gefäße übrig bleiben. Natürliche bakterielle Flora und Fauna, die das verbleibende Gewebe abbaut, bis feinste Verästelungen sichtbar werden: Arterien, Venen, Herzkranzgefäße. Kleine Fische legen Knochen und Knorpelskelette frei. Von alldem ahnt der Besucher der „Tournee der Toten" natürlich nichts, wenn er die völlig geruchlosen und perfekt gestylten Skulpturen bestaunt.

Gunther von Hagens fischt ein Herz aus dem Korrosionsbad heraus, trocknet es ab und begutachtet es von allen Seiten. Ein wahres Prachtherz. „Unter der Haut ist der Mensch so individuell und singulär wie darüber. Jedes Plastinat", doziert der Gast- und Ehrenprofessor an den Universitäten von Dalian und Bischkek, „ist ein anatomischer Schatz." In seinem gesamten Anatomenleben habe er nicht zwei Herzen gesehen, die in ihrer Gefäßgestalt übereingestimmt hätten. Alles ist einzigartig.

In solchen Augenblicken wird die Ehrfurcht des Plastinators vor dem gewesenen Leben greifbar, die ihm bei allem Tatendrang und seiner unstillbaren Experimentierfreude niemals abgeht. Was von Hagens für die Ewigkeit überantwortet wurde, ist dem Mann heilig, der weder an den Himmel noch an die Hölle glaubt. Mag sein Auftreten in der Öffentlichkeit, vor laufenden Kameras zumal, gelegentlich exzentrisch wirken, und mögen manche seiner Einfälle überzogen sein und deswegen hier und da Zweifel daran nähren, dass er sich ausschließlich von didaktischen Absichten leiten lässt: Er ist kein Clown, kein Freund makabrer Späße, der sich an Leichen ergötzt, wie ihm manche seiner Widersacher so gern unterstellen. Auch wenn man Gunther von Hagens' Sinn für unkonventionelle Promotion gewiss nicht absprechen kann, kommen ihm im Nachhinein gelegentlich Zweifel, ob er auf den oder anderen Werbegag, der ihm zwar publizistische Aufmerksamkeit beschert, zu dem aber er sich mehr als einmal von Medienleuten regelrecht hat drängen lassen, nicht besser verzichtet hätte. In diese Kategorie fällt zum Beispiel der „Totentanz", sein Auftritt als lebendes Plastinat hoch oben auf Wagen 11 bei der Berliner „Love Parade". Eigentlich fühlt von Hagens sich als Fremdkörper in der Spaßgesellschaft. Billige Gags hat er sich stets versagt. Anders als von britischen Bodyart-Protagonisten vorexerziert, lehnt er es ab, einen Penis zum Revolver oder eine Harnblase zur Blumenvase zu verfremden. Ebenso geschmacklos findet es der Heidelberger Provokateur, Gehirnpartikel zu Kohlköpfen umzumodeln oder Magenwände und Knochenmark zu Faschingsmasken zu verarbeiten. Wo es aber darum geht, Ästhetik und Dynamik in den Dienst der Instruktion zu stellen, da kennt er (fast) keine Grenzen.

Daran hat er schon an jenem trüben Dezember-Nachmittag 1999 keinen Zweifel gelassen, als ich Gunther von Hagens in seinem verwinkelten Heidelberger Haus (das eher ein Häuschen ist mit einem angebauten Schuppentrakt) zum ersten Mal begegnet bin. Wenn man die leicht anarchische Unordnung sieht – an allen nur vorstellbaren Stellen begegnen einem die Werkzeuge eines rastlosen Erfinders und stößt man auf die Spuren eines Wissenschaftlers, dessen Neugier schier unstillbar scheint: Bücher, CDs, Anatomie-Atlanten, Dutzende von Fläschchen und Reagenzgläsern –, bekommt man eine Ahnung davon, was Gunther von Hagens mit seinem Bekenntnis „Ich lebe für die Anatomie" meint. Er führte mich in sein Labor in einem ehemaligen Weinkeller und drückte mir einen Klumpen präparierte Plazenta in die Hand, einen bearbeiteten Gewebewürfel. „Wunderbar weich, nicht wahr? Man muss ein Präparat knautschen können." Vielleicht sogar knutschen. Solche Mini-Evolutionen braucht er wie die Luft zum Atmen. Ehrfürchtig trat er vor den Tisch, auf dem er seine jüngste Kreation ausgebreitet hatte und befand, dass sie ihm „wirklich sehr gut" gefalle.

Wenn man von Hagens übel wollte, könnte man den „Maskenbildner des Todes" mit Feststellungen wie dieser, die ihm im Laufe eines 16- bis 18-Stunden-Tages in zahllosen Varianten entfahren, leicht als denjenigen überführen, als den seine Widersacher ihn per Ferndiagnose schon längst entlarvt zu haben glauben. Ein Kunsthandwerker sei er, der seine Allmachtsfantasien zynisch auslebe und dessen Spielmaterial tote Körper seien. Weil er durch die Plastination Leichnamen eine neue Identität gebe, schwinge er sich selbst zu einer Art Schöpfer auf. Und lieferte von Hagens seinen Kritikern nicht immer wieder Munition, als er zum Beispiel in einem Aufsatz schwärmte, seine Präparate seien „wie Cyberspace-Figuren die Gestalten einer neuen Zeit", welche die Begrenzungen unserer Existenz überwänden? „Sie sind die moderne, die realfantastische Auferstehung unseres Leibes." Der Tod ist in seinen Augen „die größte Beleidigung des Menschseins".

Als ich ihm nun Jahre später in Dalian über die Schulter schaue, fällt mir ein, wie er sich an jenem grauen Wintertag in Heidelberg seine Arbeitshandschule übergestreift und zur Feile gegriffen hat. „Präparatorische Liebkosung" nennt von Hagens in einer seiner unnachahmlichen spontanen Wortschöpfungen das Handanlegen an ein Ganzkörperplastinat kurz vor dessen Vollendung. Damals, als die Debatte um die ethische Zulässigkeit seines Tuns einen ersten Höhepunkt erreicht hatte, hielten ihm Kritiker im weißen Kittel und im schwarzen Talar in seltener Eintracht vor, er betreibe Leichenschändung und gebe seinen Kunstgestalten Horrorfratzen. Das Gegenteil sei richtig, lautet von Hagens' Credo damals wie heute, die klassische Anatomie, die er gern als „Reste-Anatomie" geißelt, reiße auseinander und zerstückele, während er doch stets den ganzen Leib im Blick habe. „Wo bitte bleibt das Humane bei der Leber im Einmachglas?" Sein Gegenentwurf zu den in Formalin eingelegten Organen, die Schauder und Ekelgefühle auslösen und irgendwann ausbleichen, ist die Kreation der schönen Leiche. Wenn schon nicht für die Ewigkeit, so doch mit einer Haltbarkeitsprognose von mindestens 1000 Jahren. „Memories of Heidelberg sind Memories vom Glück", tönte es in den Sechzigern aus der Jukebox.

Rastlose Lebendigkeit

Mit seiner „Erlebnis-Anatomie" hat er den Tabubruch geradezu zum Stilmittel erhoben. Skelette faszinierten ihn schon als Kind, mit 17 sah er zum ersten Mal bei einer Sektion zu, und in seiner Studentenbude in Jena formte er mit Knetmasse Figuren aus dem Lehrbuch nach. Er erzählt, wie seine Kommilitonen im Anatomiekurs „aus diesem fast zwanghaften Trieb, Präparaten Leben einhauchen zu wollen", den Toten Zipfelmützen aufgesetzt, Schals umgehängt und Zigaretten zwischen die Zähne geschoben hätten. „Da steckte", war sich schon der Medizinstudent sicher, „doch ein Motiv dahinter: Man möchte das Anschauungsobjekt irgendwie verlebendigen, und so schmückt man es mit irgendeinem Lebens-Accessoire." Nicht aus mangelnder Pietät, sondern um des größeren didaktischen Nutzens willen. Von da an hat ihn der Gedanke nicht mehr ruhen lassen, wie sich das „ästhetisch-instruktiv gestaltete Körperinnere, das Funktionsmuster Mensch" anders als in den 500 Jahren zuvor praktiziert, darstellen lasse.

Mitnichten huldige er einem überzeitlichen Schönheitswahn, auch so ein wohlfeiler Vorwurf seiner Gegner, jener vor allem, welche die Ausstellung nur vom Hörensagen kennen. Das solle nicht heißen, gesteht der Meister unumwunden – ausgerechnet beim schweißtreibenden Abstieg von der Chinesischen Mauer – , dass bei seinem Entschluss, sich selbst, kunstvoll verfremdet, in den KÖRPERWELTEN auszustellen, nicht eine „gewisse narzisstische Eitelkeit" mitschwinge. Wissenschaftlich betrachtet und unter dem Vorzeichen der Aufklärung findet er das kranke Herz und die Schrumpfleber nicht weniger attraktiv als gesunde Organe. „Pathologen", erzählt er auf dem letzten, besonders steilen Teilstück der Steintreppe, „schwärmen doch regelrecht von wunderbaren Metastasen."

Schnell drängt es ihn zurück zu unserem Minibus mit privatem Guide. Bloß keine unnötige Zeit vertun und schnell weg von diesem Ort, bevor die Massen ihn erstürmen. Organisierte Bustouren sind von Hagens, der trotz aller Popularität manchmal schüchtern wie ein Konfirmand wirkt, ein Gräuel. Um eine gemeinsame Reistafel mit einheimischen Mauer-Bezwingern kommen aber auch wir während unseres Individual-Trips nicht herum, und von Hagens fügt sich seinem Schicksal. Er stellt das personifizierte Gegenteil eines Genussmenschen dar; Essen ist für ihn Nahrungsaufnahme, Gaumenfreuden gehen ihm ab. Dabei werden in Dalian interessante Fischspezialitäten serviert, und der Hinweis „fang-frisch" ist durchaus wörtlich zu verstehen, auch wenn er sich nur auf die riesigen Aquarien bezieht, aus denen die Gäste ihre Wahl treffen können.

Überhaupt keine Scheu hat der Anti-Gourmet, sich überall und zu je-der Gelegenheit ein Glas frische Milch kredenzen zu lassen, auch wenn der Wunsch manchmal zunächst leichte Überraschung auslöst. Passt zum Hühnerbrustfilet nicht besser ein trockener Weißwein? Doch wann hätte Gunther von Hagens sich je an Konventionen gestört? Lässt er sich wirklich einmal auf ein Essen in größerer Runde ein, findet er die zuletzt eingegan-gene E-Mail mit einem Zwischenbericht der Korrosionsgruppe in Bischkek im Zweifelsfall aufregender als die Speisekarte. Es kann auch vorkommen, dass er mit einem Mal ganz auf den Bewegungsapparat des Oberkellners fixiert ist – so wie beim Einchecken in Moskau die Physiognomie einer *Aeroflot*-Stewardess seine ungeteilte Aufmerksamkeit auf sich zog: „Sie hat sehr interessante Nasenknorpel."

Es gehört schon eine Menge Überredungsgeschick dazu, den umtriebi-gen Anatomen zu einer derart unproduktiven Angelegenheit zu gewinnen, wie es Abendessen oder Ausflüge in der Regel nun einmal sind. Zerstreuung, Ablenkung, Entspannung gar kann das Motiv seiner Teilnahme nicht sein; sehr viel eher schon die Aussicht auf anregende Gespräche, am liebsten, wenn sie kontrovers sind und sich ein wenig außerhalb seiner Fachthemen bewegen. Da entpuppt sich von Hagens als jemand, der längst nicht auf jede Frage eine fertige Antwort parat hat. Um die Problematik der Leichen exekutierter chinesischer Strafgefangener will sich der einstige politische DDR-Häftling nicht herumdrücken: „Im Augenblick weiß ich nicht, was ich tun würde, wenn wir von den meist mittellosen Angehörigen, die sich eine Bestattung nicht leisten können, angesprochen würden." Von der ethischen Fragwürdigkeit ganz abgesehen eignen sich die Körper Hingerichteter für die Plastination kaum, weil in China die Todesstrafe durch Erschießen voll-streckt wird. Es mag eine flotte (und verkaufsfördernde) Idee sein, ihn als denjenigen hinzustellen, der skrupellos über Leichen geht, doch so kann nur urteilen, wer nie wirklich den Versuch unternommen hat, sich mit dem Provokateur jenseits der gängigen Klischees auseinander zu setzen.

In nächtlichen Runden und auf langen Flügen habe ich von Hagens als ausgesprochen interessierten und durchaus nachdenklichen Zuhörer erlebt, der sich gern von Gedanken inspirieren lässt, die in seinem eigenen Koordinatensystem so nicht unbedingt Platz haben. Wenn ein bekennender Agnostiker und ein kritischer Katholik über Gott und die Welt reden, dringt man manchmal in ungeahnte Sphären vor. Worum genau es ging, habe ich vergessen, aber ich weiß noch genau, wie sich von Hagens bei solch einer Gelegenheit einmal zu der Feststellung hinreißen ließ, dass er „so weit noch gar nicht gedacht" habe. Ein erstaunliches Eingeständnis.

Visionäre Besessenheit

Muße als Selbstzweck ist ihm eher suspekt, Relaxen ein Fremdwort, Nichtstun eine unbekannte Dimension. Sich Gunther von Hagens an einem der langen Strände in der Bucht von Dalian vorzustellen, womöglich in einem Liegestuhl dösend – ein einigermaßen absurder Gedanke! Die Idee wäre eigentlich gar nicht so abwegig, denn das maritime Klima lockt im Sommer Zehntausende. Allein schon diese Vorstellung hielte ihn von solchen Lustbarkeiten ab; Massen erzeugen in dem Individualisten von Hagens Unwohlsein. Eine Ausnahme stellen vielleicht die an seinen Skulpturen vorbeipilgernden Scharen von Ausstellungsbesuchern dar, denen er ab und zu Gelegenheit zu einer leibhaftigen Begegnung gibt. Seltene Chancen.

Noch rarer macht sich der Meister, wenn Touren in die Umgebung von *Plastination City* mit Mitarbeitern oder Gästen anstehen. Nur wenn es sich gar nicht umgehen lässt und seine Abwesenheit als unhöflich angesehen werden könnte, genehmigt er sich einen Ausflug, zum Beispiel in die chinesische Vergangenheit nach Lüshün, dem früheren Port Arthur an der Südspitze der Halbinsel Liaoning. Ein Museum dokumentiert den Alltag der japanischen Okkupation, und wenn man will, gibt es auch ein Ziegelgrab aus der Han-Dynastie mit erhaltenen Wandmalereien zu bewundern. An diesem Tag liegt, keine Seltenheit im Sommer, eine Dunstglocke über der

Felsküste, die sich unter dem Schleier in einem milden Licht darbietet, als hätte sie Caspar David Friedrich als Vorlage gedient. Koreanische und japanische Wochenendtouristen wetteifern in ihrer Fotografierlust, und chinesische Hochzeitspaare schätzen die liebliche Landschaft als Kulisse für ihren schönsten Tag. Von Hagens mahnt zur Eile, ihn drängt es zurück in sein Reich. Es wird wieder eine lange Nacht. Oder eine kurze, je nach Betrachtungsweise.

Pausen, die zum Beispiel der Flugplan diktiert, betrachtet er als lästige Unterbrechungen. Hellwach schaltet er morgens um drei auf dem rumpeligen Zubringer zum Flughafen von Kirgisiens Hauptstadt sein Notebook ein, um die eingegangenen mehr als 100 E-Mails zu lesen und um elektronische Korrespondenz zu erledigen. Briefe an Körperspender zum Beispiel oder eilige Anfragen aus Heidelberg oder Dalian. Mit geradezu mönchischer Genügsamkeit konzentriert er sich auf das für ihn Wesentliche. Sechs Stunden Schlaf sind das Äußerste, viereinhalb bis fünf die Regel. Die Natur hat den Viel- und Langstreckenflieger mit der beneidenswerten Gabe ausgestattet, immer und überall von einer Minute auf die andere in erholsamen Tiefschlaf versinken zu können. Aber selbst dann, so scheint es, kommt das Aufklärerhirn nicht recht zur Ruhe, sondern ersinnt sozusagen im Schlaf kreative Fantasien.

Natürlich ist von Hagens ein Besessener – besessen von der Vision, die Anatomie nicht länger als Geheimwissenschaft zu kultivieren, sondern sie, frei von Grusel und Ekel, breiten Schichten zugänglich zu machen. Auf seinem PC lässt er seine modernen Mumien virtuell auferstehen, und in seinem Kopf denkt er dank einer ausgeprägten dreidimensionalen Vorstellungskraft neue Gestalten „voraus". Rast- und ruhelos tüftelt er an Ideen, stößt in neue Dimensionen vor. In seinem kirgisischen Labor der Unsterblichkeit soll entstehen, „was noch keines Menschen Auge je gesehen hat": ein ganzer Körper, knallrote Gefäße, weißes Skelett. Spektakuläre Einblicke in die feinsten inneren Gefäßstrukturen, die noch mehr erahnen lassen sollen von der Einzigartigkeit des menschlichen Leibes. „Was mich treibt, gibt von Hagens zu, „ist Gigantomanie." Konkret heißt das jedoch: Noch mehr Klasse statt Masse. Und manchmal diagnostiziert er bei sich selbst sogar

Anzeichen von Monomanie, der Zwangsvorstellung, seine Ideen umsetzen zu müssen, getrieben von der schier unbändigen Leidenschaft, Menschen zu faszinieren, die das Staunen schon verlernt hatten.

Die Anatomie zu revolutionieren bedeutet für ihn anzuknüpfen an den im Westen in Vergessenheit geratenen „ganzheitlichen Ansatz". Im Fernen Osten hat er sich erhalten, weil Geld und Know-how fehlten, um zum Beispiel elektronenmikroskopisch-zell- biologisch zu forschen. Überhaupt ist man näher bei den Wurzeln geblieben. Die westliche Anatomie, entrüstet sich von Hagens, „ist doch zum Zerteilen ver- kommen. Da wird, wie es so entlarvend heißt, herunterpräpariert." In China hat er die begnadetsten und geduldigsten Präparatoren unter dem Sternenzelt gefunden, „in der Feinmotorik uns Europäern weit überlegen. Die beherr- schen Zehntelmillimeter-Genauigkeit". Sie sind mit Eifer und Präzision bei der Sache, und mit außerordentlichem Respekt vor der Würde des anonymi- sierten Körpers. Ganz ohne Richtlinien irgendeiner Ethik-Kommission. An den Seziertischen herrscht geradezu an- dächtige Stille.

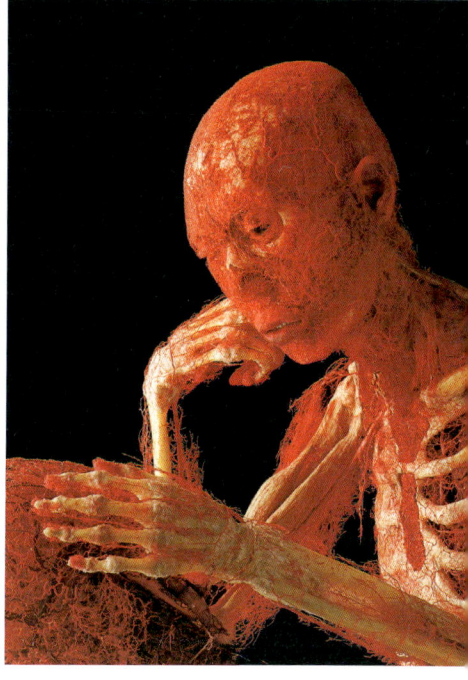

Korrosionspräparat

Pose für die Ewigkeit

Elvis!? Elvis Presley!! Keine Reaktion bei seinen jungen Präparatoren. Gunther von Hagens wirft seinen blauen Kittel ab, dreht sich mit form- vollendetem Hüftschwung um die eigene Achse und zählt ein Dutzend Elvis-Songs auf. Dann hängt er sich eine imaginäre E-Gitarre um und legt gekonnt einen Boogie hin, als trainiere er fürs Goldene Tanzabzeichen der FDJ. Die jungen Leute in ihren ebenfalls blauen Kitteln, die sich vor einem der fast fertigen neuen Gestalten in Reih und Glied aufgestellt haben, kichern verlegen, als der Chef mit ein paar Strichen eine Schmachtlocke auf einen Block pinselt. Eine Assoziation zu der männlichen Leiche, dem noch verpackten Ganzkörperplastinat kurz vor dessen Vollendung, will sich partout nicht einstellen.

Ein kleiner Kulturschock am frühen Morgen. Dem Meister mit seiner sprühenden Fantasie und ausgeprägten Neigung, Bezugspunkte zum Leben zu suchen, hat sich der Vergleich einfach aufgedrängt. Die ganze Haltung, die Extremitäten, der Knochenbau – ein auferstandener Elvis. Bei seinen Lehrlingen ehrerbietiges Staunen, aber der Funke springt nicht über. Ausnahmsweise versagt die Didaktik. Aber das ist ein Mentalitätsproblem. Er hat nicht auf Anhieb vermitteln können, worauf es ihm ankommt bei seiner Inszenierung. Normalerweise wählt von Hagens seine Bilder mit sicherem Instinkt, aber diesmal hat ihn sein Gespür im Stich gelassen. Auch wenn die Wolkenkratzer den Himmel von Dalian zu touchieren schei-

Gunther von Hagens steht „Modell", Foto: Harald Biskup

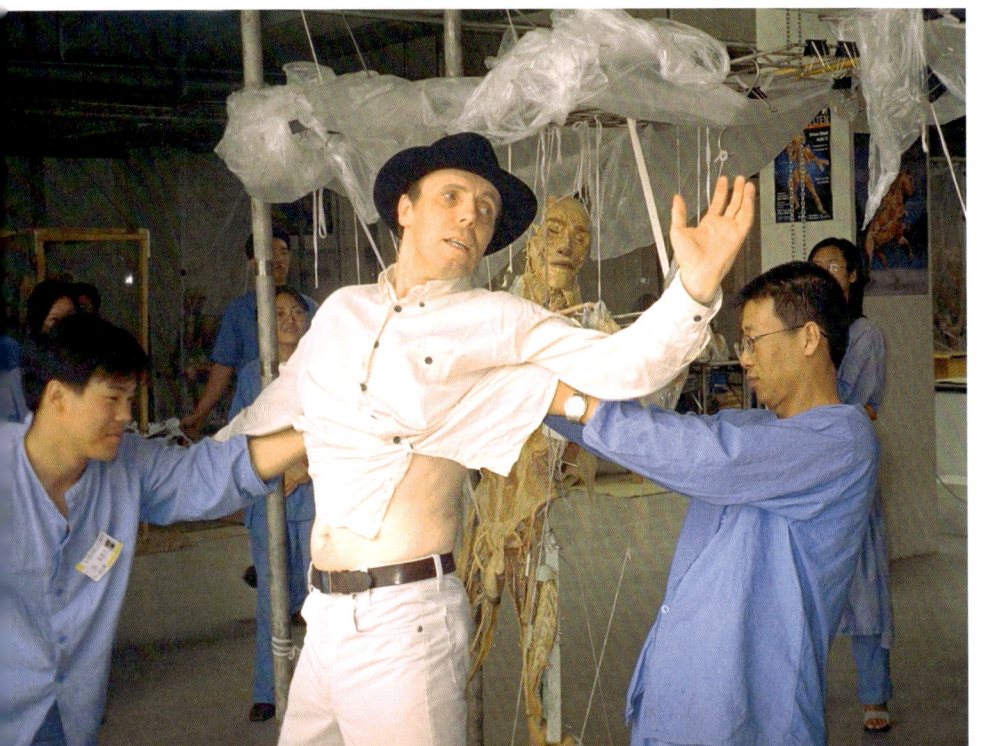

nen und man sich im Zentrum vorkommt wie in Houston oder Atlanta: Der Westen ist sehr weit weg, und kulturelle Barrieren können zählebig sein. Als der Pennäler Gunther Liebchen einst an seinem DDR-Kofferradio *Rias Berlin* einstellte, um heimlich Elvis-Songs zu hören, galt die Musik des zur Pop-Ikone einer ganzen Generation gewordenen ehemaligen GI den chinesischen Kulturfunktionären geradezu als Ausbund kapitalistischer Dekadenz.

Zeitsprung zurück in die Gegenwart. Im großen Präparationssaal herrscht hektische Betriebsamkeit wie kurz vor Beginn einer Vernissage. Noch sind die Werke sorgsam mit Plastikfolie verhüllt. Hier wird gleich „die größte gedankliche Herausforderung der gesamten Plastination" stattfinden – das Positionieren. Generalprobe im Schönheitssalon des Todes. „Jede Pose hat ihr instruktives Potenzial, so wie jede Instruktion ihre optimale Pose braucht." Unwillkürlich kommt mir eine kleine Begebenheit im von Hagens'schen Wohnzimmer in den Sinn, als wir uns bei wohlig prasselndem Kaminfeuer zum ersten Mal darüber unterhielten, dass die Pose typische Bewegungsmomente verdichten oder gar überhöhen kann. Und dass jedes Plastinat „einen anatomischen Schatz darstellt, individuell bis in den mikroskopischen, ja bis in den genetischen und damit molekularen Bereich hinein". Dann schaltete Gunther von Hagens den Fernseher ein und zappte sich durch die Programme. Irgendein Fußballspiel lässt sich immer finden: „Das beste Anschauungsmaterial für den Bewegungsapparat." Sprach's, sprang aus seinem Sessel auf und baute sich wie ein Pantomimen-Lehrer schussbereit an der imaginären Elfmeterlinie auf.

Anfangs hätten seine Posen, meint der Perfektionist selbstkritisch, entweder starr gewirkt wie leblose Puppen oder aber sie hätten unnatürlich verdreht, ja geradezu grotesk ausgesehen. „Hier fehlt mir noch etwas *spirit*", befindet der Chef und deutet auf einen halbfertiges Plastinat, das noch ziemlich konventionell aussieht, leblos, ohne „Gesicht", eben mehr wie ein Skelett. „Gute Präparation", streut der Schöpfer der Plastination beim Rundgang ein, „ist eigentlich nichts anderes als gekonnte Bindegewebsentnahme an der richtigen Stelle." Mindestens 30 verschiedene Posen spuken zur gleichen Zeit in von Hagens' Kopf herum und wollen den Körpern zugeordnet werden, die in silberfarbenen Großbehältern in „Bunker 1" ihrer weiteren Verwendung harren. Und manchmal zieht ihn eine dieser Körper, „die die Begrenzung unserer Existenz überwinden", beim erneuten Betrachten dermaßen in den Bann, dass diese Imaginationen alle auf einmal zum Zuge kommen wollen. Längst hat Gunther von Hagens weitere Figuren auf seiner mit erheblicher Kapazität ausgestatteten Gehirnfestplatte abgespeichert. Den Radfahrer, vielleicht auch als Zweierpack auf dem Tandem, das Eislauf-Paar, „überhaupt mehr Menschen in Interaktion". Mit ehrfürchtigem Schweigen verfolgt eine Präparatorengruppe, wie er elastisch in die Rumpfbeuge geht, um urplötzlich wie versteinert in der Grätsche zu verharren. Eine Digitalkamera hält die Szene fest – Anleitung für letzte Korrekturen am Plastinat. „Wir brauchen lebensnahe Posen, bis in die Haltung des kleinen Fingers." Die Lebendigkeit seiner Gestalten irritiert nur „intellektuelle Bedenkenträger, Laien finden nichts dabei".

Wie eine männliche Meerjungfrau hockt er da, „der Denker", die Arme auf die Knie gestützt. Soll von Hagens ihn auf einen Acryl-Hocker setzen oder doch lieber ein paar Stufen einer angedeuteten Treppe als Sockel geben? Keineswegs nebensächliche Fragen. „Die Accessoires regen die Fantasie der Betrachter ungemein an." Wenn er seine Kreationen wieder und wieder inspiziert, vergisst der Plastinator Raum und Zeit – und verlangt seinen Mitarbeitern viel Geduld ab. Sie sind es gewohnt, dass dem vor Tatendrang strotzenden Mann im Kittel bei jedem Rundgang eine neue Perfektion in den Sinn kommt. Und das urplötzlich die Endabnahme von gestern nichts mehr wert ist, weil eine Eingebung die ursprüngliche Beurteilung hinfällig macht. Zufrieden ist er erst, wenn es eines Tages gelingt, einen Lymphgefäß-Stamm mittels Korrosion freizulegen. Doch das ist die Perspektive von heute. Wer weiß, was morgen gilt und erst recht übermorgen, welchen selbst gesetzten Maßstäben Gunther von Hagens sich dann unterwirft? Bis die nächste Stufe der Vollendung seiner High-Tech-Vision vom „zeitgemäßen Umgang mit unserer Endlichkeit" erreicht, bis alles so ausgereift ist, dass ihn nicht mehr der verbreitete Anatomen-Alptraum plagt, sich vor wem auch immer für nicht mit letzter Perfektion ausgeführte

Präparate verantworten zu müssen, „das kann dauern". So lange vielleicht, dass er diesen Quantensprung womöglich nicht mehr erlebt, „jedenfalls nicht in meinem jetzigen Aggregatzustand".

Mao in seinem Formalinbad ist, wie man weiß, nicht unbegrenzt haltbar in dem für die Ewigkeit gebauten Mausoleum. Gunther von Hagens' schöne Leichen jedoch tragen kein Verfallsdatum. Sie sind unsterblich, gewissermaßen. Beruhigende Aussichten, findet von Hagens. Ausnahmsweise mal durchaus egoistisch.

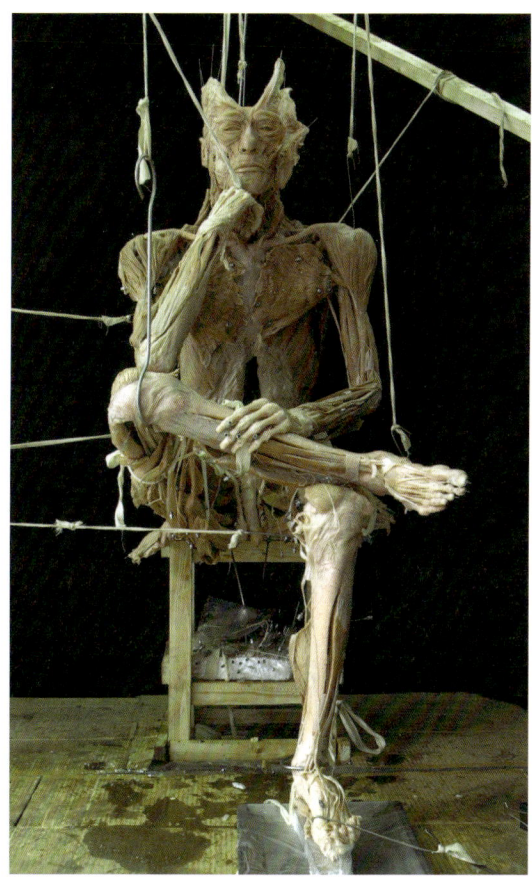

„Der Denker" beim Positioning

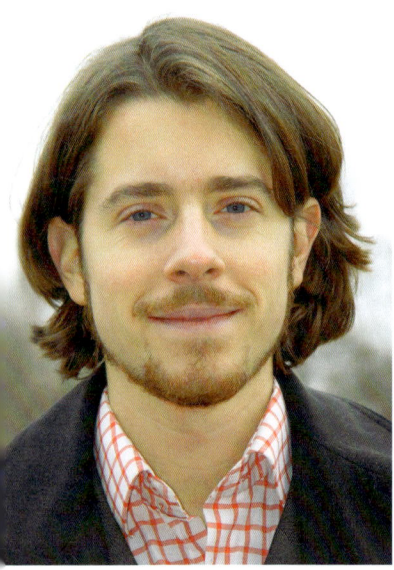

Stephan Rathgeb, Jahrgang 1978, lebt als Journalist in der Schweiz. Er ist Geschäftsführer der „fast forward film GmbH" (www.fastforwardfilm.ch) und schreibt u. a. für „Das Magazin" des Zürcher „Tages-Anzeiger", das „Frankfurter Rundschau MAGAZIN" und den „Deutschlandfunk". Von 2000–2002 war er Kommunikationschef und Pressesprecher der Ausstellung KÖRPERWELTEN, u. a. an den Stationen Köln, Oberhausen, Berlin, Brüssel und London. Für ein Dokumentarfilmprojekt begleitete er Gunther von Hagens zudem auf zahlreichen Reisen von China bis Kirgisien. Zuvor war er während zwei Jahren Chefredakteur der größten unabhängigen Jugendzeitung der Schweiz.

Stephan Rathgeb

Journalistischer und persönlicher Zugang – welcher ist „wahrer"?

Eine Vorbemerkung

Wer im konstruktivistischen Denken geschult ist, weiß: Wirklichkeit hängt von Wahrnehmung ab. Und die ist immer subjektiv. Abhängig von der Brille, die man aufsetzt. Vom Blickwinkel des Betrachters. Und dem Zweck der Betrachtung. Deshalb habe ich zwei Texte über Gunther von Hagens geschrieben: einen journalistischen und einen persönlichen. Welcher ist nun „wahrer"?

Ich glaube, die Frage ist falsch gestellt. Denn auch Wahrheit existiert nicht losgelöst, in absoluter Form. Und so sind beide Wahrnehmungen, beide Aufzeichnungen über Gunther von Hagens zutreffend. Ja, sie gehören sogar unabdinglich zusammen. Der journalistische Zugang beschreibt von außen, betrachtet die Inszenierung und verknüpft sie mit Fakten, erzählt mit schnellen Schnitten – meine Art eben, die Welt journalistisch anzugehen, im Wechsel von nah und global.

Der persönliche Text stellte für mich schon eine größere Herausforderung dar; ist es doch im deutschsprachigen Journalismus – ganz anders als im angelsächsischen – beinahe verpönt, überhaupt die Ich-Form zu verwenden, geschweige denn, die völlig subjektive Wahrnehmung zum Gegenstand der Betrachtung zu machen. Doch genau darum geht es im persönlichen Text, um die Frage: Wie habe ich, Stephan Rathgeb, Gunther von Hagens erlebt?

Man läuft bei einem solchen Text, zumindest im professionellen Umfeld, schnell einmal Gefahr, belächelt, als „Lobhudler" abgetan zu werden – als ehemaliger Pressesprecher sowieso. Es scheint, gerade bei einem umstrittenen und höchst tabuisierten Thema wie der Leichenverarbeitung, zum guten Ton zu gehören, sich durch möglichst scharfe Kritik zu behaupten, um nicht zu sagen: zu profilieren. „Bloß dem Kerl nicht auf den Leim kriechen!" scheint das Motto zu sein. Schließlich ist er ja ein Teufel, wie mir der Produzent einer großen Nachrichtensendung kürzlich ernsthaft verkündete. Weshalb er darauf achte, bei Beiträgen über ihn keine O-Töne zu verwenden, bei denen er zu positiv rüberkomme. Lieber einen Ausschnitt wählen, wo er blass wirkt und stockend spricht, statt jenen, wo er herzhaft lacht.

Verstehen Sie mich nicht falsch: Auch mir schiene es unzulässig, gar unverantwortlich, das persönliche Empfinden zur journalistischen Maxime werden zu lassen. Doch so wichtig es im Journalismus oft ist, möglichst umfassend zu sein, objektiv und distanziert – so wichtig scheint es mir vermehrt, auch persönliche Geschichten zu erzählen, denn sie sind ebenso wahr.

In diesem Sinne wünsche ich Ihnen viel Spaß beim Lesen der beiden „Wahrheiten" über Gunther von Hagens – denn die eine ist ohne die andere nicht denkbar.

Tote aufs Fließband

Besuch in „Plastination City",
Gunther von Hagens chinesischer Menschenfabrik

Mit seiner Ausstellung KÖRPERWELTEN wurde er zum berühmtesten, aber auch berüchtigtsten Anatomen der Gegenwart. In seiner Wahlheimat China baut der deutsche Mediziner Gunther von Hagens jedoch bereits an seiner wirklich großen Vision: Er will die Leichenverarbeitung industrialisieren. Elf Briten durften sich schon mal in seiner Menschenfabrik umsehen – denn dort werden sie selbst einmal enden.

„Wer noch nie eine Leiche gesehen hat, soll sich in Acht nehmen", warnt der Doktor mit dem großen schwarzen Filzhut und der obligaten Lederweste. Er hat sich auf einen Gabelstapler gestellt, damit man ihn besser sieht und blickt auf seine Besucherschar. Heute ist ein wichtiger Tag für ihn. Das erste Mal, dass er seine Fabrik in China der Öffentlichkeit zugänglich macht. Spezialgebiet: Leichenverarbeitung.

Die Warnung hätte er sich allerdings sparen können. Denn die Besucher, die seiner Einladung gefolgt sind, um seine Leichen in Augenschein zu nehmen, sind handverlesene VIPs. Rohstofflieferanten sozusagen: Elf Briten zwischen 18 und 77 Jahren, fest entschlossen, ihm ihren Körper nach dem Tod zu überlassen. Sie bezeichnen sich als „Körperspender".

Denn der deutsche Mediziner Gunther von Hagens rühmt sich, wie kein zweiter seiner Profession Leichen konservieren zu können. Er nennt sich „Plastinator" und seine Werke „Plastinate": anatomisch präparierte Menschenkörper, mit Hilfe von speziell entwickelten Kunststoffen für die Ewigkeit haltbar gemacht. Geruchlos und ästhetisch. Er verkauft sie an Universitäten in alle Welt und stellt sie in seiner Wanderausstellung KÖRPERWELTEN – „Die Faszination des Echten" einem Millionenpublikum zur Schau.

Verarbeitet werden von Hagens' tote Körperspender inzwischen mehrheitlich im Billiglohnland China. In stetig größer werdenden Labors in der Vier-Millionenstadt Dalian, eine Flugstunde nördlich von Peking. Auf diesem unbekannten Fleck Erde abseits der Weltöffentlichkeit hat sich Gunther von Hagens niedergelassen, um an seiner Vision zu bauen.

Längst ist aus dem Zweimannbetrieb der Familie von Hagens ein kleines Imperium gewachsen. Der Doktor, der sein Leichenbusiness 1993 allein mit seiner Ehefrau begann, ist mittlerweile Herr über weltweit 300 Angestellte. Mehr als die Hälfte davon beschäftigt er hier in China. *Plastination City* hat er das 30 000 Quadratmeter große Gelände getauft, auf dem er seine Fabrikgebäude errichtet hat. Es liegt etwas außerhalb des Stadtzentrums, in der so genannten „High Tech Zone". Hier dürfen sich Industrien niederlassen, die in zukunftsträchtige Technologien investieren: Pharmabranche, Verpackungsindustrie, Elektronikkonzerne. Und eben Gunther von Hagens.

Um das Körperspende-Programm auch in Großbritannien bekannt zu machen, wo er seine Ausstellung 2003 zeigte, hat von Hagens die ersten paar Spender gleich zur PR-Reise geladen, „all inclusive" – für die elf Briten eine Reise wie keine zuvor. Wenn sie wieder nach Dalian kommen, das wissen sie, werden sie die Reise in eisgekühlten Spezialcontainern antreten. Per Frachtschiff. Bereit zur Sezierung.

Willkommensgruß für die Britischen Körperspender

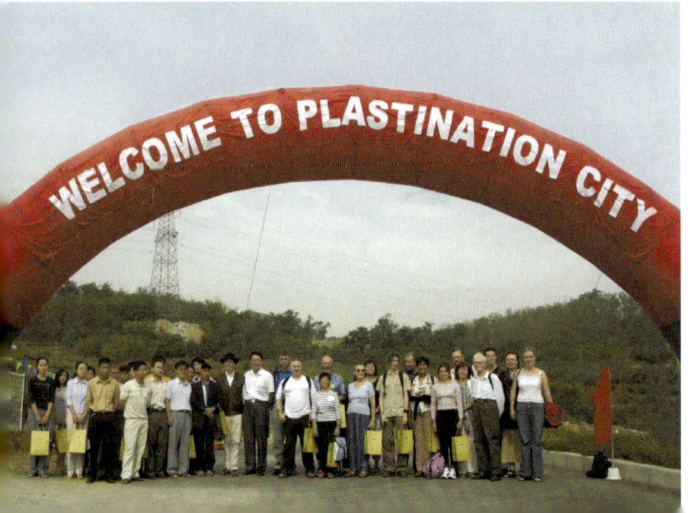

„Weil ich meinen Körper liebe"

„Fühlen Sie sich frei, in jede Kiste zu schauen", spornt von Hagens seine Besucher an. „Ich habe nichts zu verstecken." Und er führt sie in eine unterirdische Lagerhalle, die er als „Bunker 1" vorstellt: ein garagenähnlicher Raum, von unten bis oben mit großen Metallkisten voll gestellt. „Den verstaubten Keller der Anatomie", verkündet der Doktor wie ein feuriger Prophet, „ans helle Licht bringen!" Das sei sein Ziel, darum sei man heute hier. Ein Mitarbeiter übersetzt ins Chinesische, denn zur Betriebsbesichtigung hat der Doktor auch ein paar Ortsansässige geladen, die ihren Körper gespendet haben. Die Besucherschar nickt.

Jane, die blonde Reporterin des englischen Revolverblatts *Daily Mirror,* lässt sich nicht zweimal bitten. Sie packt sich Körperspenderin Sophie, 21, die mit der guten Oberweite, und pflanzt die junge Frau vor einen Seziertisch. Dahinter liegt, in weißes Leintuch gehüllt, etwas in der Form eines Menschen. Die Reporterin hantiert hilflos mit ihrer Kompaktkamera, einen Fotografen hat ihr die Redaktion nicht mitgegeben, und kritzelt Zitate in ihren Notizblock. „Ich habe mich gespendet", gibt Sophie zu Protokoll, „weil ich meinen Körper liebe." Wenn sie dereinst in der Ausstellung stehe, so hofft die junge Frau, möge dies den Besuchern helfen, ihrem eigenen Körper in Zukunft mehr Respekt zu zollen.

„Kommt nach hinten!" ruft von Hagens und lenkt seine Besucher zu einer der vielen Kisten. Er entfernt den Deckel und reißt etwas aus dem eiskalten Wasser. „Ein Organpaket", erklärt er und streckt die Innereien in die Höhe. Er hält sie an der Speiseröhre fest; Lungen, Herz und Gedärme baumeln runter. Die Zunge quillt oben aus seiner Hand. Pit, der kleine glatzköpfige Journalist der Londoner Gratiszeitung *Metro,* schaut interessiert zu, wälzt einen Kaugummi im Mund. „Das finde ich jetzt schon ein bisschen respektlos", meint hingegen einer der Körperspender. „Wie eine erlegte Ente führt er uns diese Organe vor", sagt Phil, von Beruf Parkhausmanager. Verunsichern lässt sich der 45-Jährige jedoch nicht so leicht. „Schließlich bin ich dieser Einladung gefolgt, um die Menschen kennen zu lernen, die mich zerlegen werden." Da habe er sich auf einiges gefasst gemacht. Der anfängliche Schock ist rasch verflogen. „In der Armee war ich Sanitäter, da bin ich so einiges gewohnt", sagt Phil. Zudem habe er eine ziemlich „gesunde Beziehung" zum Tod: „Wenn ich morgen tot umfalle – ich könnte damit leben." Er gebe sich eben Mühe, sein Leben zu Lebzeiten so gut wie möglich auszukosten. „Damit das Gefühl, etwas verpasst zu haben, erst gar nicht aufkommt." Er sei unter anderem viel gereist.

Bevor Phil die Plastination entdeckte, hatte er seinen Körper einer Universität vermacht. Bis er von Hagens' Ausstellung besuchte – über die, wie in jeder Stadt, wo sie gezeigt wird, auch in London heftig debattiert wurde: ob es Wissenschaft sei oder Kunst geht jeweils der Disput. Ob es nicht genüge, Wachsmodelle auszustellen statt Körper echter Menschen. Ob von Hagens, der sich gern mit Beuys-Hut als künstlerischer Schöpfer aufspiele, die ihm anvertrauten Toten missbrauche, um seine morbide Ader auszuleben. Ein studierter Anatomie-Spezialist mit Unternehmergeist, der mit der perfekten Leichenbalsamierung ein Geschäft mache: Das stieß bei manchem Kritiker an die Grenzen des traditionellen Mediziner-Ethos.

Nicht bei Phil. Der Parkhausmanager war von der neuartigen Präsentation der menschlichen Anatomie derart angetan, dass er sich, kurz nach Besuch der Ausstellung, von Hagens' Institut gleich selbst vermachte. Kostenlos. So, wie bisher mehr als 6000 Menschen weltweit. Phil ist sogar bereit, für den Transport seiner Leiche von England bis zu von Hagens' Institut in Heidelberg aufzukommen.

„Ratet, was das ist!?" Von Hagens hat sich bereits über die nächste Kiste hergemacht. Sie enthält einen immensen Fleischklumpen, gerippt und einen Meter breit. Der Klumpen entpuppt sich als Walzunge, das Tier sei vor der Küste Dalians verendet. Das gelbe Häufchen, das daneben schwimmt, identifiziert der Doktor als eine Menschenhaut, am Stück abgelöst. Beides wird als Rohmaterial dienen, um eines Tages vielleicht Verwendung in einer seiner Ausstellungen zu finden. Winzige Puzzleteilchen auf dem Weg zu seiner Lebensvision, deren Verwirklichung er hier vorantreibt, pausenlos. Denn dem Doktor schwebt Großes vor. Dass seine Ausstellung KÖRPERWELTEN ihn bereits zum populärsten Anatomen der Gegenwart gemacht hat – damit will er sich nicht begnügen.

Und so werden sämtliche Gewinne, die er mit den von Stadt zu Stadt tourenden Ausstellungen – mittlerweile gibt deren bereits zwei, eine dritte ist in Produktion – einfährt, in seine *Plastination City* gepumpt. Schließlich schwebt ihm immerhin vor, ein dauerhaftes Kapitel in der Anatomiegeschichte zu schreiben. Sein Schlagwort lautet: „Demokratisierung der Anatomie". Und sein Ziel formuliert er so: „Wenn es in 50 Jahren in jeder größeren Stadt ein Plastinationsmuseum gibt, dann hat sich mein Plastinatoren-Leben gelohnt." Und wenn nicht nur im Medizinstudium, sondern in jeder medizinischen Einrichtung mit seinen Plastinaten gelehrt werde, vom Hebammenunterricht über die Pflegerinnenausbildung bis zur Massageschule. „Doch dazu", sagt er, „muss ich billig produzieren. Sonst kann sich keiner die Plastinate leisten." Zurzeit koste es ihn 40 000 Euro, ein Ganzkörperplastinat zu fertigen, sagt der Doktor. Er rechnet jedoch damit, die Kosten bei einer Massenproduktion auf 10 000 Euro senken zu können. Und Körperscheiben seien dann schon ab 10 Euro zu haben. Denn: „Die Präparation eines menschlichen Körpers ist gewiss ungewöhnlicher, aber sicher nicht schwieriger als das Zusammensetzen eines Computers, Fernsehers oder eines Autos", sagt er. „Sie geht nicht über die Schwierigkeit einer komplexen Fließbandarbeit hinaus." Der Industrialisierung, fügt er an, stehe also nichts im Wege.

Derzeit verschlingt *Plastination City* monatlich umgerechnet 125 000 Euro, die Gehälter der 200 Mitarbeiter beginnen bei umgerechnet 240 Euro. Noch fünf Mal größer will er werden. „Wenn ich hier eines Tages 1000 Mitarbeiter beschäftige", rechnet von Hagens vor, „kann ich pro Tag einen ganzen Körper anfertigen." Von den unzähligen Körperteilen und Körperscheiben gar nicht zu reden…

„Plastination City"

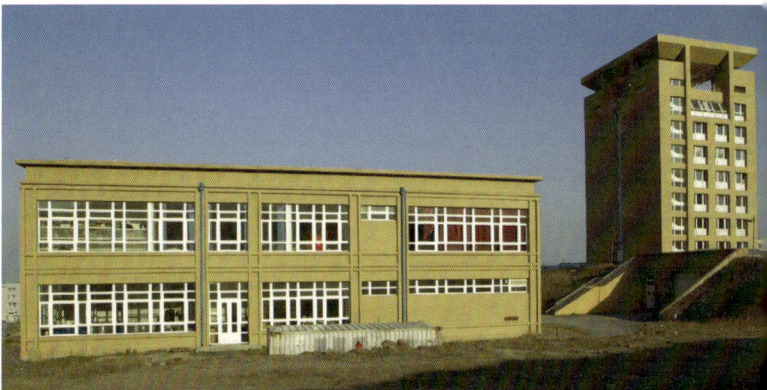

Und was, wenn keiner die Toten kauft?

Doch was, Doktor, wenn Sie auf Ihren Toten sitzen bleiben? Von Hagens winkt ab. „Dann muss man eben den Bedarf wecken", meint er zuversichtlich – und liefert gleich ein Marketingbeispiel: „In den USA gibt es jedes Jahr einen Kongress, wo sich 40 000 Radiologen treffen. Dort muss man hingehen und vorstellen, was man hat."

Doch was, wenn Sie in Produktionsengpässe geraten? Wenn, sagen wir, alle nur Hirnscheiben wollen, aber keiner die der Hand? „Das erfordert eine strategisch geplante Produktion", weiß von Hagens. Konkret: Die Arme im Querschnitt zum Beispiel seien für Handchirurgen attraktiv, da hoch instruktiv. Für Medizinstudenten jedoch, die nur die Muskelgruppen erlernen müssen, seien Längsschnitte geeigneter. Es gelte also, den Bedarf abzuklären. Und falls beides keinen Absatz finde, würden die Arme eben als Ganzes präpariert, für eine Akupunkturschule.

Die Feuerprobe hat *Plastination City* bereits bestanden: Sie hat von Hagens vor dem Bankrott gerettet. Innerhalb eines Jahres hat er hier seine zweite KÖRPERWELTEN-Ausstellung geschaffen, die in Korea zum Großerfolg wurde. Tagesrekord: 22 000 Besucher. Der millionste Besucher konnte dort nach wenigen Monaten begrüßt werden, während die Parallel-Ausstellung in London in derselben Zeitspanne nicht einmal halb so viele Besucher zählte. Dank der Korea-Ausstellung konnte von Hagens die Millionenkredite rechtzeitig an die Commerzbank zurückzahlen, an die er seine Plastinate verpfändet hatte – um die Ausstellung in London vorzufinanzieren.

Als Nächstes steht Action auf dem Plan. Der Besuchertross verlässt den Lagerbunker und steuert auf das Nebengebäude zu. Dort wird die Knochenarbeit geleistet, in einem lichtdurchfluteten Raum: dem Präpariersaal. Eine weitläufige Fensterfront offenbart eine traumhafte Sicht auf die Bucht des Gelben Meeres, nur von einem leichten Dunst getrübt. Zehn Metalltische sind davor aufgereiht. Die Leichen darauf sind in feuchte Wolldecken gehüllt, damit sie nicht austrocknen. Um jeden Tisch kauern fünf Präparatorinnen und Präparatoren, blutjung.

Bewaffnet mit Pinzette und Skalpell entfernen sie Bindegewebe, legen Muskeln und Organe frei. Gesprochen wird wenig, man arbeitet vertieft.

Von Hagens rekrutiert sie direkt nach dem Studium an der medizinischen Uni, an der er Gastprofessor ist. Die meisten sind Anfang 20 und wohnen im Mitarbeiterhochhaus, das er für sie errichtet hat, schlafen in Doppelstockbetten und teilen sich ein Zimmer zu viert. Im Vergleich zum Studentenleben, sagt eine Präparatorin, seien dies luxuriöse Verhältnisse. „An

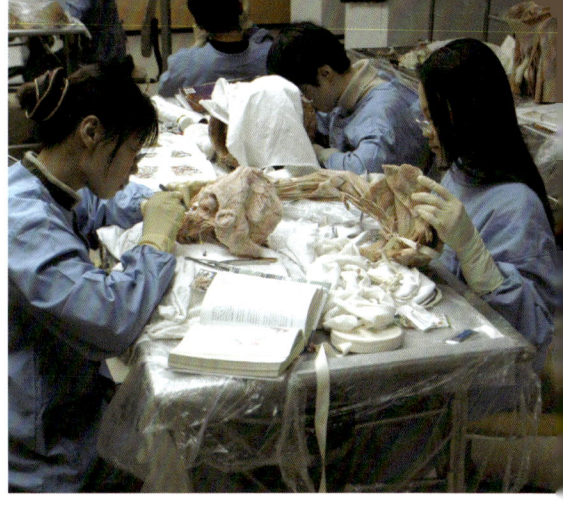

Blutjunge Präparatorinnen und Präparatoren

der Uni übernachteten wir zu acht in einem Zimmer." Trotzdem wird sie bald ausziehen, sich mit ihrem Freund in der Stadt eine Wohnung nehmen. In von Hagens' Schlafräumen herrscht strikte Geschlechtertrennung.

„Schaut, wie genau die arbeiten!" lobt von Hagens seine Leute. „In Deutschland bin ich ein Sezierstar, in China gerade mal magerer Durchschnitt." Der Chinese, schwärmt er, schneide auf den Zehntelmillimeter genau.

Die Faszination des Zerlegtwerdens

Die Begeisterung schwappt über. „Wie hingebungsvoll", schwärmt Phil. Er wird sich am nächsten Tag von der Reisegruppe davonschleichen, um noch einmal hierhin zu kommen. Während die anderen zum Sightseeing in die Stadt geführt werden, wird Phil von 9 bis 15 Uhr an einem Metalltisch sitzen und den Präparatoren zuschauen, wie sie eine alte Frau häuten, Millimeter um Millimeter.

Der Körperspender beschreibt es so: „Es ist nicht wie das Schneiden von Schweinefleisch, du kannst nicht hacken. Es ist eine stille Arbeit, fast meditativ. Die Präparatoren müssen sanft vorgehen. Und mir gefällt die Vorstellung, dass jemand sanft ist mit mir, wenn ich tot bin." Von Hagens formuliert es etwas nüchterner: „Die Faszination der Plastination liegt darin, dass sie ansehnlich ist. Im Gegensatz zu einer Verwesung, die mit optisch belastenden Vorgängen verbunden ist, ermöglicht sie, dem Tod gelassen ins Auge zu blicken."

Nach China gelangte von Hagens über Umwege. Als er 1995 seinen Durchbruch in Japan schaffte, wo die KÖRPERWELTEN zum ersten Mal gezeigt wurden und insgesamt 2,5 Millionen Besucher anzogen, wurde man auch in China auf den deutschen Mediziner aufmerksam. Fünf Universitäten des Landes boten ihm eine Gastprofessur an – ihm, der in Deutschland über Jahre vergeblich versucht hatte, ein Museum zu finden, das sich traute, seine Präparate zu zeigen.

Dass er sich für die Küstenstadt Dalian entschied, hängt mit der Lage zusammen. Dalian verfügt über den zweitgrößten Hafen des Landes – Leichen aus Deutschland können also rasch per See hierhin transportiert werden. Etwa 70 habe er bisher hierhin verschifft, sagt von Hagens. Die Reise dauert sechs Wochen. Doch auch das Klima sei in Dalian der Anatomie wesentlich zuträglicher als etwa im südlichen, wärmeren Shanghai. „Im Winter ausreichend kalt, im Sommer nicht zu heiß", fasst von Hagens die Vorzüge seiner Wahlheimat zusammen, „so dass auch chinesische Körper, wenn sie innerhalb von zwei, drei Tagen in die Anatomie gelangen, plastinabel bleiben." Sagt er. Und nicht verfaulen, meint er. Zudem herrsche in der gerade einmal 100-jährigen Stadt ein junger, frischer Geist. Dalian preist sich als „nördliche Perle" an. Man ist stolz auf die sauberen Straßen. Und die Mädchen aus dem Norden gelten als die schönsten im Land. Nur mit der Spendierfreudigkeit der chinesischen Bevölkerung hapert es noch.

Keine Scheu vor dem Körperinneren

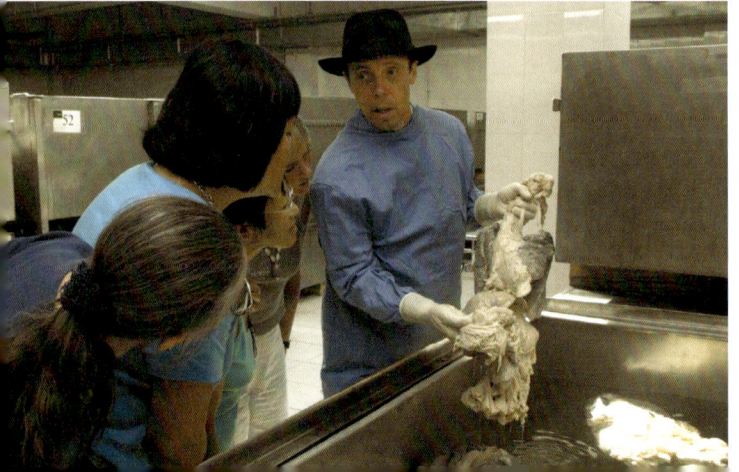

Bisher haben sich lediglich 46 Chinesen bereit erklärt, nach ihrem Tod nach *Plastination City* zu gelangen. Allen voran Intellektuelle, die sich durch diese Entscheidung von der Masse abheben möchten. Die meisten von ihnen hat von Hagens' siebenköpfiges „Body Donation Department", zuständig für die Anwerbung chinesischer Spender, an den so genannten „English Corners" aufgegabelt, den Versammlungsplätzen der Stadtparks, wo sich sonntags alle treffen, die Englisch lernen wollen, zur freien Konversation. Chinesische Altersheime und Universitäten haben die Leichen-Anwerber bisher erfolglos abgeklappert. Zu abergläubisch seien die Menschen in diesem Land, klagt von Hagens, und zu traditionsbewusst. Die Kremation ist die übliche Bestattung in China. Doch das lasse sich ändern, ist der Doktor überzeugt, wenn seine Ausstellung eines Tages auch hier gezeigt werde.

In einem Hinterzimmer des Präpariersaals befindet sich die Maschine, mit deren Hilfe es von Hagens gelingt, jedes Gewebe der Verwesung zu entreißen und es auf Dauer zu konservieren: die Vakuumpumpe. Der Trick mit der Vakuumpumpe ist der Kern seiner Erfindung, die er vor über 20 Jahren patentieren ließ. Man legt die Leiche in ein eisgekühltes Acetonbad, minus 23 Grad Celsius – Aceton ist nichts anderes als Nagellackentferner –, bis jede Körperzelle davon durchdrungen ist. Dann bringt man die Leiche ins rosarote Silikonbad und setzt die Pumpe an. Der Luftdruck verringert sich und das Aceton beginnt zu verdampfen. Es entweicht dem Körper, verlässt die Zellen und hinterlässt dadurch einen Unterdruck. „Und dieser Unterdruck", erklärt von Hagens, „saugt das Silikon hinein in jede Zelle." Demonstrativ formt er seine Lippen zu einem Kussmund. „Wie das Baby die Milch aus der Mutterbrust, versteht ihr? Und hat auch jeder die aufsteigenden Acetonblasen gesehen?" Schon geht's weiter zu „Bunker 2".

Schachspieler oder Torwart?

In „Bunker 2" befindet sich das Herzstück seines Unternehmens: der Betriebsteil „Positioning". Hier bekommt das konservierte Plastinat seine neue Form. Die Körper werden in Pose gebracht, „möglichst lebhaft" für die Augen eines visuell verwöhnten Laienpublikums zurechtgebaut. Ihre neuen Rollen: Schachspieler. Torwart. Basketballspieler. Jüngst ein

Hexer, der auf seinen Innereien wie auf einem Besen reitet. Von Hagens hält sie am Ende für „anatomische Kunstwerke". Unikate mit des Doktors Handschrift.

Irgendwann werden auch Stallmädchen Sophie, Parkhausmanager Phil und die anderen Spender derart in Positur gebracht, das wissen sie. Sie sehen fasziniert zu, wie die 20 Mitarbeiter im „Positioning"-Trakt mit 1000 kleinen Nadeln tote Muskeln, Nerven und Blutgefäße in die anatomisch korrekte Form bringen, bevor das Plastinat für immer mit Gas gehärtet wird. Die endgültige Formgebung – wird aus der Leiche ein Sportler oder ein Magier? – behält sich der Doktor selbst vor. Dafür bringt der Chef vollen Einsatz. „Manchmal nimmt er sich eine aufklappbare Liege mit und übernachtet hier, um jede Stunde aufzuwachen und sich die Plastinate anzusehen", erzählt die 28-jährige Zhao Xia der Besuchergruppe. „Er sagt, Ungewohntes belebe seinen Geist." Seit zwei Jahren ist die zierliche kleine Frau Chefin von „Bunker 2". Hinter ihr baumeln zwei Arme und zwei Beine.

Die Positionierungsabteilung verlassen die aufdrapierten Körper erst wieder, wenn es dem Doktor gelungen ist, die Toten beinahe lebhafter aussehen zu lassen als noch zu Lebzeiten. „Auf jeden Millimeter kommt es an", sagt er, „und auf jeden Winkel – von der Kinnhaltung bis zur Position des kleinen Fingers." Beibringen konnte der Doktor dieses Formgefühl

Faszinierende Fingerfertigkeit

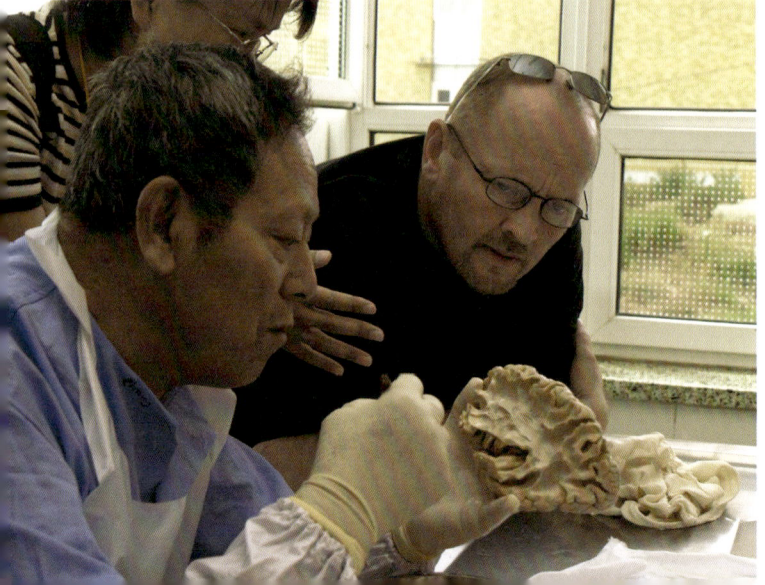

bisher noch keinem seiner Mitarbeiter, so sehr er es auch versuchte. „Es dauert wohl noch Jahre, bis ich sie in mein Denken eingeweiht habe." Ein Anrennen gegen die Zeit. Gelingt es von Hagens nämlich nicht, sein Können vor seinem Ableben weiterzuvermitteln, wird von der Plastination wohl nicht mehr übrig bleiben als das, was er sich als Abschreckung auf den kleinen Holztisch im Wohnzimmer seiner Drei-Zimmer-Wohnung gelegt hat: den Katalog der Konkurrenzausstellung. Einer seiner ersten Schüler hat sie mit Hilfe japanischer Investoren auf die Beine gestellt. Der Schüler hatte sich, nachdem von Hagens ihn ein Jahr in Deutschland ausgebildet hatte, von ihm abgesetzt. Was im Katalog zu sehen ist, ist der Plastination jedoch nicht gerade schmeichelhaft. Billige Kopien der von Hagens'schen Originale. Schlapp dastehende Figuren, die jeglicher Dynamik entbehren.

Postmortale Eitelkeiten abgelegt

„Als ich von Hagens' Ausstellung sah", wirbt Körperspender Robert in die Kamera eines chinesischen Regionalfernsehsenders, der über den Besuch der Briten berichtet, „wusste ich sofort, dass ich eines Tages Teil davon sein will." Fürs Interview hat ihn der Kameramann vor einem Kamel platziert, das Tier ist gehäutet. Und in der Mitte entzweit. Körperspender Robert, der immer so nervös mit der Nase zuckt, hat von Hagens unter vier Augen gebeten, ihn zum Zugpferdchen zu machen, wenn die Ausstellung in die USA geht. Er verstehe was von Medien. In der Ecke des Härtungsraums nebenan steht ein junger Mann, von Neonlicht beleuchtet. Er besteht nur aus Haut, seine Organe sind schon in Korea. Er selbst wird es nie in die Ausstellung schaffen. Die Haut erinnere zu sehr an den Tod, hat von Hagens entschieden. „Zu bleich. Wir werden ihn an eine Universität verkaufen."

Nach dem Mittagessen in der Kantine ist eine Diskussion angesagt. Ein 38-jähriger Chinese, Buchhalter, schockt die Engländer. Er habe seinen Körper aus Egoismus gespendet. Plastinate seien für ihn eine Art Schrein, er möchte seiner Familie auf diese Weise in Erinnerung bleiben. „Und am liebsten wär's mir, wenn der Professor mich persönlich plastinieren würde!" Von Hagens weist ihn darauf hin, dass er fast 60 sei und hoffentlich zuerst abdanken werde. Man lacht.

„Ich bin einzig und allein deshalb Körperspender", meint der Brite Raimond, „weil ich es als Verschwendung von Ressourcen betrachte, wenn man mich den Würmern überlässt." Und Phil sagt: „Unsterblichkeitswünsche habe ich keine. Wenn ich sterbe, sollen die Leute ein Bier auf mich trinken." Zurücknehmen will keiner der elf Körperspender die Entscheidung. „Doch was passiert eigentlich mit dir, Gunther, wenn du tot bist?" will einer wissen. Ob er denn seinen markanten Hut tragen werde, wenn er einst selbst zum Plastinat verarbeitet sein wird? „Ach", meint von Hagens, „noch vor einem Jahr hätte ich gesagt, ich würde es bevorzugen, in Scheiben geschnitten zu werden, um an mehreren Orten gleichzeitig zu lehren. Inzwischen habe ich meine postmortale Eitelkeit abgelegt." Er werde diese Entscheidung seinen Nachkommen überlassen.

Auf der Rückfahrt von *Plastination City* ins Hotel schlägt Körperspenderin Claire der Gruppe vor, dass man doch die E-Mail-Adressen austauschen soll, für Weihnachtskarten. Und damit man gegenseitig zur Trauerfeier kommen kann. Der bucklige Richard, 51, ausgemusterter Hausmeister und noch immer bei den Eltern wohnhaft, gesteht am Ende der Besichtigungstour, dass er Gunther etwas habe fragen wollen, doch die Gruppe habe ihm davon abgeraten: Ob er ein Stück Haut mit nach Hause nehmen könne. Als Erinnerung.

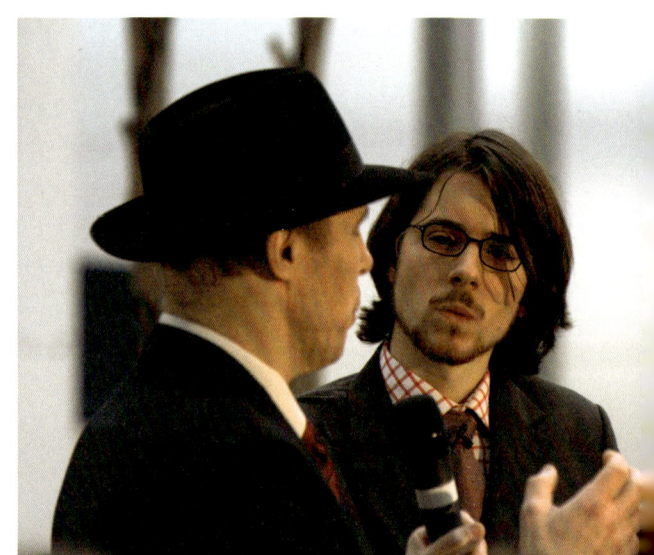

„Aus Scheiße Gold machen"

Eine Liebeserklärung an einen großen Freund und Lehrer

Ich war gerade mal 21, als Gunther von Hagens mich zu seinem Kommunikationschef und Pressesprecher machte. Meine zweieinhalb Jahre als einer seiner engsten Mitarbeiter wurden zur spannendsten Herausforderung, die sich ein junger Mensch denken kann. Ein knallhartes Managementtraining vom unkonventionellsten Selfmademan Deutschlands sowie eine bereichernde Freundschaft inklusive.

Gunther von Hagens wollte ich eigentlich gar nie kennen lernen. Ich hatte 1999, als seine Ausstellung im schweizerischen Basel gezeigt wurde, bei seiner damaligen Pressesprecherin einen hundskomunen Präparator bestellt, dem ich einen Tag lang über die Schulter schauen konnte. Schließlich war der Meister selbst schon genug in den Medien. Und das, was ich bei der Vorrecherche über ihn herausgefunden hatte, verlockte nicht wirklich dazu, ihm persönlich begegnen zu wollen. „Er prahlt damit, einem Menschen die Haut mit einem einzigen Schnitt vom Körper lösen zu können, ohne einmal abzusetzen", las ich im Artikel eines Journalistenkollegen. „Er ertappt sich manchmal dabei", schrieb eine Kollegin, „in der Straßenbahn die Leute in seinem Blickfeld gedanklich zu zerlegen, als präparierte er sie bereits vor seinem geistigen Auge." Zu derlei imaginärem Präparationsfutter wollte ich nicht verkommen. Eine Einschätzung, mit der ich übrigens nicht allein dastand.

An der Redaktionssitzung des *Toaster,* der größten unabhängigen Jugendzeitung der Schweiz, die ich damals als Chefredakteur leitete, war keiner der 30 versammelten Mitarbeiter erpicht darauf, Bekanntschaft mit einem gewissen Prof. Dr. med. Gunther von Hagens zu machen; geschweige denn mit seiner tabubrechenden Ausstellung KÖRPERWELTEN. Sogar die Biologin der Redaktion winkte dankend ab: „Ich habe während des Studiums genug Frösche seziert." Und so machte ich mich ziemlich nichtsahnend auf, in die Gedärme des von Hagens'schen Plastinationsuniversums einzudringen.

Als der Präparationsguru mich und meinen Fotografen dann gleich *in persona* in Heidelberg willkommen hieß und uns einen Tag lang durch seine Leichenhalle und sonstigen Produktionsstätten führte, war das nur die erste der noch unzählig folgenden Überraschungen, die mein Abstecher auf den „Planeten Gunther" zu Tage förderte. Und als dieser ansonsten gern *showlike* auftretende Kerl sich dann plötzlich als feinfühliger und äußerst geistreicher Gesprächspartner entpuppte, der in der Zweierkommunikation alles andere als verbissen predigt oder selbstverliebt „schwafelt" (wie wir in der Schweiz das belanglose Drauflosplaudern nennen), sondern aufmerksam zuhört und mit äußerster Genauigkeit zu antworten versucht – das war dann gleich die zweite Überraschung.

Dass mir selbst nach einer dicht gedrängten Tagesführung vorbei an der hintersten und letzten Leichenkühltruhe seines Unternehmens auch auf der anschließenden gemeinsamen Autofahrt zu seiner Ausstellung nach Basel die Fragen nicht ausgingen – dass mir sogar der vierstündige Stau gelegen kam, dank dem ich ihn noch weiter ausquetschen konnte, das fand ich dann auch als junger Journalist mit sechs Berufsjahren auf dem Buckel einigermaßen erstaunlich, denn es ist alles andere als selbstverständlich. Die meisten Leute beginnen sich spätestens nach einer Stunde langsam zu wiederholen, vor allem, wenn sie sich wie Gunther von Hagens ein Lebenswerk aufgebaut haben, um das sich alles dreht. Nicht im Fall von Gunther von Hagens jedoch. Er versteht es, seine Gedankenfäden so zu spinnen, dass es sich anfühlt, als gehe man auf einem verführerisch roten Teppich.

Ich ließ mich ein auf seine Welt und tastete mich Faden um Faden vorwärts Richtung Zentrum, der Frage nach: Wer ist dieser (angeblich größenwahnsinnige) Mann? Ob er der beste Anatom der Welt sei, wollte ich wissen; was er vehement verneinte. Stattdessen versuchte er mir auf dem Rücksitz seines Autos zu beschreiben, was seine größte Stärke sei: das neuartige Denken, Sehen und Sichtbarmachen des menschlichen Körpers. Und er setzte an, mir sein Vorgehen bei der Planung seiner Plastinate zu erläutern: Er schicke vor dem Präparieren von jedem beliebigen Punkt aus in jede beliebige Richtung geistige Pfeile durch den Körper und stelle sich vor seinem inneren Auge vor, welches Gewebe der Pfeil durchdringt und was darauf folgt. Dadurch gelange er zu neuen, nie da gewesenen Ansichten des menschlichen Körpers, was den interessierten Laien einen Zugang zu ihrem Innersten eröffne, was mitunter bewirke, dass sogar Anatomieprofessoren renommierter Universitäten gestehen müssten, den Körper aus dieser oder jener Sicht nicht zu kennen.

In der Straßenbahn angeheuert

Den Artikel über Gunthers Mikrokosmos schrieb ich während eines Urlaubs in Zypern. Am Strand, im Restaurant, vor dem Einschlafen; überall hatte ich mein Laptop dabei – als sei die von Hagens'sche Eigenart bereits zu mir übergeschwappt, sämtliche Orte dieser Welt zu einem Großraumbüro verschmelzen zu lassen. Meinen Geschwistern muss ich im Nachhinein für ihre Nachsicht danken. Der Artikel, den ich im Rückflug fertig stellte, begann so:

Wenn der deutsche Anatomieprofessor Gunther von Hagens (54) stirbt, möchte er zersägt werden. Mit einer Bandsäge. In millimeterdünne Scheiben. Ob der Länge nach von Kopf bis Fuß oder quer – das will er seiner Frau überlassen. Das Sägen übrigens auch. Denn seine Frau, Angelina Whalley, ist nicht nur jünger als er, sie ist auch Ärztin. Und so stehen die Chancen gut, dass sie dereinst den letzten Wunsch ihres Gatten eigenhändig erfüllen wird.
Und das geht so: Kaum hat von Hagens das Zeitliche gesegnet, wird man ihn ins Auto laden. Nach etwas fünf Minuten Fahrt heißt es aber schon wieder aussteigen. Denn die Halle des „Instituts für Plastination", wo präpariert, gesägt und plastiniert wird, liegt nur einen Katzensprung von Gunther von Hagens' Reihenwohnhaus in Heidelberg (D) entfernt. Diskret etwas außerhalb, sicherheitshalber mit einem hohen Zaun umgeben. Also. Whalley wird ihren Gatten auf einen Schragen legen, ihm das Bein aufschneiden, so dass sie an seine Hauptarterie gelangt. Über Nacht wird sie ihm zehn bis zwanzig Liter Formalin in den Blutkreislauf pumpen, das die Verwesung stoppt. Das Einpumpen dauert, wenn von Hagens

nicht an starker Arterienverkalkung leidet, höchstens sechs Stunden. Am nächsten Morgen fühlt sich von Hagens' Haut etwas straffer an, und sein Körper sieht aus, als hätte er über Nacht 20 Kilogramm zugenommen. Von Hagens' Körper ist nun bereit für die Tiefkühltruhe, wo er bei minus 70 Grad Celsius eingefroren wird. Erst dann kommt die Bandsäge. [...][1]

Der Artikel schien bei Gunther von Hagens ins Schwarze zu treffen; was weiß Gott alles andere als beabsichtigt war. Einige Wochen später nämlich, als ich ihn zusammen mit drei anderen Gästen noch zu einer einstündigen Radio-Talk-Show einlud, begrüßte er mich sogleich mit dem Titel meines Artikels: „Vergiss die Beerdigung – lass dich zersägen!" Und brach in sein herzhaftes Lachen aus, das man daran erkennt, dass er einem seine ganze obere Zahnreihe zeigt. Von da an ging's blitzschnell. Das „Du" ergab sich von selbst; er duzte mich, ich duzte zurück, ein formales Angebot erübrigte sich. Den Job des Pressesprechers bot er mir in der Straßenbahn an, in der wir Richtung Radiostudio fuhren. Am Montag darauf sagte ich zu. Wäre ich allerdings abergläubisch gewesen, hätte ich es mir vielleicht ein zweites Mal überlegt. Denn auf der Zugfahrt von Basel nach Zürich nach der Talk-Show kam der Zug plötzlich ins Stocken und stand eine Ewigkeit still; zum ersten und letzten Mal in meiner Karriere als Bahnfahrer hatte sich ein Mann vor den Zug gestürzt, in dem ich saß – keine Stunde, nachdem ich Gunther von Hagens interviewt hatte.

Hobby: Mediale Selbstzerfleischung

Seine Begeisterung für meinen Artikel erkläre ich mir heute dadurch, dass ihn die Tatsache faszinierte, dass ich den Spieß umgedreht hatte. Dass für ein Mal er es war, den ich – zumindest geistig – auf den Seziertisch legte. Es passt zur beinahe kindlichen Freude, die ihm zu Eigen ist, die öffentliche Seite seiner Person mit einem Schuss Verrücktheit medial zu inszenieren und sich anschließend von Kritikern zerfetzen zu lassen – eine Eigenschaft,

[1] Toaster Junge Monatszeitung, Ausgabe November 99, S. 6f.

die sich durch Gunthers Verhältnis zu den Medien hindurchzieht. Man darf sogar von einem diebischen, beinahe ins Masochistische gehenden Spaß sprechen, sich den Medien zum Fraß vorzuwerfen, ihnen als Futter zu dienen. Nichts liest er lieber als einen gut geschriebenen Verriss. Denn er weiß, was Journalisten wollen, was sie für das Würzen ihrer Geschichten benötigen: ein saftiges *quote* hier, ein ungewöhnliches Bild dort. Und die Medien beißen an. Warum sollte er dem *Spiegel*-Fotografen, der für seine Story eigens in von Hagens' Institut nach Kirgisien gereist ist, bloß das herkömmliche Gefäßgestalt-Präparat zeigen, wenn er in der Truhe daneben eines mit einer (postmortalen) Erektion liegen hat?

Was bei derartigen medialen Inszenierungen oft verloren geht, sind die vielen weiteren Facetten, die Gunthers Wesen genauso ausmachen; das Feine, Liebenswürdige, Differenzierte. Ich bin zum Beispiel noch keinem so umfassenden Denker begegnet wie Gunther von Hagens. So streng sich in seinem von früh bis spät verplanten und durchwegs auf Effizienz getrimmten Dasein von A–Z alles seinem geistigen Baby „Plastination" unterordnet wie ein Heer Rekruten auf dem Exerzierplatz einer Kaserne – so breit ist sein Horizont, wenn es die Gesellschaft und das menschliche Leben schlechthin angeht. Unstillbar seine Neugier, was die vielen großen und kleinen Themen des Seins anbelangt. Ein Zusammenhang zwischen dem Aufbau der chinesischen Sprache und der Art der Chinesen zu denken? Gunther deckt zahlreiche Verbindungen auf. Eine neue Studie über die glücklich machende Wirkung des männlichen Spermas, die besagt, dass Frauen, die unverhütet Geschlechtsverkehr haben, weniger anfällig für Depressionen sind? Gunther hat sie gelesen und sich wie immer die wichtigsten Punkte gemerkt. Eine neue Erkenntnis aus der Gehirnforschung, die festgestellt hat, dass Nervenimpulse – z. B. um den Arm zu heben – bereits ausgelöst werden, bevor man den Befehl „gedacht" hat? Ob dies bedeutet, dass wir demnach gar keinen freien Willen haben, dass dieser bloß eine Illusion ist – auch darüber kann man mit Gunther ausgedehnt diskutieren.

Gunther, der Buddhist?

Nicht vergessen werde ich einen unserer Arbeitsspaziergänge in Köln am Rhein entlang – wir entflohen dem Treiben der Ausstellung oft, um auf diese Weise ungestört Wichtiges besprechen zu können –, als ich ihn fragte, wie er sich die Unendlichkeit des Universums vorstelle. Er nahm einen 100-Mark-Schein hervor und formte ihn andeutungsweise zu einem Möbiusband, einer unendlichen Schlaufe, auf der man, ohne im Kreis zu laufen, pausenlos geradeaus gehen kann und doch nie an einem Ende angelangt. Das Bild erinnerte mich an Einsteins Theorie des gekrümmten Raumes. Wir einigten uns jedoch auf die Kleinheit und Beschränktheit unseres Geistes und waren uns der Modellhaftigkeit der meisten Erklärungsversuche bewusst. Und es schwang eine große Bescheidenheit des erklärten Agnostikers Gunther von Hagens mit, eine Demut gar, geäußert von einem, der immer wieder betont, er nehme sich das Recht heraus, sich nicht festlegen zu müssen. Eine Haltung der Offenheit, die sich auch in seiner Auslegung des Lebenssinns zeigt: *„Das Leben hat keinen Sinn bis auf den, den wir ihm geben"*, sagt Gunther. Ein Satz, über den ich oft nachdachte, beginnt er doch ziemlich ernüchternd und wirft uns Menschen auf uns selber zurück. Seine Dynamik entfaltet er im zweiten Teil *„... bis auf den, den wir ihm geben"*, wo er auf das beinahe unlimitierte Gestaltungspotenzial verweist, die Sinnlosigkeit mit Sinnhaftigkeit zu erfüllen. Oder, um Gunthers wichtigsten Wahlspruch zu verwenden, *„aus Scheiße Gold zu machen"*. Wer die anfängliche Ernüchterung, hervorgerufen durch die Bestimmungslosigkeit seiner Existenz, verkraften kann, vermag sie umzudrehen in eine *Carte Blanche,* in eine Einladung, die Selbstgestaltung des eigenen Lebens vollumfänglich in die Hand zu nehmen – und wer täte das konsequenter als Gunther von Hagens?

Ich habe in den doch einigen Jahren, in denen ich ihn – über lange Zeit hautnah, gelegentlich aus der Ferne, heute eher punktuell – begleitete, nie wirklich verstanden, weshalb er seinen Lebenssinn um die Plastination baut oder was ihn von tief innen her antreibt. Bis ich irgendwann merkte, dass es gar nicht wichtig ist und wahrscheinlich nicht einmal eine besonders bedeutende Erklärung dafür gibt, *warum* er gerade das tut, was er tut. Entscheidend ist, dass er sich entschieden hat – und sein Ziel konsequent verfolgt. Ich begann, in diesem Ansatz etwas Buddhistisches zu erkennen, wo der Weg das Ziel ist, wie es ja so schön heißt. Wo das Präsentsein und Würdigen jedes Momentes eine tägliche Aufgabe ist; das Leben im Hier und Jetzt.

Gunther von Hagens, am Ende also ein Buddhist – ohne dass er es selbst weiß? Einiges spricht dafür. Zum Beispiel das Losgelöstsein vom Bild, das andere über ihn haben. So gern er auch manchmal Öl ins Feuer gießt, um dieses Bild zu provozieren, so gut kann er damit leben, anders gesehen zu werden, als er ist. Er verbringt ohnehin die meiste Zeit in China, und dort erkennt ihn auf der Straße sowieso niemand. Auch seine Einstellung gegenüber dem Materiellen passt zur Buddhismus-These. Geld weiß er zwar zu schätzen, um es sinnvoll einzusetzen; als Mittel zum Zweck, um etwas entstehen zu lassen, zu bewirken. Jeder Luxus ist ihm jedoch, abgesehen von einigen technischen Spielereien, denen er erliegt, absolut fremd. In China besitzt er eine Dreieinhalbzimmer-Wohnung im siebten Stock eines Hauses, das nicht einmal einen Lift hat. Auch um Kleider oder Mode braucht er sich nicht zu kümmern, hat er sich doch ein Outfit zugelegt, das er ebenso konsequent trägt wie ein Mönch seine Kutte. Selbst im Winter legt er seine schwarzen Zockeln nicht ab. Und wenn wir jeweils essen gingen, brachte er es – seine preußisch-sparsame Erziehung lässt grüßen – nie über sich, den Teller auch ein einziges Mal nicht aufzuessen. Ja, sein Aufesszwang geht sogar so weit, dass er regelmäßig auch meinen Teller aufputzte, wenn ich nicht fertig essen mochte.

Schlafen können auf Befehl

Unvergesslich sind mir auch die Wolldecken, die Gunther für uns im Handgepäck mitführte, als wir einen 16-stündigen Umsteige-Aufenthalt in Moskau zu überbrücken hatten; auf der Durchreise von Kirgisien nach China. Er drückte sie mir und einem mitreisenden Journalisten in die Hand – einer Vogelmutter gleich, die ihren Kindern aus dem Schnabel das Heu zaubert, damit die sich ihr Nestchen gleich selbst bauen können – und er steuerte zielstrebig in den ersten Stock des Transitgebäudes; dort würden selten Passagiere vorbeilaufen, sagte er, man könne dort folglich gut

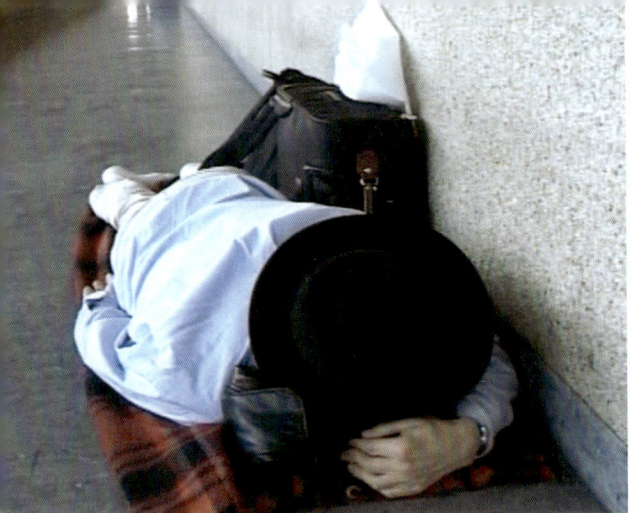

schlafen. Er zeigte uns noch, wie wir mit den Füßen in die Schlaufen des Handgepäcks steigen sollten, damit wir aufwachten, sollte sich jemand daran zu schaffen machen. Es dauerte keine drei Minuten, und Gunther und ich schliefen tief und fest auf dem harten Boden, wie zwei Penner an ihrem Stammplatz. Der Journalist, der arme Kerl, drückte kein Auge zu, und nach mehreren Tagen mit uns in Kirgisien machten sich bei ihm langsam erste Anzeichen der Schlafdeprivation bemerkbar. Will man die Reisemarathons Gunthers unbeschadet überleben, ist die Fähigkeit unabdingbar, an jedem Ort zu jeder Tages- und Nachtzeit auf Befehl einschlafen zu können.

„Gunthers Unkompliziertheit in Ehren", mögen Sie einwenden, „doch was ist mit dem unsäglich eitlen Hut, den er ständig trägt? Wie passt dies zur oben proklamierten buddhistischen Bescheidenheit?" Nun, um den vermeintlichen Widerspruch aufzulösen, müssen Sie Einblick in die besondere Beziehung erhalten, die zwischen Gunther und dem Bild besteht, das er in der Öffentlichkeit vertritt. Dass die feinen Abstufungen seiner Persönlichkeit medial wie erwähnt fast immer verloren gehen, dies nimmt er bewusst in Kauf; sieht er sein öffentliches Bild doch vorrangig als Besitztum seiner Erfindung. Und zwischen ihm und diesem Bild ist eine Art Beziehung entstanden, wie man sie von einem Romanautor und seiner Figur her kennt, die mit der Zeit ein Eigenleben entwickelt und sich zu verselbständigen beginnt.

Der Professor im Ballett-Kleidchen

Solange es die Diskussion um seine Ausstellung anheizt – und damit, wie er glaubt, die „Demokratisierung der Anatomie" vorantreibt – ist Gunther noch so gern bereit, dafür jegliche etwaigen Eitelkeiten zu opfern; etwa die Sehnsucht eines normalen Menschen, in der Öffentlichkeit (und dort erst recht) gut dazustehen. Sogar wenn er riskiert, seinen wissenschaftlichen Ruf zu verspielen oder sich gar lächerlich zu machen.

Eine der köstlichsten Szenen, die sich öffentlich zutrugen, fand auf der „Love Parade" 2001 in Berlin statt. Gunther wollte mit den KÖRPERWELTEN unbedingt auf einem der Wagen präsent sein, die sich durch die Hunderttausende von Menschen schoben. Unsere anfängliche Idee bestand darin, Tänzerinnen und Tänzer zu Plastinaten werden zu lassen. Wir engagierten Maskenbildner der Filmstudios Babelsberg, um die Kostüme anfertigen zu lassen. Doch als wir feststellten, wie kläglich die bei der echt wirken sollenden Reproduktion der Plastinate versagten, kaufte Gunther weiße Ballett-Kleidchen und drückte seinen Anatomen in Heidelberg Farben und Pinsel in die Hände, auf dass sie diese mit Muskelsträngen, Organen und ähnlichem bemalten. Das Resultat, das Gunther in vollem Stolz den spontan zusammengetrommelten Abteilungsleitern der Berliner Ausstellung präsentierte, sah, höflich formuliert, so aus, als hätten Kindergarten-Kinder zum ersten Mal Bekanntschaft mit Fingerfarben gemacht.

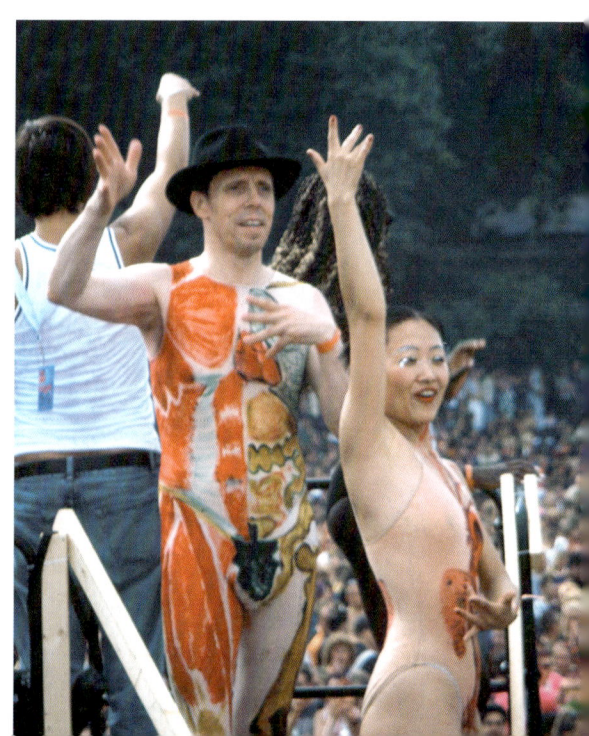

Keine Hemmungen, sich lächerlich zu machen: Gunther von Hagens im selbst bemalten Ballett-Kleidchen auf dem KÖRPERWELTEN-Technomobil auf der „Love Parade" in Berlin 2001

Das Feedback war ein etwas lang geratenes Schweigen. Irgendwann fragte schließlich einer: „Und wer soll das... *anziehen*?" Ohne eine Antwort zu geben, verschwand Gunther für ein paar Sekunden im nächstgelegenen Büro. Kurze Zeit später stand er in der bemalten Ballett-Montur wieder vor uns und ließ seinen Körper zu imaginären Techno-Beats zucken, bis wir alle in schallendes Gelächter verfielen. Mit seiner hemmungslosen Art, sich selbst lächerlich zu machen, hatte er uns wieder mal alle eingenommen. Und er hielt sein Wort und trug das Kleid mit dem aufgemalten Feigenblatt überm Genital – und zappelte acht Stunden lang an vorderster Front bei brütender Hitze auf unserem KÖRPERWELTEN-Mobil bei der „Love Parade."

Im Drei-Millionen-Mark-Zelt

Der lebhafteste Ausstellungsort war für mich eindeutig der erste, den ich betreute: Köln. Einerseits von der organisatorischen Herausforderung her: Als ich 2000 begann, bestand der Status quo meiner Abteilung gerade ein-

KÖRPERWELTEN im Zelt auf dem Kölner Heumarkt: Nirgends war die Volksnähe größer und die Ausstellung ein festerer Bestandteil der Stadt als hier – die bisher geglückteste Form von

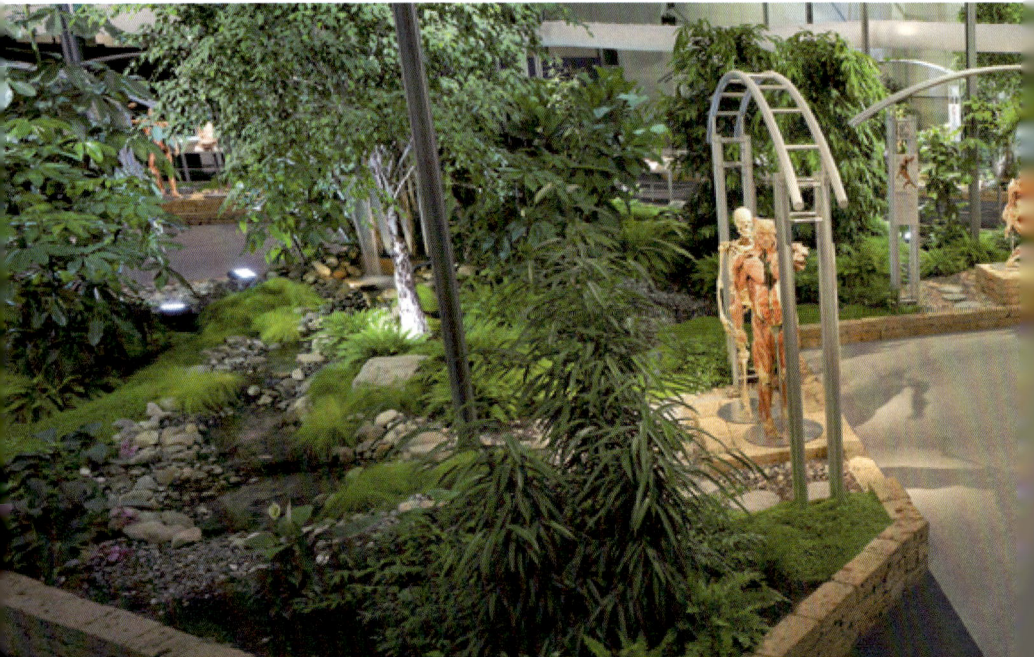

mal aus einem *iMac* und einem Telefon – und dem Auftrag, ein professionelles Medienbüro mit sauberen Abläufen auf die Beine zu stellen. Innert kurzer Zeit hatten wir ein aufgestelltes Team von sieben Mitarbeitern zusammen, die unter anderem täglich um die 50 Journalisten vor Ort betreuten. Köln war jedoch auch von der Örtlichkeit her einmalig. Gunther hatte auf dem „Heumarkt", einem großen, traditionsreichen Platz im Herzen der Altstadt, für drei Millionen Mark ein Zelt bauen lassen, das eine wahre Zirkusstimmung verbreiten ließ, jedoch hochtechnisiert ausgerüstet war und sogar einen von mehreren Gärtnern umsorgten „Garten Eden" beheimatete, zwischen denen die Plastinate präsentiert wurden.

Nie waren wir mit der Ausstellung näher beim Volk, nie unmittelbarer einem Ort ausgesetzt. Unsere Büros waren improvisiert, mit festen Stellwänden voneinander abgetrennt. Wir hörten jeden Schritt des Publikums, beinahe jeden Atemzug der im Schnitt 5000 Besucher pro Tag. Wie oft in den Ausstellungen wurde es selten laut; die Besucher sind oft tief in sich versunken, wenn sie durch die Ausstellung gehen, in fast meditativer

„Demokratisierung der Anatomie" à la Gunther

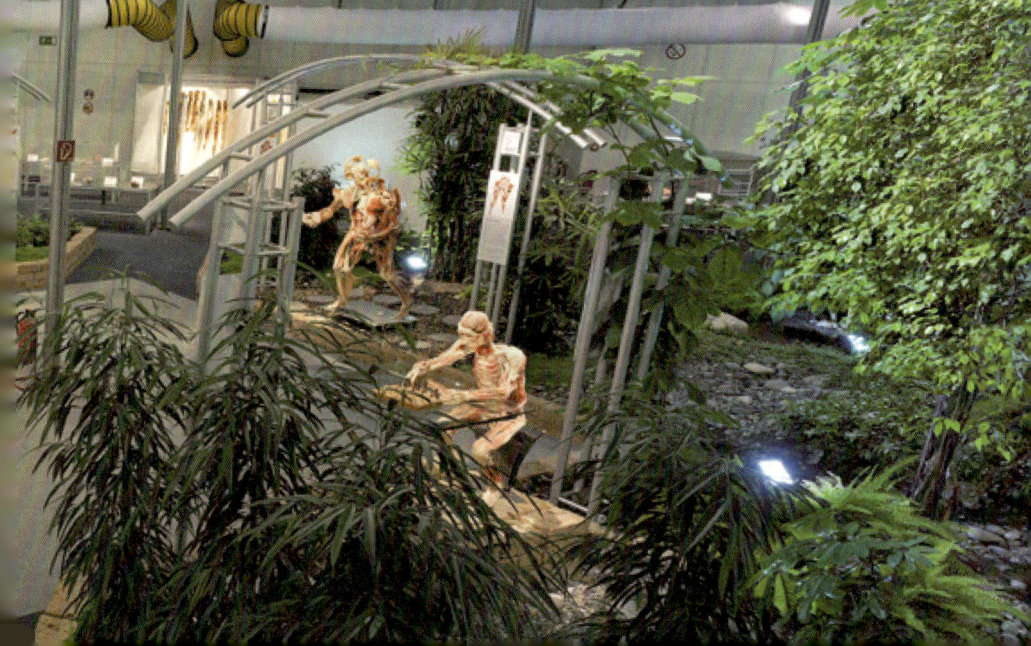

Kontemplation. Im Sommer wurde es richtig heiß im Zelt, bis zu 40 Grad, und die Warteschlangen draußen wurden immer länger, gingen bald um das ganze Zelt herum. Bis zu zehn Stunden standen die Besucher an, um zu uns in die Ausstellung zu gelangen. Sogar zu Betrugsfällen ist es gekommen, weil Mitarbeiter in der Schlangenbetreuung der Versuchung nicht widerstehen konnten, Angebote von Wartenden anzunehmen, die bereit waren, für ein Reinschmuggeln in die Ausstellung bis zu 400 Mark zu bezahlen.

In Erinnerung geblieben ist mir auch, wie eines nachts um zwei Uhr im Pressebüro das Telefon klingelte. Wir waren gerade dabei, 6000 Pressemeldungen zu falten, weil die „Eintütmaschine" den Geist aufgegeben hatte. Die Stimme am anderen Ende der Leitung war nicht einmal überrascht, dass bei uns mitten in der Nacht noch jemand das Telefon bediente – und fragte in aller Selbstverständlichkeit, ob wir auch am Karfreitag geöffnet hätten. Dies scheint mir auf sehr exemplarische Weise zu zeigen, zu welch fester Institution wir in Köln geworden waren. Und es war fast, als hätte jene Anruferin eine Vorahnung gehabt: Gegen Ende der Kölner Zeit blieben wir tatsächlich rund um die Uhr geöffnet.

Noch heute ist der Begriff KÖRPERWELTEN ein magisches Wort in Köln, wo ich, wie in keiner der anderen besuchten Städte, noch gute Freundschaften pflege und auch oft bin. In Köln haben wir auf sehr konkre-

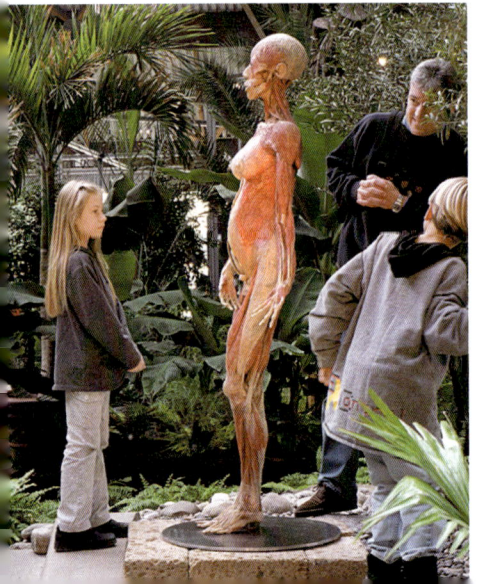
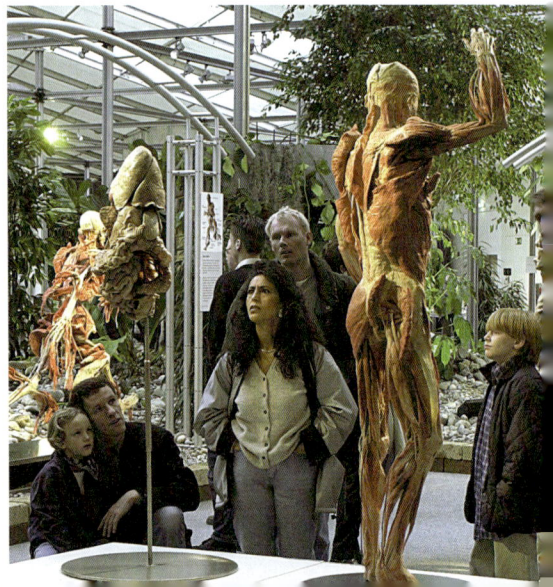

te Art und Weise das erreicht, was Gunther mit der Demokratisierung der Anatomie meint: Obwohl (oder vielleicht auch ein bisschen gerade weil) die Kirchen nichts unterließen, um die Kölner vom Besuch der Ausstellung abzuhalten, strömte das Volk in Scharen herbei – wild entschlossen, sich über die Kontroverse selbst eine Meinung zu bilden. In ihrer direkten Art sprachen die Kölner Gunther oft an, packten ihn, wenn er unerkannt durch die Ausstellung zu einer Sitzung oder in sein Büro eilen wollte, und stellten ihm die Fragen, die sie mit sich trugen. Nicht selten rief er mich dazu, wenn die Diskussion besonders spannend wurde. Und selbst der Oberbürgermeister ließ keine Viertelstunde verstreichen, um anzutraben, wenn ich ihn spontan anrief und darum bat, die millionste Besucherin zu empfangen.

Ex-Stasi-Männer als Firmenspitzel

Bei all dem Guten, was ich über Gunther zu erzählen weiß, werden Sie sich zu Recht fragen, wo denn seine Schwächen beheimatet sind. Dass auch er seine Patzer hat, versteht sich hoffentlich von selbst. Einen Menschen zu mögen, bedeutet jedoch auch, großzügig über diese hinwegzusehen. Ich erinnere mich etwa, wie entsetzt viele Mitarbeiter waren, als wir herausfanden, dass Gunther, der selbst fast zwei Jahre im DDR-Knast war, ehemalige Stasi-Mitarbeiter eingestellt hatte, um das Ausstellungspersonal beschnüffeln zu lassen – sogar Beurteilungen in ehemaligem Beamtendeutsch waren erstellt worden. Das kann man Gunther nur nachsehen, wenn man weiß, wie oft er schon von Mitarbeitern betrogen wurde, und nicht selten von solchen, denen er besonders vertraut hatte; man denke nur an Sui, seinen ehemaligen *General Manager* in China, der ein Jahr lang gleichzeitig für die Konkurrenz arbeitete. Und die Stasi-Leute waren, Gott sei Dank, bald selber wieder weg vom Fenster: Mit ihren angezettelten Intrigen hatten sie sich rasch ins Aus manövriert.

Eine weitere Schwäche lässt sich bei Gunther dann orten, wenn's ums Überbringen von schlechten Mitteilungen geht, etwa das kurzfristige Abblasen von bereits euphorisch angedachten Projekten. Dann greift er gern auf die Rollenverteilung von amerikanischen Kriminalserien zurück und spielt mit seiner Frau Angelina das Spielchen *Good Cop – Bad Cop,* wobei sie die Rolle des letzteren übernehmen muss. Denn so aufbrausend Gunther in sachlichen Belangen sein kann – etwa, wenn es um Geldverschwendung geht – so bringt er es meist nicht übers Herz, jemandem zu sagen, was ihn stört oder was er nicht (mehr) will.

Leichen auf dem Meeresgrund?

Zum Schluss möchte ich Ihnen noch von der spannendsten der vielen Recherchen berichten, die ich für Gunther unternahm. Sie führt uns ein wenig weg von ihm; doch meine ich, dass die Freiräume und Entwicklungsmöglichkeiten, die ein Chef seinen Mitarbeitern oder ein Lehrer seinen Schülern einräumt, wiederum viel über den Chef oder Lehrer selbst aussagen. Und Freiräume hatte ich mehr als genug. Bedingung war bloß, dass das Alltagsgeschäft rund lief.

Die Recherche, von der ich erzählen möchte, führte mich nach Singapur. Ich war gerade mit Gunther in China, als uns eine E-Mail erreichte, die sogar ihm, dem sonst in Gelassenheit geübten Plastinator, den Atem stocken ließ. „Es tut uns Leid, ihnen mitteilen zu müssen", schrieb die Transportfirma sinngemäß, die jeweils Gunthers Präparate in Containern nach China verschiffte, „dass das Schiff mit Ihrer Fracht in der Straße von Singapur verunfallt ist. Schätzungsweise 10 Prozent der Container sind auf Grund gesunken oder mit Öl verschmutzt. Ob ihre Container betroffen sind, vermögen wir derzeit leider nicht zu sagen."

An Bord des besagten Schiffs befanden sich pikanterweise Dutzende von fixierten und vorpräparierten Leichen,[2] die Gunther von Heidelberg

---

[2] *Als ehemaliger Pressesprecher von Hagens' muss ich anfügen, dass er selbst bereits nicht mehr von „Leichen" im juristischen Sinne reden würde, sobald die Leiche „fixiert", das heißt: unverweslich gemacht, wurde, einem neuen (in seinem Falle anatomischen) Zweck zugeführt wurde und nicht mehr „Objekt individueller Trauer" ist. Der Bildhaftigkeit wegen – und um der Sprache ihre Kraft zu belassen – bleibe ich jedoch beim Wort Leiche, genauso wie ich – in Anlehnung an Wolf Schneider („Deutsch für Profis") – auch Atomenergie sage statt (verharmlosend) Kernenergie, Genmanipulation statt Gentechnologie oder Lehrerinnen und Lehrer statt (unpersönlich) Lehrerschaft.*

aus nach *Plastination City* in China verschifft hatte. Die Ladung war bestimmt, die zweite, parallele KÖRPERWELTEN-Ausstellung aufzubauen und von finanziell lebenswichtiger Bedeutung. Die Konsequenzen eines Verlustes der Ladung wären verheerend gewesen: Zwei Jahre Vorarbeit in Heidelberg wären auf einen Schlag verloren und die Produktion der zweiten Ausstellung um Jahre verzögert. Mal ganz abgesehen von den toten Körperspendern, die sich ihm vermacht hatten, um postmortal eine sinnvolle Existenz anzutreten, aber bestimmt nicht, um auf dem Meeresgrund indonesischer Gewässer wie Sardinen in der Dose in ölverschmierten Containern vor sich hin zu rotten... Es wäre, kurz gesagt, der Erfüllung von Gunthers Alptraum nahe gekommen, in welchem er träumt, dass sich Körperspender bei ihm beschweren, nicht gut genug präpariert worden zu sein.

Ich ließ alles liegen und flog schnurstracks nach Singapur, um herauszufinden, was mit „unseren" Leichen geschehen war. Anhaltspunkte gab es keine: Die Reederei gab sich sichtlich Mühe, den Unfall zu vertuschen. Besagte E-Mail traf erst zwei Wochen nach dem Unfall ein; in der Branche üblich wäre es gewesen, die betroffenen Kunden spätestens am Tag danach zu informieren. Doch auch sonst schien einiges an der Sache „faul" zu sein. Der Unfall hatte sich auf peinlichste Weise ereignet: Das Containerschiff war mit höchster Geschwindigkeit von 22 Knoten in ein auf jeder Seekarte eingezeichnetes Riff gerast. Der Name der Firma schien auf dem Spiel zu stehen, schließlich handelte es sich um eine der größten französischen Reedereien. Als ich, in Singapur angekommen, versuchte, mit ihr in Kontakt zu treten, schwieg sie sich über den Unfall eisern aus und behauptete gar steif und fest, unsere Container hätten sich nie bei ihnen an Bord befunden...

Es folgte ein tagelanges Hin und Her, bei dem die Reederei Zeit schinde-te, indem sie mir – und schließlich auch Gunther, der sich aus Kirgisien eingeschaltet hatte – mehrfach das Telefon aufhängte. Gunther und ich waren sprachlos, stand doch dieses (fehlende) Krisenmanagement und die Nicht-Kommunikation völlig diametral zu der von uns immer praktizierten Transparenz gegenüber der Öffentlichkeit.[3]

Plastinate auf dem Schiffsfriedhof?

Das verunfallte Schiff fand ich nach einigen Tagen Recherche auf einem Schiffsfriedhof, der einem militärischen Sperrgebiet gleich kam. Kein Helikopter-Pilot wollte mich darüberfliegen, jeder Schiffskutter-Kapitän winkte ab, mich dahin zu bringen. Erst eine gewiefte und eindrück-lich korpulente Managerin eines Limousinen-Unternehmens fand eine Möglichkeit, mich einzuschleusen, um das Schiff mit unseren Containern zu inspizieren. Von einem Insider wusste sie, dass an einem bestimmten Abend der Woche ein kaputtes Schiff namens „Captain Omar" zur Reparatur

---

[3] *Als zum Beispiel der „Spiegel" (Ausgabe 4/04, S. 36ff.) in seiner Titelgeschichte „Dr. Tod – Die horrenden Geschäfte des Leichen-Schaustellers Gunther von Hagens" anklin-gen ließ, Gunther akzeptiere in China „offensichtlich auch" Hinrichtungsopfer, ließ er in „Plastination City" über Nacht sämtliche gelagerten Toten auf Anzeichen untersuchen, die diese These stützen würden. An einer national einberufenen Medienkonferenz mit über 250 Journalisten, davon 25 Kamerateams aus aller Welt, gab er wenige Tage dar-auf bekannt, dass er bei sieben der über 600 Körper tatsächlich eine Kopfverletzung festgestellt habe. Er halte es zwar für äußerst unwahrscheinlich, dass es sich dabei um Hinrichtungsopfer handle, habe sich jedoch entschieden, diese kremieren zu lassen, weil er einen gewaltsamen Tod nicht 100-prozentig ausschließen könne. – Er hätte es sich weiß Gott einfacher machen und die Vorwürfe, die der Spiegel nicht beweisen konnte, als dumme Gerüchte abtun können. Stattdessen stand er an der Medienkon-ferenz solange Rede und Antwort, bis der hinterste und letzte Journalist gegangen war bzw. keine Frage mehr hatte.*

einlaufen würde. Sie bestellte mir eine weiße Mercedes-Limousine, setzte sich neben mich und wies mich an, ich solle das Reden ihr überlassen, sie werde mich der Einlasskontrolle als *Superintendent* verkaufen, denn die Wachen hätten nicht das Recht, einen Superintendenten zu kontrollieren. Ich muss vielleicht anfügen, dass ich damals gerade mal 23 war, noch jünger aussah und mein Haar gern etwas länger trug als Durchschnittsbürger, bestimmt aber als Superintendenten; zumindest, wie ich mir solche vorstelle. Die Limousine werde die Uniformierten schon einschüchtern, meinte meine Begleiterin, und wir fuhren los. Und ob Sie's glauben oder nicht – der Kontrollposten mit Maschinenpistole schluckte es. Er schaute mich zwar etwas länger an als üblich und fragte: „Are you the *Superintendent?*" Als ich jedoch nickte, winkte er uns durch. Und die getönte Scheibe des Mercedes schloss sich geschwind.

Kaum waren wir drin, begann ich zu verstehen, warum dieser Ort geheim gehalten und von der Öffentlichkeit abgeschottet wurde wie ein nordkoreanisches Atomlabor. Wir fuhren kilometerweise auf der Suche nach unserem Schiff mit Gunthers Containern, und links und rechts offenbarte sich uns eine Unterwelt der toten Schiffe. Ausgebrannte Kreuzfahrtschiffe, lädierte Frachter, verunfallte Passagierfähren, die allesamt da lagen wie gestrandete Wale und dringend einer Generalüberholung bedurften. Stäubende Funken und grelles Scheinwerferlicht überall. Und klein wirkende Männchen in grauen Overalls, die schweißten und hämmerten, sowie Kräne, die Einzelteile bewegten. Ein Blick in eine düstere Welt, fern der Öffentlichkeit. Verschwiegene, allenfalls in wenigen Zeilen in lokalen Medien erwähnte Schiffsunglücke; wie selten liest man doch davon.

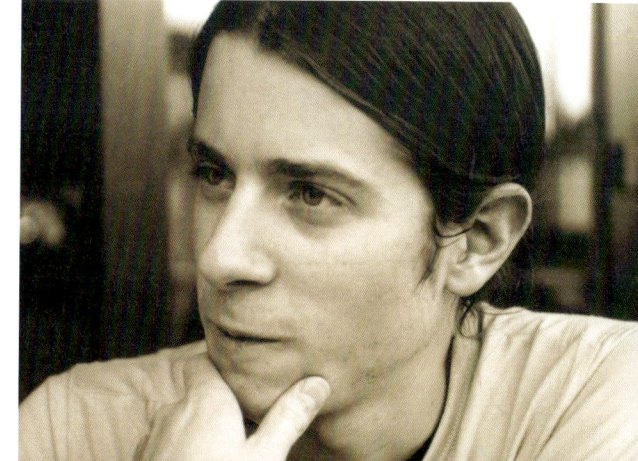

Stefan Rathgeb (2001), Foto: Henri Wagner

Schließlich fanden wir „unser" Schiff, die „CMA CGM Normandie", noch immer wehte am Heck die französische Flagge, der Bug war völlig eingedrückt. Die Container waren jedoch bereits entfernt worden, und so verließen wir diesen gespenstischen Ort einzig mit der Gewissheit (und dem fotografischen Beweis), dass das Unglück tatsächlich stattgefunden hatte.

Einige Tage später fand ich heraus, dass die nicht gesunkenen Container mit kleinen Transportschiffen nach Malaysia verfrachtet worden waren. Nach mächtig viel Druck und Offenlegen der recherchierten Fakten gestand mir die Reederei zu, die Container zu inspizieren, verlangte jedoch eine Pauschale von 4000 Mark pro Tag sowie 500 Dollar für jeden Container, den sie verschieben mussten, um an unsere zu gelangen. Angesichts der Berge bestehend aus Tausenden von Containern verzichteten wir darauf; mit diesem Eingeständnis hatten wir indirekt zumindest die Gewissheit, dass unsere Container nicht gesunken waren. Bis Gunther sie jedoch in China in Empfang nehmen konnte, verstrichen etliche Wochen, da bei der Öffnung ein Schadensinspektor der Versicherung anwesend sein musste.

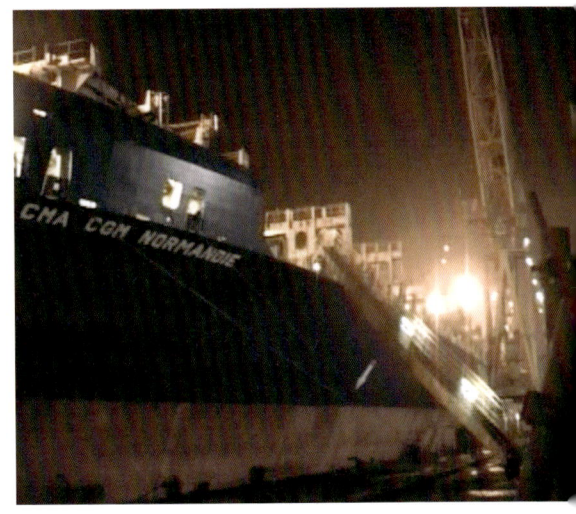

Die „CMA CGM Normandie"

Die neuntägige Recherche in Singapur wird mir noch lange in Erinnerung bleiben. Ich habe mich entschieden, sie an dieser Stelle exemplarisch und auch etwas ausführlicher zu schildern, um Sie verstehen zu lassen, weshalb es alles andere als ein gewöhnlicher Bürojob war, Pressesprecher von Gunther von Hagens zu sein. Für ihn in dieser Funktion tätig zu sein, hieß, ständig am Puls der neuesten Entwicklungen und Geschichten zu sein, die sein Unternehmen „Plastination" produzierte. Als ich bei ihm aufhörte, um eine zweijährige Großrecherche zum Thema Todesstrafe im darauf spezialisierten US-Bundesstaat Texas in Angriff zu nehmen, stand auf meiner Pendenzenliste im Dienste Gunthers noch eine Reise nach Australien, wo ein buddhistisches Kloster darum bat, eines seiner Plastinate kaufen zu dürfen, weil dies ihnen bei der Vergänglichkeits-Meditation behilflich sein könne. Mein Auftrag wäre gewesen, die Mönche dazu zu bringen, dafür einen aus ihrem Kreis als Körperspender zu gewinnen…

Sein Rasierwasser als Souvenir

Ich könnte natürlich noch lange weiter aus dem Nähkästchen plaudern. Ich möchte jedoch mit einem persönlichen Detail schließen. Wenn ich an Gunther denke, dann denke ich natürlich an den Menschen, den ich erlebt habe, an den Chef, der er war, und den Freund, der er wurde. Doch ein Mensch, der einem etwas bedeutet, der mit einem ein wichtiges Wegstück gegangen ist, wird immer auch zum Bildnis und steht für ein geistiges Prinzip, das man verinnerlicht, ein Stück weit in sich selbst integriert. Bei Gunther ist dies besonders stark. Er steht für mich für Selbstdisziplin, doch auch Lebensfreude. Und vor allem: für eine unbändige Schaffenskraft. Wenn ich stundenlang an einem Text brüten muss, visualisiere ich ihn kurz und sehe ihn klar und deutlich vor mir, wie er im Flugzeug sitzt, als einziger mit dem Leselämpchen an, in sein Laptop vertieft, Chinesisch lernend – während die restliche Kabine friedlich schläft. Es bedarf keiner drei Sekunden, und ich werde von einem Energieschub gepackt, der meinen Geist klärt und meine Finger über die Tastatur sausen lässt. Oder bei einer Niederlage, da vergegenwärtige ich mir seinen Spruch und treibe mich an, Scheiße in Gold zu verwandeln – und nun erst recht etwas Tolles daraus zu machen, dran zu bleiben, ohne mich entmutigen zu lassen. Und wenn ich einen wichtigen Auftritt vor mir habe oder eine entscheidende Verhandlung, klatsche ich mir ein paar Tropfen seines Rasierwassers auf die Wange, das er mir schenkte – und die Dynamik entfaltet sich von innen.

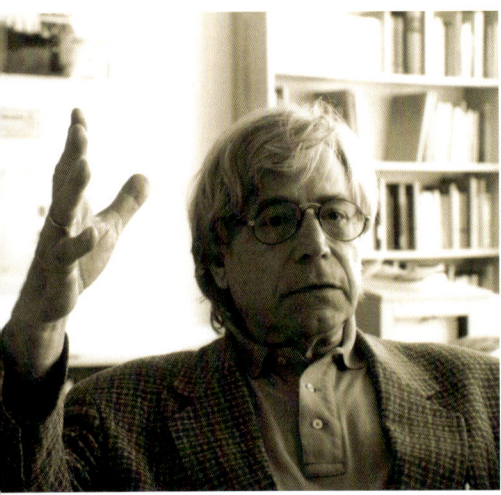

Bazon Brock, Jahrgang 1936, seit 1992 Ehrendoktor der ETH Zürich, war von 1981 bis zu seiner Emeritierung 2001 Professor für Ästhetik/Gestaltungstheorie an der Bergischen Universität Gesamthochschule Wuppertal. Nach dem Studium der Germanistik, Philosophie, Kunstgeschichte und Politikwissenschaften an den Universitäten Hamburg, Frankfurt am Main und Zürich wurde er 1965 lehrbeauftragter Professor für nicht-normative Ästhetik an der Hochschule für Bildende Künste Hamburg, dann 1978 Professor für Gestaltungslehre an der Hochschule für angewandte Kunst in Wien. Brocks künstlerische Laufbahn begann bereits während des Studiums mit einer Dramaturgie-Ausbildung und einer mehrjährigen Ausübung dieser Tätigkeit. 1960/61 war Brock Erster Dramaturg am Stadttheater Luzern. In den 1970er Jahren arbeitete er am Aufbau des Berliner Internationalen Designzentrums mit. Brock veranstaltete zahlreiche Happenings, Action teachings und Ausstellungen, produzierte Filme, Hörspiele, Fernseh-Beiträge und Videos und war darüber hinaus publizistisch tätig. Seine Verbindung zu Gunther von Hagens ist von gegenseitigem freundschaftlichen Respekt geprägt.

Bazon Brock

In der Nachfolge

Niemals, auch in keiner noch so großartigen Präsentation von Kunst, sah man Menschen derart auf den Gegenstand ihrer Betrachtung ausgerichtet, wie vor den von Hagens'schen Plastinaten; das Erstaunen, die Ehrfurcht, die Schauder der Selbstergriffenheit fanden in den Betrachtern einen so unvergesslichen Ausdruck, weil jeder in dem Gesehenen sich selbst anschaute. Man spürte, dass die Betrachter sich nie zuvor derartig nahe gekommen waren wie in der Konfrontation mit den Körperplastinaten. Das war ein Beispiel für die im Kunstbereich häufig nur behauptete reflexive Moderne.

„Schaudern, Staunen, Stillwerden" stellte der *Stern* als Betrachtererlebnis in einer außerordentlichen Reportage über die Mannheimer Ausstellung bereits im März 1998 fest. Das wollte nicht so recht zu der im *Stern* sogar als Headline formulierten Kennzeichnung des Plastinateurs als „Meister des Makaberen" passen. Diese Diskrepanz zwischen Publikumsreaktion und öffentlichem Spektakel der Medienmacher, Kirchenmänner und Geschmacksrichter kennzeichnete generell die Wirkung von Hagens' in der europäischen Öffentlichkeit. Manchmal verstärkte von Hagens diese Diskrepanz von sich aus, wenn er seine Arbeiten als Kunstwerke ansprach. Es half ihm wenig, nachdrücklich darauf zu verweisen, dass er auf der humanistischen Einheit von Künsten und Wissenschaften der da-Vinci-Zeit bestand, deren gegenwärtige Reaktualisierung im Zeitalter der *Imaging Arts and Sciences* bisher nur von wenigen Künstlern und Wissenschaftlern individuell, aber nicht für die Institutionen der Künste und Wissenschaften vertreten wird.

Auch die Attitüden von Hagens' boten Anlass für banale, will sagen unproduktive Missverständnisse. Seine auffällige Physiognomie unter Filzhut auch in Innenräumen wurde als nicht gerechtfertigte Übertragung des Beuys-Portraits auf den von Hagens'schen Kopf bemäkelt. Da gilt es immer wieder in Erinnerung zu rufen, dass zum einen niemand im kollektiven Gedächtnis verankert wird, der nicht anderen gleicht, weil sie allesamt ein Merkmalset von Gestaltschemen optimal repräsentieren: wie etwa Boris Becker die Großäugigkeit des Gestaltschemas Alexander d. G./Goethes oder in späterer Verkörperung das Gestaltschema vergegenwärtigte, das Vincent van Gogh zum Inbild des Künstlergenius aus Zweifelsnot und Selbstzerstörungsangst werden ließ. Beuys und von Hagens signalisieren das Verkörperungsschema des spirituellen Asketen, dessen Souveränität Ausdruck seiner Radikalität ist. Ein Zug, der viele Repräsentanten der Moderne, durchaus missverständlich als Fanatiker erscheinen ließ. Dieser Eindruck wird korrigiert, wenn man weiß, dass der englische Ausdruck „fan" von jenen „fanatics" herstammt, die im Deutschen besser mit dem Begriff „bekehrte Anhänger" gekennzeichnet werden. Und in der Tat kann die Wirkung von Beuys und von Hagens auch daran abgelesen werden, wie sich um sie bekehrte Anhänger gruppierten.

Zum anderen muß der Vorwurf an von Hagens, er ahme den Repräsentationstypus „Joseph Beuys" nach, mit dem Hinweis korrigiert werden, dass die *Imitatio,* die Nachfolge, ein genuiner Begriff der Moderne ist, seit mit Dürer die Imitatio Christi in eine Nachahmung Dürers überführt wurde. Und zweifellos sieht sich von Hagens zutreffend in der Nachfolge der humanistischen Großmeister der Dürer-Zeit wie da Vinci oder Vesalius. Es wäre sehr zu begrüßen, dass sich außer dem guten Stüttgen ein Repräsentant der Zeitgenossenschaft wie von Hagens in die Imitatio des Joseph Beuys einfände.

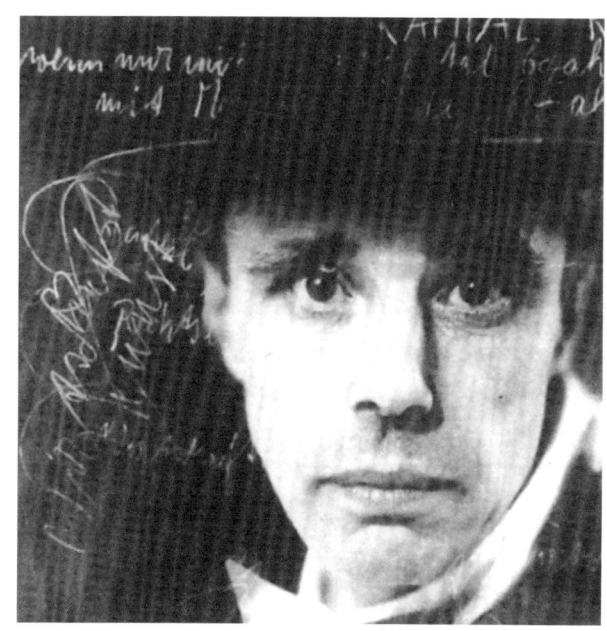

Joseph Beuys (1921 – 1986)

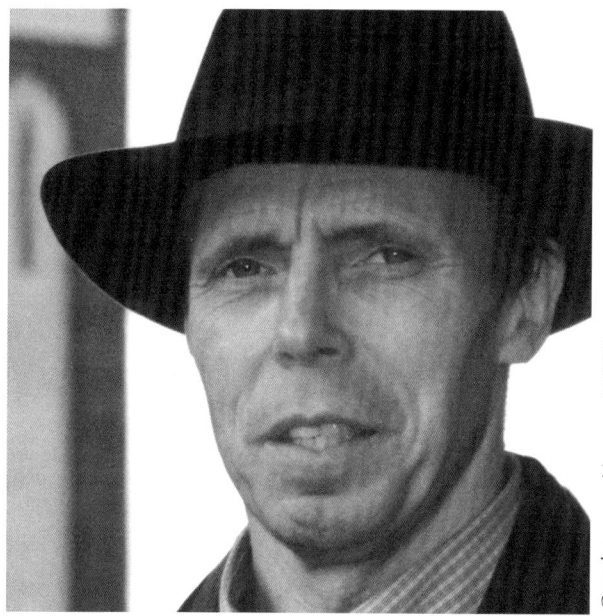

Gunther von Hagens (2001)

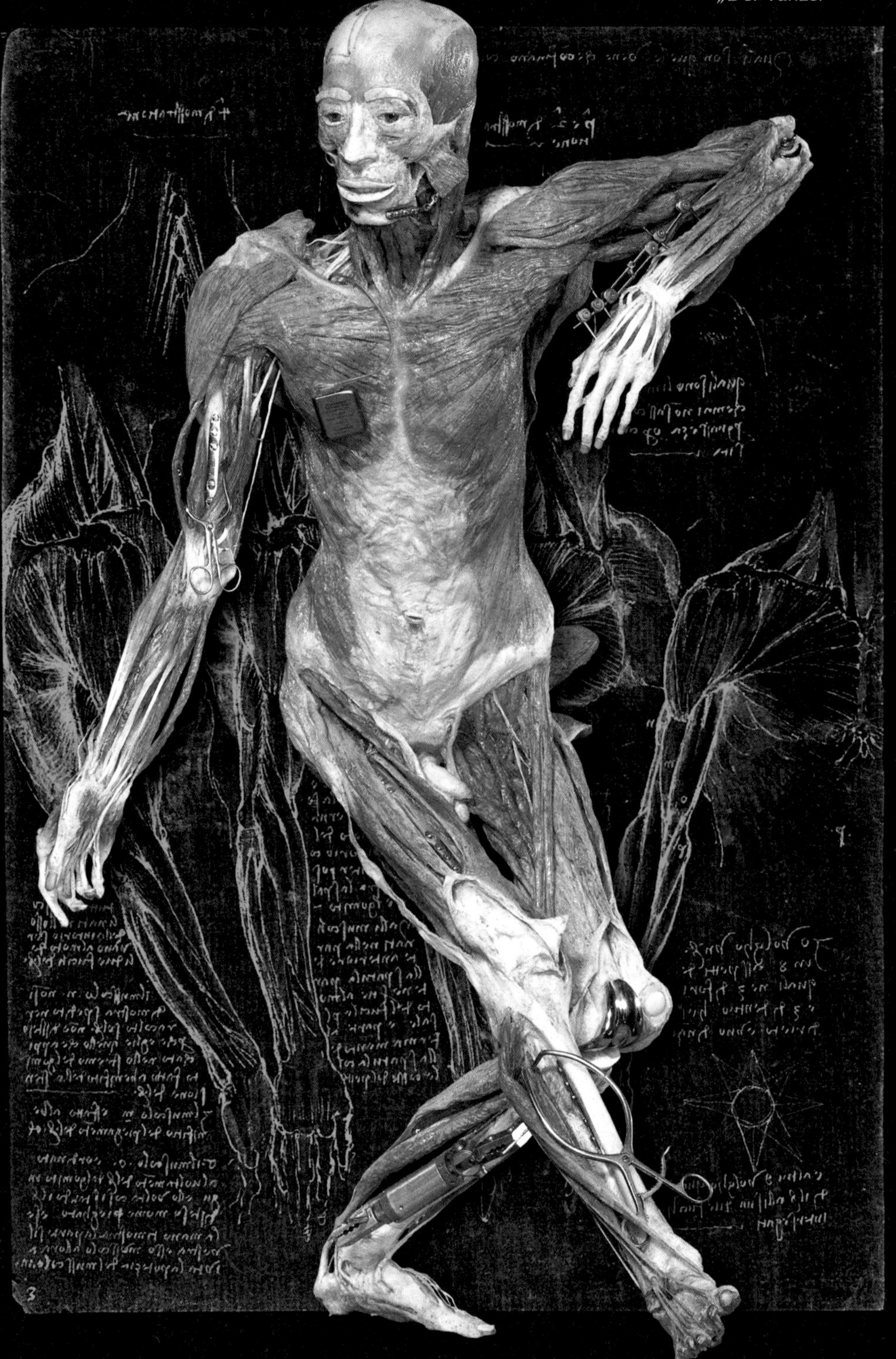

„Der Tänzer“

Ja, das gilt: Gunther von Hagens ist gerade im Hinblick auf die angesprochenen problematischen Aspekte einer der herausragenden Repräsentanten von Zeitgenossenschaft in den Künsten und Wissenschaften, in der mediatisierten Öffentlichkeit, im Selbstverständnis als Gründer und Unternehmer und als Adressat von Fans/Parteigängern/Mitkämpfern. Sein Team führt er wie ein Trainer mit Guru-Status; mit den chinesischen Instituten ist er ein erfolgreicher Gründer im *Science-Business*. Seine persönliche Autonomie bewahrt er durch ein mönchisches Leben und seine Unerschrockenheit, ja Radikalität. Sie ruft hervor (provoziert) leidenschaftliche Auseinandersetzungen um die Künste der Wissenschaften, wie sie sonst nur noch über die Keimbahn-Eingriffe der Genetiker oder um die Anwendung der Atomphysik oder über das menschengemachte Ökodesaster geführt werden.

Aus anderem Anlass habe ich von Hagens durch den literarischen Entwurf von Attitüden-Passepartouts zu würdigen versucht, nämlich mit Bezug auf den geheimrätlichen Chef des Thomas Mann'schen Zauberbergs. An dieser Stelle lege ich zum 60. Geburtstag dem Gratulanten Gunther von Hagens nahe, dessen Tätigkeit und Wirken nach der Vorlage zu modifizieren, die in „Doktor Erich Kästners Hausapotheke zur Behandlung des durchschnittlichen Innenlebens" folgendermaßen angeboten wird:

Der Leuchtschirm war seine Staffelei. | Ich stand vor Ergriffenheit stramm. |
Er zeichnete eifrig und sagte, das sei | mein Orthodiagramm.
Dann brachte er ganz feierlich | einen Spiegel und zeigte mir den |
und sprach: „In dem Spiegel können sie sich | Ihr Wurzelwerk ansehen."
Ich sah, wobei er mir alles beschrieb, | meine Anatomie bei Gebrauch. |
Ich sah mein Zwerchfell in Betrieb | und die atmenden Rippen auch.
Und zwischen den Rippen schlug sonderbar | ein schattenhaftes Gewächs. |
Das war mein Herz! Es glich aufs Haar | einem zuckenden Tintenklecks.
Ich muß gestehen, ich war verstört. | Ich war zu Stein erstarrt. |
Das war mein Herz, das dir gehört, | geliebte Hildegard?
Laß uns vergessen, was geschah, | und mich ins Kloster gehen. |
Wer nie sein Herz im Spiegel sah, | der kann das nicht verstehen.

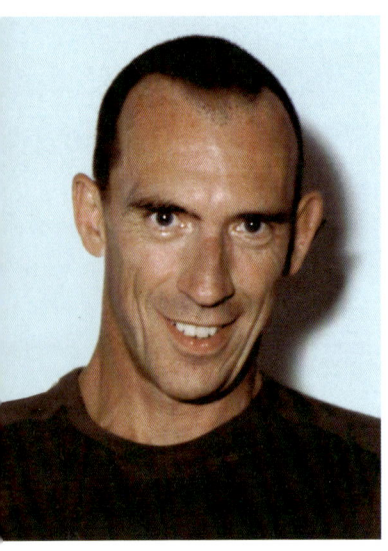

Franz Josef Wetz ist seit 1994 Professor für Philosophie an der Pädagogischen Hochschule in Schwäbisch Gmünd. Er studierte Philosophie, Germanistik und Theologie,
promovierte 1989 an der Universität Gießen, deren Dissertationspreis er erhielt, und
habilitierte 1992. Gunther von Hagens lernte er im Rahmen der kontroversen Debatten
um die Ausstellung KÖRPERWELTEN kennen und begleitet seither dessen Weg und
Schaffen ethisch-philosophisch und freundschaftlich.

Franz Josef Wetz

Der Grenzgänger

Gunther von Hagens ist ein Grenzgänger – ein intellektueller Abenteurer, wie die Menschheit sie bisweilen nötig hat. Allerdings würde eine Gesellschaft auseinander brechen, wären alle Bürger Grenzgänger; sie würde an ihren extremen Persönlichkeiten zugrunde gehen. Dennoch ist eine Gesellschaft ohne Grenzgänger genauso unmöglich; sie müsste – bestünde sie nur aus Durchschnittsmenschen – gleichfalls untergehen: Wo niemand aufs Risiko des Scheiterns etwas Neues wagt, dort gibt es keine Entwicklung, sondern nur noch Stillstand und Verfall. Nun ist Fortschritt aber nur möglich, wenn Althergebrachtes, Regeln, Dogmen, Bürokratie, alles Gewohnte, Eingespielte und Festgeschriebene, so wichtig dies sonst auch ist, hin und wieder in Frage gestellt wird. Dazu müssen bis dahin unhinterfragte Tabus manchmal gebrochen werden. Tabubrüche sind gelegentlich der Preis, den Kreativität verlangt.

Ich lernte Gunther von Hagens, über den hier nicht aus der Schlüssellochperspektive berichtet werden soll, Ende der 1990er Jahre im Zusammenhang mit der Diskussion über die ethische, rechtliche und religiöse Zulässigkeit der Ausstellung KÖRPERWELTEN kennen. Im Mittelpunkt der kontroversen Debatten über die Mannheimer und die sich hieran anschließenden weiteren Ausstellungen im deutschsprachigen Raum standen die Begriffe Menschenwürde und Totenruhe. Auffälligerweise spielen sie im fremdsprachigen Ausland, wo die Ausstellung mittlerweile ebenfalls mehrfach gastierte, nur eine untergeordnete Rolle. Viele Gegner der Ausstellung sehen bis heute in KÖRPERWELTEN einen Verstoß gegen die Menschenwürde: speziell eine Verletzung der Totenwürde. Aber wie oft in

Diskussionen über die Menschenwürde blieb auch hier dieses erhabene Sprachgebilde – trotz oder gerade wegen seines Glanzes – vage und größtenteils unverständlich. Einem Orakel gleich ist die Menschenwürde im Anrufungsfalle zwar sofort zur Stelle, hält aber als Antwort auf die drängenden Fragen oft nur dunkle Sprüche bereit. Dem versuchte Gunther von Hagens damals Abhilfe zu leisten, indem er sich intensiver mit dem höchsten Rechtswert auseinander setzte und dabei auf ein Buch von mir stieß, das sich ausführlich mit dem Begriff Menschenwürde befasst. In der Folge kam es zu einer schriftlichen Einladung ins Heidelberger Institut für Plastination, der ich gerne folgte. Der eigentliche Zweck des Besuchs bestand in der einfachen Frage, ob ich mir Gedanken über die Würde des Toten machen wolle, worauf ich in meinem Buch nicht näher eingegangen war, das bei der Würde der Sterbenden stehen bleibt. Dies schien mir eine interessante Aufgabe zu sein, die ich dann sofort übernahm. Verblüfft war ich damals über den bürgerlichen Rahmen, in dem mich der Plastinator gemeinsam mit seinem persönlichen Referenten Thomas Knuth empfing: in einer gemütlichen Wohnküche bei Kaffee und Kuchen – ungewöhnlich nur der Totenschädel im Regal. Höflich, neugierig und aufmerksam folgte Gunther von Hagens meinen Worten im Gespräch, bevor er mir dann einen Besuch seiner Heidelberger „Werkstatt" anbot – ein Angebot, das ich gerne annahm, hatte ich doch bis dahin noch kein Plastinat gesehen. Der große Andrang auf die Mannheimer Ausstellung hatte mich von einem Besuch der Ausstellung abgehalten; ich sah sie erstmals in Wien.

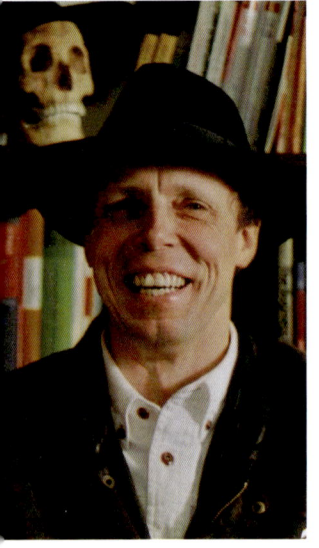

Mit Schädel im Regal

Nachdem der Beitrag über die „Würde des Toten" für den Ausstellungskatalog verfasst war, kam es anschließend aus verschiedenen Anlässen zu einigen Begegnungen mit Gunther von Hagens, die immer herzlich und spannend waren, und bei denen es stets um die ethische Vertretbarkeit der Ausstellung ging. Doch richtig persönlich wurde der Kontakt erst während der Kölner Ausstellung. Damals erreichte die Diskussion über Grenzüberschreitung, Tabubruch, Totenwürde und Totenruhe einen bis dahin ungekannten Höhepunkt. KÖRPERWELTEN spaltete die Medien, die Experten und die breite Bevölkerung in zwei Lager. Es waren vor allem hochrangige Vertreter der beiden Amtskirchen, welche die Debatte immer wieder neu anfachten und anheizten. Aber auch Künstler, Medizinethiker, Juristen und medizinische Fachkollegen meldeten sich kritisch zu Wort. Dass da einer mit seiner Verantwortung umging, wie er allein es für richtig hielt, wurde als Affront gegen die bürgerliche Moral empfunden.

Gunther von Hagens hat in den letzten Jahren häufig gegen sachliche Kritik ankämpfen und oftmals persönliche Beleidigungen einstecken müssen. Auffällig ist hierbei seine Ruhe und Gelassenheit, mit der er dies alles bis heute ertragen hat. Allerdings gab es in Köln neben zahlreichen Gläubigen noch eine beachtliche Zahl von Theologen, Philosophen, Medizinethikern, Rechts- und Kunstwissenschaftlern, Anatomen und Ärzten jeder Fachrichtung, die von der ethischen, rechtlichen und ästhetischen Berechtigung der Ausstellung überzeugt waren und bis heute sind.

Die Kritiker beharrten darauf, dass es unverantwortbar, ja skandalös sei, tote Körper als Ausstellungsobjekte einem Massenpublikum vorzuführen. Die Ausstellung störe die Totenruhe, verletze die Menschenwürde, verstieße gegen gute Sitten und die Pietät, mit der man Toten begegnen solle und die man deren Angehörigen schulde. Außerdem sei es geschmacklos, den menschlichen Körper und dessen Struktur zur bloßen Spielmasse zu degradieren, ihn zu einem künstlerischen Schaustück zu machen. Davon abgesehen seien die meisten Ganzkörperpräparate ohnehin nichts anderes als makabrer Kitsch, der sich an der anatomischen Illustrationskunst der frühen Neuzeit orientiere und zu einem höchst fragwürdigen ästhetischen Genuss anrege. Genau genommen gehe es in KÖRPERWELTEN gar nicht um Aufklärung, sondern um den Tod als Spektakel, um Nervenkitzel, Sensationsgier, Gruselbedürfnis, ja um die Leichenschaugelüste der heutigen Gucker- und Gafferkultur. Erwartungsgemäß fiel in diesem Zusammenhang dann auch das Wort Leichenfledderei. Andere bezweifelten mehr die rechtliche Zulässigkeit der Ausstellung, die nicht bloß zentrale

Menschenwürde

Kunst oder Leichenfledderei?

"KÖRPERWELTEN" SPALTET DIE GEISTER

war bereits in mehreren schen Städten ein große blikumserfolg. Der Mü ner Kreisverwaltungsrefer Wilfried Blume-Beyerle ha jedoch betont, dass in andern Städten nie ein rechtliche Prüfung stattge funden habe.

Menschenwürde

Nach dem bayerischen Bestattungsrecht müsste Leichen aber nicht den

---

Kunststoffe ersetzt. Die Zellen und das natürliche Oberflächenrelief bleiben dabei in ihrer ursprüngli dauerhaft erhalten. Die

scheiben von Hirn oder dem Hirn stellung ist das "" Ein Hinw

Professor Gunther von Hagens will auch in München Leichen in der Öffentlichkeit sezieren. F

Entrüstung über "Leichenfledderei"

Stadt soll öffentliche Autopsie verb

Die Ankündigung Heidelberger natomen Gunther on Hagens, er Februar in M hen eine Leich entlich obduzi at einen Sturm Entrüstung entf Der Evange Arbeitskreis d hat die Staat rung aufge das Vorhabe hindern. A Ärztesch Spektal Kreisve ferat z ion z

Vor Geiß bis 15 nder. Hagen

"Körp zu sehe körper-

werden. Die S de fordert alle

"Das grenzt an Leichenfledderei

"Lebensziel Menschenmu seum". München T

delt werden sehr nachlässigen, da entsprec immer des Interesse auch aus seh denn ten Atlanten gestellt wer anatomie kann. Von Hagens gibt ja stellbar frei seine pekuniäs ver ein sen "

Menschenwürde

Von Pastor Ulrich Wöhler

"Die Synode schen Land stützt das E desbischöfli mann zum nität des St

---

Lokales

Sonntag, 18. Juni 200

Leichenfledderei oder doch Kunst

Eine Gruppe aus dem Wetteraukreis besuchte die nicht unumstrittene Ausstellung "Körperwel

KÖLN/KEFENROD (xy). Eine Schau zum Schaudern,

nen ausgelöst. Vor allem von kirch licher Seite kamen die Bedenken, damit werde die menschliche Wür de verletzt. Trotzdem pilgern täg

---

Totenruhe und Menschenwürde

"Körperwelten" sind in München nicht zu sehen: Verstoß gegen Menschenwürde

München. Wegen Verstoßes gegen das Bestattungsrecht und die Menschenwürde wird die Leichenausstellung "Körperwelten" des umstrittenen Anatomie-Professors Gunther von Hagens in München untersagt. Der Stadtrat billigte am gestern Abend mit breiter Mehrheit bei nur acht

Wander-Ausstellung sollte von Ende Februar an in München Station machen.

Auch von dem Professor ursprünglich ange kündigte Leichensektion wird auf Grund des Stadt ratsbeschlusses verboten. Al lerdings hatte von Hagens von diesem Plan bereits Ab stand genommen.

schen zerschnitten. Die Sek tion war zu einem Medien ereignis mutiert, TV-Ser berichteten live von eignis.

Von Hagens hatte z Kritik an einer Leiche tion betont, es gebe Grund" für ein Verbot der Verstorbene zu L sein Einverständnis fentlichen Sektion s che gegeben habe, würdevoll, dies

war bereits in mehreren deut schen Städten in großer Pu blikumserfolg. Der Münch verwaltungsreferen werle hatte

den. Hagens Ausstellung die ne aber nicht der Wissen schaft.

Als zweites und wichti geres Argument führte der KVR-Chef die Menschenwür Die Ausstellung ver gegen den

---

"Ein Verstoß gegen die Menschenwürde"

München verbietet Ausstellung »Körperwelten«

München (dpa/lby). Wegen Verstoßes gegen die Bestattungs recht und die Menschenwürde wird die Leichenausstellung "Körper welten" des umstrittenen Anatomie-Professors Gunther von Ha in München untersagt. Der Stadtrat billigte mit breiter Mehr bei nur acht Gegenstimmen gestern Abend referats (KVR). Die Ordnungsbehörde der Prüfung schon zuvor

reren deutschen Städten großer Publikumserfolg. Münchner Kreisverwaltungsreferent Wilfried

---

"Körperwelten"-Schau untersagt

ünchen sieht Verstoß gegen die Menschenwürde

Grundwerte unserer Verfassung in Frage stelle, sondern darüber hinaus gegen geltendes Bestattungsrecht verstieße. Wieder andere wandten sich gegen das Geschäft mit dem Tod, die Unterordnung von Moral und Religion unter den Kommerz. Zudem bestritten sie den Informationsgehalt der Schauobjekte, die dem medizinischen Laien zwar zum schnellen Konsum außergewöhnlicher Sinneseindrücke verhelfen würden, ihm aber kein anatomisches Wissen vermitteln könnten.

Während nun die Gegner obstinat betonten, es gehe KÖRPERWELTEN letztlich nur um oberflächliche Reizbefriedigung, insistieren die Befürworter darauf, dass KÖRPERWELTEN eine vertiefte Körpererfahrung ermögliche. Selbstverständlich ist der menschliche Körper wie die Erde rundum schon lange entdeckt, erkundet und kartografiert. Darum kann KÖRPERWELTEN auch nicht der Erkenntnis von Neuem dienen, sondern lediglich der Erkenntnis von Erkanntem. Sie öffnet die Anatomie einem breiten Publikum. Darüber hinaus ist die Ausstellung ein Raum, der zu kontemplativer Betrachtung und existenzieller Bescheidenheit einlädt. Zweifelsohne bleibt sie hierbei erlebnisorientiert. Aber das ist kein Einwand, verführt sie doch gerade dadurch die Besucher über die Erkundung fremder Körper zur Entdeckung des eigenen Selbst. Nachweislich verlagert sich der Akzent bei vielen Besuchern von der bloßen Körperbetrachtung zur vertieften Selbsterfahrung. Gunther von Hagens geht es in der Ausstellung vorrangig um eine Konfrontation des Menschen mit dem Leben, das er am Toten aufzeigt, und weniger um eine Kultur des Todes. Darum kann man sagen: Dieses ungewöhnliche „Sightseeing" ermöglicht eine außergewöhnliche Art von „Lifeseeing"!

Die Diskussionen in Köln kamen nicht so schnell zur Ruhe. Sie führten mich öfter in die Rheinmetropole zu Interviews, Vorträgen und Podiumsdiskussionen, bei denen ich Gunther von Hagens immer besser kennen lernen sollte. Dabei begegnete mir ein Mann, der unaufhörlich über die aufgezählten strittigen Punkte sprechen konnte und wollte – ob spät in der Nacht oder früh am Morgen. Alles drehte sich für ihn um KÖRPERWELTEN, wie es überhaupt für ihn bis heute fast kein anderes Thema gibt. Stellvertretend für viele andere seien hier nur zwei Diskussionen aus der damaligen

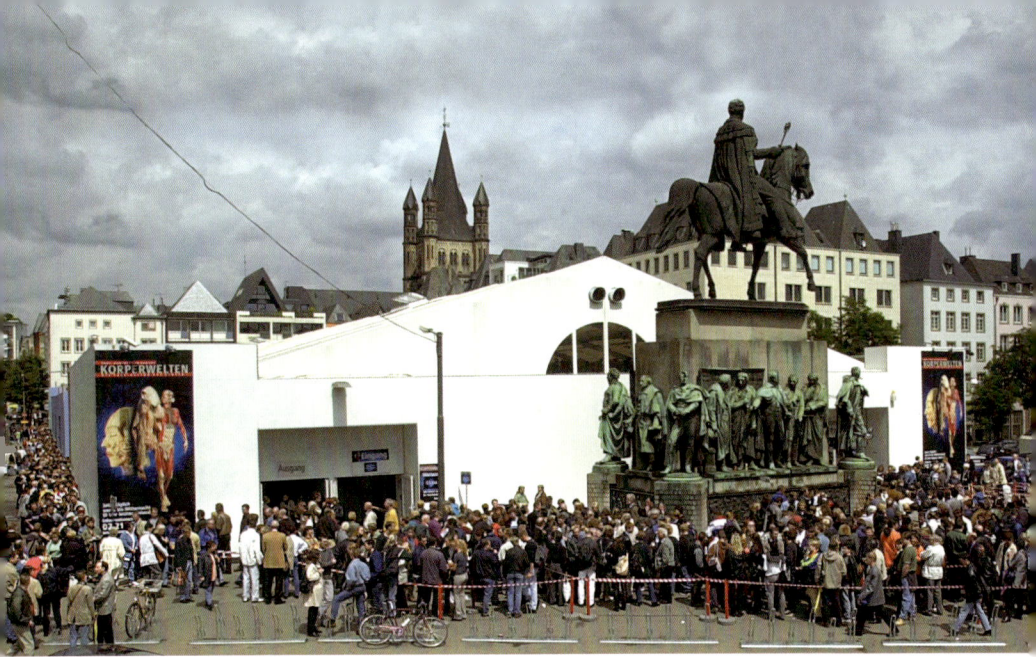

Die Ausstellung in Köln 2000

Zeit erwähnt: Nach einer Rundfunkveranstaltung im Kölner WDR, in der hauptsächlich über die Frage gestritten wurde, ob Plastinate schutzwürdige Leichen sind oder nicht, trafen wir uns anschließend noch im Ausstellungsbüro, wo es sofort wieder um die Frage nach dem Totenstatus der Plastinate ging: Welche Art Toter ist ein Plastinat überhaupt? In dieser Nacht, in der wir bis in die frühen Morgenstunden beisammen saßen und Gedanken austauschten, entstand die Idee zu einer Totentabelle mit der Unterscheidung zwischen Leichnam, Feuchtleiche und Trockenleiche. Damals gewann Gunther von Hagens die für mich äußerst aufschlussreiche Erkenntnis, dass Plastinate zur Unterklasse der künstlichen Trockenleichen gehören. Als solche sind sie Trockenpräparaten, Pharaonenmumien und Skeletten vergleichbar, die gewöhnlich öffentlich gezeigt werden dürfen. Mit großem Ernst und in tief eindringenden Reflexionen rangen wir um eine Klärung dieser bis dahin nur unzureichend beantworteten, jedoch überaus heiklen Frage. Solche Askese in der Konzentration aufs Wesentliche, ohne sich in zusätzliche Probleme zu verzetteln, erlebte ich damals bei ihm oft. Zugleich kann er sich aber auch völlig zurücknehmen, sehr gezielte Fragen stellen und aufmerksam zuhören, wie eine andere Gesprächssituation beweist: Nach der Eröffnungsveranstaltung der Kölner Ausstellung trafen wir uns im Hotel zum Tagesausklang gemeinsam mit mehreren Experten aus der Rechtswissenschaft und Medizin. Dort lenkte Gunther von Hagens das Gespräch auf ein neues Projekt, das bereits in seinem Kopf herangereift war: die Plastination eines Pferds mit Reiter. Es ergab sich sofort eine Kontroverse über das Für und Wider dieses Vorhabens: inwiefern ein solches Plastinat überhaupt sinnvoll sei und ob es der von den Gegnern bezweifelten Seriosität der Ausstellung nicht schaden könnte? Geduldig verfolgte Gunther von Hagens die Debatte, in die er sich kaum einmischte und die zu keinem eindeutigen Ergebnis kam, was für den wagemutigen Plastinator bereits ein Argument dafür war, an der geplanten Idee festzuhalten und sie in die Tat umzusetzen.

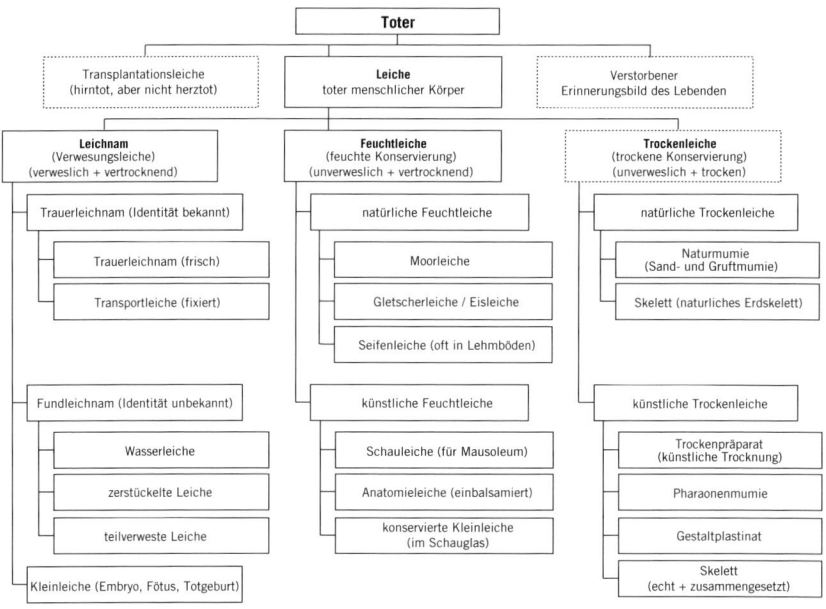

Diagramm: Der Tote, der Leichnam und die Leichen (nach Gunther von Hagens)

Die Energie für solche kräftezehrenden Projekte entsteht im Spannungs-
bogen zwischen der Begeisterung für eine Sache und dem damit einhergehenden Risiko, was den Plastinator verschiedentlich über sich selbst
hinauswachsen lässt. Auffällig ist die Intensität, mit der er sich mit allem
auseinander setzt, was KÖRPERWELTEN betrifft – nicht nur mit technischen Fragen der Plastination, seinem eigentlichen Arbeitsfeld, sondern auch mit ethisch-ästhetisch-juristischen Fragen, zu denen er dann
regelmäßig Sachverständige zu Rate zieht. Solch große Intensität setzt
Besessenheit voraus, ein Begriff, der zwar tendenziell negativ besetzt ist,
ohne die sich aber schwierige, ja unwahrscheinliche Ziele in der Welt
noch nie erreichen ließen. Wie in vielen anderen Beziehungen besteht
in diesem Punkt eine verblüffende Übereinstimmung zwischen Gunther
von Hagens und Extremsportlern wie Kletterern und Bergsteigern. Weder
Mühe noch Entlohnung sind für sie ausschlaggebend, sondern es ist die
Freude an der Sache, die ihnen oft Übermenschliches abverlangt. Es ist die
absolute Hingabe und totale Identifikation mit ihren Projekten, die sie zu
außergewöhnlichen Leistungen befähigt. Ob beim Sport, in der Wirtschaft,
Wissenschaft oder Kunst – es gibt keinen stärkeren Anreiz als selbst bestimmte Begeisterung. Fast möchte man sagen, Gunther von Hagens ist

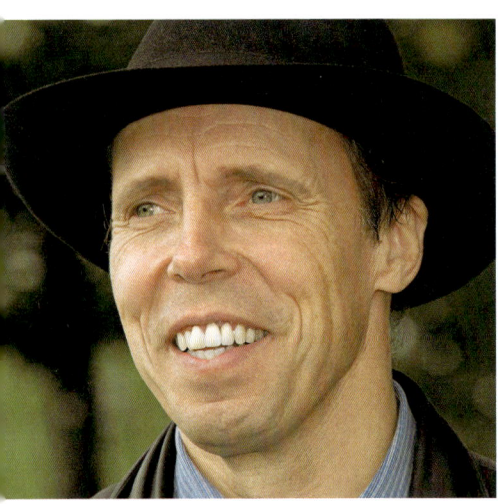

In Berlin, 2001

der Reinhold Messner der Anatomie.
Denn wie den Extremalpinisten die
Lebensfeindlichkeit der höchsten Berge dazu reizte, sie nun erst recht ohne
Sauerstoffgerät, dann im Alpenstil
und schließlich noch im Alleingang
zu besteigen, genauso fördern ver-
meintlich aussichtslose Vorhaben den
Leistungswillen des Plastinators. Er
gehört zu jenen Menschen, die erst
dann zufrieden und erträglich werden, wenn sie sich bis an den Rand
ihrer Fähigkeiten und Möglichkeiten
geführt haben. Hinzu kommt, was

Reinhold Messner Realutopie nennt: grandiose Visionen und Tagträume, die keine Luftschlösser sind. Nie zuvor habe ich einen Menschen kennen gelernt, der so entschlossen und unerschrocken an der Verwirklichung seiner Ideen arbeitet. Wie jeder Aufstieg auf einen Berg beginnt die Verwirklichung extremer Ideen im Kopf, in dem sie der Extremsportler wie der Plastinator lange Zeit mit sich herumträgt – daheim, im Halbschlaf, während der Reise –, bevor sie dann endlich mit der Wirklichkeit zur Deckung gebracht und auf die Probe der Erfahrung gestellt werden.

Gunther von Hagens ist ein Mensch, der sich erlaubt zu tun, was er nicht lassen kann. So beharrt er auf sich als autonomem Schöpfer der eigenen Lebensgeschichte, ohne am bürgerlichen Mythos völliger Selbstdurchsichtigkeit festzuhalten. Ich kenne ihn als interessierten Leser neurophilosophischer Schriften, die gerade nicht der faszinierenden Unheimlichkeit zu entkommen versuchen, sich selbst als fremd und unverfügbar zu erfahren. Gleichwohl glaubt der von sich selbst getriebene unkonventionelle Abenteurer, für den das Unterwegssein abseits ausgetretener Pfade, die selbst bestimmte Ortlosigkeit, längst zum Alltäglichen geworden ist, an die Möglichkeit autonomer Daseinsgestaltung. Ist hier eine innere Unstimmigkeit oder gar Widersprüchlichkeit zwischen seinem Denken und Handeln zu beobachten? Jedenfalls sind Autonomie, Autarkie, Selbstbehauptung, Kreativität, kompromisslose Disziplin, strenge Zeit- und Selbstkontrolle sowie risikobereite Besessenheit wesentliche Komponenten seiner Existenz. Dieses Magma sich spiegelnder Daseinstugenden erschließt dieser Grenzgänger als Ressourcen individueller Selbstmodellierung. In seinem Selbstentwurf erfindet der Plastinator seine Pflichten selbst – als Ansprüche an sich. Dabei bleibt er ebenso leicht durchschaubar wie rätselhaft undurchsichtig. Ersteres macht ihn angreifbar, letzteres verhindert für gewöhnlich, dass die Angriffe ihr Ziel erreichen.

Sein unruhiges Tagesgeschäft gefährdet oftmals die erforderliche Konzentration aufs Wesentliche. Deshalb zieht sich Gunther von Hagens regelmäßig zur Ausarbeitung neuer Ideen aus dem Alltag zurück. So verfasste er beispielsweise – die Flucht in die Unbelangbarkeit ergreifend – das Grundgerüst seines Beitrags „Gruselleichen, Gestaltplastinate und

Bestattungszwang" in meiner Küche zu Hause, in der er sich von morgens früh bis spät in die Nacht einquartierte, umgeben von ein paar Büchern, einem Laptop und einigen Litern Milch als einzigem Nahrungsmittel. Selbstverständlich blieb auch hier der Hut auf dem Kopf.

Ohne Frage ist Gunther von Hagens nicht nur besessen und äußerst diszipliniert, ein Mann, der wie alle Extremsportler es liebt, einen Schritt weiterzugehen, als es bis dahin üblich war, sondern er ist dazu noch sehr ehrgeizig. Er ist ein Mensch mit Hunger nach Erfolg und Anerkennung, ein Mann mit einem ausgeprägten Bedürfnis nach Selbststeigerung – wie andere auch. Dieser Hunger bildet einen Teil seiner Motivation. Aber er steht zu seinem Ehrgeiz, der ihn teilweise echte Höchstleistungen erbringen lässt. Befriedigter Geltungsdrang steigert das menschliche Selbstwertgefühl!

Dazu noch gefällt er sich in der Rolle des Enfant terrible: Er ist gerne eine verwirrende Störung der Öffentlichkeit. Der inszenatorische Charakter seines Daseins ist unübersehbar schon an seiner äußeren Verkleidung zu erkennen. Er setzt ein breites Spektrum von Selbstinszenierungen ein, um seinem Bedürfnis nach Auffälligkeit einen angemessenen Ausdruck zu verleihen. Zweifellos trägt dieser vermeinlichte Ausbruch aus den Zwängen bürgerlicher Ordnung auf der Rückseite den Wunsch, innerhalb des gesellschaftlichen Raums und im öffentlichen Diskurs elitäre Erfolgstaten präsentieren zu können. Aber seine Selbstdarstellungen sind hauptsächlich ein Instrument, um KÖRPERWELTEN bekannt zu machen. Eine Gefahr solcher überzogenen Selbstinszenierungen bleibt, dass sich die Diskussionen plötzlich mehr um den Ausstellungsmacher als um die Ausstellung selbst drehen – wie in München und Frankfurt geschehen. Hier verwandelte sich sein Leben am Rande der bürgerlichen Gesellschaft plötzlich in eine Eintrittskarte zum gesellschaftlichen Mittelpunkt!

Eine ähnliche Rolle wie seine Selbstdarstellungen spielen auch seine kommerziellen Bedürfnisse. Gunther von Hagens ist zugleich ein geschickter Organisationsmanager und Verkaufsstratege. Sein Erfolgsrezept ist die bewusste Vermengung von *high* und *low culture*, die Verbindung von hoher Kultur mit niederem Kommerz. Hierzu gibt es allerdings keine Alternative. Denn jede Ausstellung bedeutet eine riesige Investition. Sie kostet außer Zeit und Energie auch viel Geld. Darum ist es schwer zu verstehen, weshalb zahlreiche Zeitgenossen seine Person als Geldverdiener nicht in Einklang bringen können mit seiner Person als Plastinator. Denn es gibt nur entweder Profit- oder Benefitkultur! Letztere wird aus der Staatskasse, von Vereinen, Sponsoren oder Mäzenen unterstützt. Sie hängt von Subventionen, für gewöhnlich Steuergeldern ab. Wo solche nicht zur Verfügung stehen, dort muss sich ein Unternehmen aus dem freien Markt finanzieren. Daraus KÖRPERWELTEN einen Vorwurf zu machen, erscheint aus volks- und betriebswirtschaftlicher Sicht als absurd. In einem Wirtschaftssystem wie dem unsrigen kann professionelle Vermarktung allenfalls als Tadel missverstandenes Lob interpretiert werden.

Aber wie geld- und geltungssüchtig Gunther von Hagens auch sein mag, zugleich ist er überaus anspruchslos. Das ist kein Widerspruch. Denn der Plastinator ist zwar nicht bescheiden, lebt dafür aber bescheiden. Da es für ihn kaum Privatleben gibt, gibt es auch kaum eine Privatentnahme aus der Kasse. Seine Besessenheit lässt ihn das meiste Geld wieder in seine Projekte investieren. Zum Leben selbst braucht er verhältnismäßig wenig – weniger als die meisten Menschen, die ich kenne, so merkwürdig es klingt.

Ein echter Grund zur Freude für Gunther von Hagens war die Berliner Ausstellung, welche die schon überaus erfolgreiche Kölner Ausstellung noch einmal überbot. In Berlin war die Resonanz noch stärker und die Diskussion über die Zulässigkeit von KÖRPERWELTEN noch intensiver. Die ganze Debatte begann nun zum wiederholten Male von neuem. Jetzt traf ich Gunther von Hagens noch öfter auf dem Podium, in den Rundfunk- oder Fernsehanstalten, wo jeder von uns mit jeweils eigenen Argumenten gegen die Kritiker stritt. Nicht immer verliefen die Diskussionen schön, manchmal waren sie sogar frustrierend, dann aber wieder interessant, aufschlussreich und spannend. Die für mich schönste Erinnerung an die damalige Zeit ist ein gemeinsamer mehrstündiger, von Musikstücken unterbrochener Rundfunkauftritt in einer Abendsendung des ORB am Wochenende der Ausstellungseröffnung. Bereits erschöpft von den zahlreichen Interviews des Tages fuhren wir gemeinsam an jenem Abend zur Rundfunkanstalt, mitt-

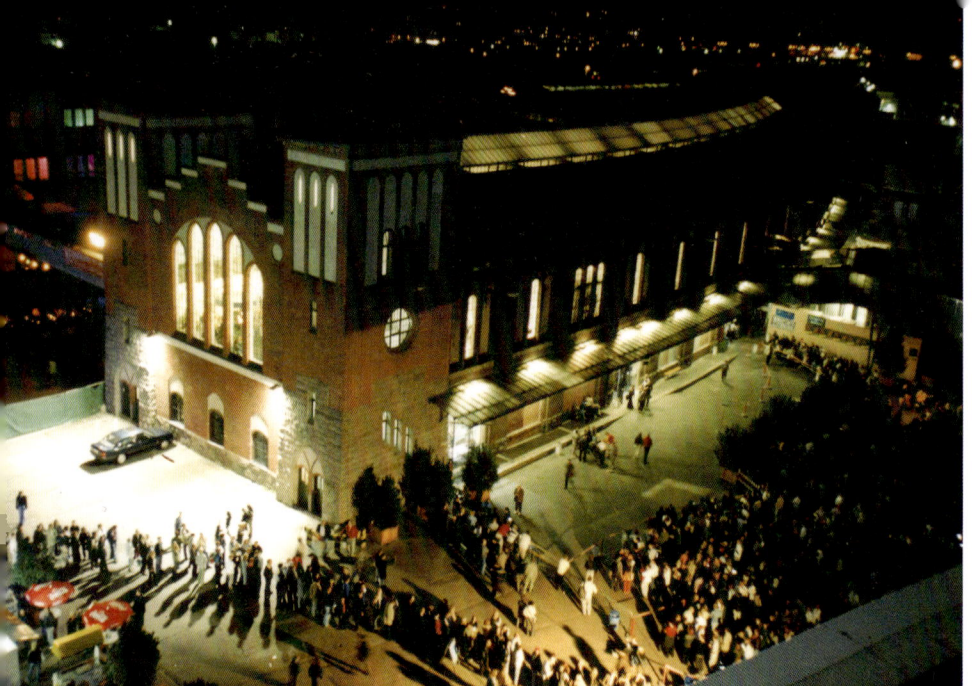

KÖRPERWELTEN in Berlin 2001

lerweile der aggressiven Diskussionen über Menschenwürde, Totenruhe, Leichenfledderei und Kommerz ein wenig überdrüssig. Umso erfreulicher war es dann für uns, als der Moderator genau diese Diskussion gar nicht mehr führen wollte und geflissentlich vermied. Ihm ging es in erster Linie um die Motive und Ziele, die Gunther von Hagens mit KÖRPERWELTEN verfolgt, auch um die Frage, wie er zur Plastination und ich zum Plastinator kam. Im Laufe dieses angenehmen Gesprächs wurde mir allmählich klar, dass aus der akademischen Beziehung zwischen dem Plastinator und mir, in der es ja stets um die ethische Dimension von KÖRPERWELTEN ging, inzwischen eine freundschaftliche Beziehung geworden war, in der es allerdings heute fast ausschließlich um die ethische Vertretbarkeit von KÖRPERWELTEN geht, was wiederum damit zusammenhängt, dass es für Gunther von Hagens kaum ein anderes Thema als Plastination und Anatomie gibt.

Für KÖRPERWELTEN ist er beinahe zu jedem Wagnis bereit, was ihn einmal mehr in die Nähe von Extremsportlern bringt. Denn Gunther von

Hagens ist eben auch und vor allem ein Grenzgänger, manchmal sogar ein Draufgänger. Unter den Begriff Grenzgänger fallen Menschen, die sich bewusst an den Rand ihrer Möglichkeiten führen und sich hierbei immer anspruchsvollere Ziele stecken. Ein Grenzgänger bleibt nie stehen, sondern versucht nach und nach die Grenzen immer weiter hinauszuschieben, indem er jedes Mal einen sei es auch noch so kleinen Schritt weiter geht. Selbstverständlich bedeutet es für einen solchen Menschen viel Anstrengung und Stress, nicht aus dem Gleichgewicht zu kippen, aber es ist ebenso Nervenkitzel dabei, weil jeder Grenzgang mit erheblichen Gefahren und Risiken verbunden bleibt. Wie Kletterer und Bergsteiger oder Durchquerer von Eis- und Sandwüsten bestätigen, erhöht jeder gelungene Grenzgang die Selbstachtung und Selbstsicherheit als notwendige Voraussetzung für den nächsten Schritt. Solche Unternehmungen werden für gewöhnlich von großer Risikofreude und Rekordsucht getragen. Im Grunde genügt das Erreichte nie. Das Erfolgserlebnis hält nicht lange an; es hat keinen Bestand. Immer wieder glaubt der Grenzgänger, Neues wagen zu müssen, das ihn selbst und andere fasziniert. Ein Achtungserfolg in der Öffentlichkeit ist ihm für gewöhnlich sicher, zugleich aber fehlt es nicht an kritischen Stimmen, die solche Menschen gerne für verrückt erklären. Oftmals kommen sie sogar aus den eigenen Reihen. Ob im Extremsport, in der Wissenschaft oder Kunst – die Beschreitung neuer Wege trägt nicht unbedingt zur Beliebtheit bei den Kollegen bei, wie Gunther von Hagens immer wieder erfahren hat.

Aber wer das Abenteuer als Beruf wählt und sich auf die Welt als eine Art Abenteuer-Spielplatz einlässt, muss damit rechnen, darin auf Widerstände zu stoßen und an diesen möglicherweise zu scheitern. Solchen Gefahren gehen Zögerer, Zweifler und Abwarter geflissentlich aus dem Weg. Dagegen ist Gunther von Hagens Unentschlossenheit zuwider, auch wenn Geradlinigkeit nicht notwendigerweise zum Ziel führt, zumal wenn sie mit Grenzüberschreitungen verbunden ist. Die schwierigste Situation für KÖRPERWELTEN, die ich hautnah miterleben durfte, ergab sich in München, als die Stadt die Ausstellung verbot und deren Eröffnung in jedem Falle verhindern wollte. Die bayerische Obrigkeit versuchte mit deutlicher Geste diese *persona non grata* zum Verstummen zu bringen und in ihre Grenzen zu verweisen. Endlich schien es einer Ordnungsmacht zu gelingen, den sonst so abgeklärten Plastinator in Aufregung zu versetzen und dessen bis dahin ungebremste Rastlosigkeit in Ratlosigkeit zu verwandeln. Doch wer das Leben als Absolvieren risikofreudiger Taten praktiziert, darf sich nachher nicht über das Auftreten auswegloser Lagen wundern! Aber einmal mehr erlag der Plastinator nicht der Hoffnungslosigkeit. Wie ein Grenzgänger in der Wildnis angesichts der herannahenden Naturkatastrophe war er fest entschlossen, der Übermacht der Obrigkeit zu widerstehen und das drohende Verhängnis zu bewältigen. Es fehlte nicht an Kampfbereitschaft, wenn auch möglicherweise an Durchsetzungsvermögen gegenüber diesen unerbittlichen Hindernissen. Aber was konnte er, bis zum Äußersten zu gehen bereit, der Obrigkeit anderes entgegensetzen als Hartnäckigkeit? Das bedeutete, Kopf und Kragen zu riskieren und das Unternehmen in eine gefährliche Lage zu bringen. Allen Verboten zum Trotz ließ er die Ausstellung in München aufbauen, darauf hoffend, dass die Juristen bei der Suche nach ordnenden und befreienden Worten zu einem Ergebnis kommen würden, das KÖRPERWELTEN am Ende doch nicht im Stich ließe. Allerdings standen die Chancen hierfür bei nüchterner Einschätzung der konkreten Gefährdung des Unternehmens und des eigenen Handlungsvermögens eher schlecht. Das gesamte Unternehmen stand mit dieser grenzüberschreitenden, äußerst risikoreichen Maßnahme auf dem Spiel – ein Spiel, das nicht mehr auf einen besonderen Kick wie Wildwasser-Rafting oder Fallschirmspringen mit Snowboard zielte. Schwindelerregender Nervenkitzel war inzwischen angstvoller Sorge gewichen. Die Lage war ernst, wenn nicht dramatisch. Sie hatte nichts Vergleichbares mehr mit der Spannungssuche von Extremalpinisten, Brandungssurfern und Wildwasserfahrern, das heißt mit der Sehnsucht nach dem Ausbruch aus einem als wenig aufregend empfundenen Alltag. Aber Abenteuer sind oft nicht spannend, wenn sie Realität werden; dann werden sie häufig quälende Sorge und ermüdende Schinderei. Spannend sind sie meist nur im Vorfeld, wo man sie sich schön ausmalt, oder im Nachhinein, wenn man sich ihrer erinnert.

Obwohl KÖRPERWELTEN an die unerbittliche Ordnungsmacht preisgegeben zu sein schien und der Reiz selbst gewählter Gefährdung verflogen war, setzte Gunther von Hagens – Spielern und Abenteurern gleich – mit seinem Vorhaben, die Ausstellung in München zu eröffnen, alles auf eine Karte. Hierbei entwickelte er ein erstaunliches Vertrauen darauf, dass ihm auch dieses Mal sein Schicksal nicht allein lassen würde. Damit präsentierte er sich als ein Abenteurer, wie ihn Georg Simmel beschreibt: „Der Abenteurer verlässt sich zwar in irgendeinem Maße auf die eigene Kraft, vor allem aber auf das eigene Glück, eigentlich auf eine sonderbar undifferenzierte Einheit beider. Die Kraft, derer er sicher ist und das Glück, dessen er unsicher ist, gehen subjektiv doch zu einem Sicherheitsgefühl in ihm zusammen." Tatsächlich sollte wieder einmal wie schon so oft zuvor die Rechnung aufgehen – gewissermaßen in letzter Minute. Denn die Eröffnung der auf eigenes Risiko aufgebauten Ausstellung war auf nachmittags 17 Uhr festgelegt worden, die Erlaubnis hierzu gab der Bayerische Verwaltungsgerichtshof am selben Tag um 12.30 Uhr.

Bedrückte Anspannung und Erschöpfung schlugen in begeisterte Ausgelassenheit um!

Kein Grenzgang ohne Risiko! Das Risiko ist eine Voraussetzung für das Abenteuer. Es gehört im Allgemeinen zu einem intensiven Leben dazu. Genauso wie es wagnisscheue Zeitgenossen gibt, leben auch wagnisbereite Menschen unter uns. Gunther von Hagens zählt zu letzteren. Ein Leben ohne Leidenschaft und Risiko kann er sich kaum vorstellen. Das Wagnis gehört zum Bergsteigen und

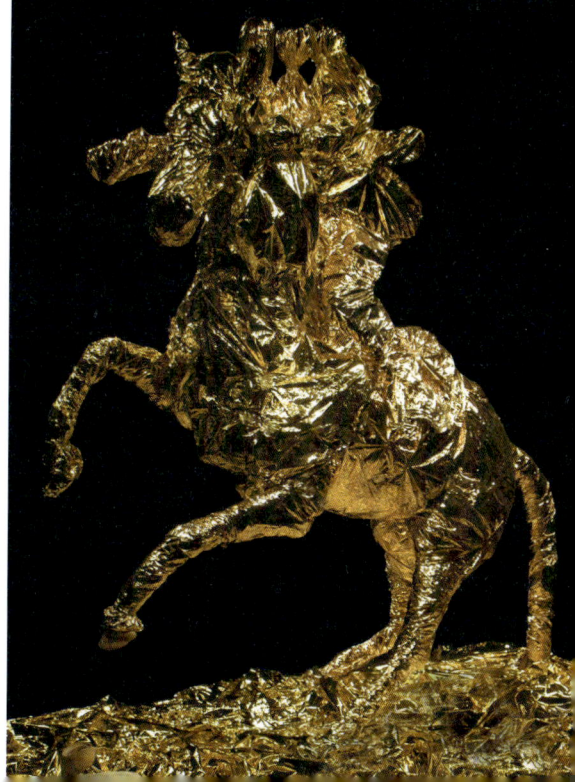

„Scheuendes Pferd mit Reiter", verhüllt

Klettern ebenso wie zum Drahtseilakt und Stierkampf – aber auch zur Wissenschaft und Wirtschaft wie zum Betreiben eines Unternehmens namens KÖRPERWELTEN. Dabei kann man sich nicht des Eindrucks erwehren, dass der Grenzgänger Gunther von Hagens manche Aktionen in der Vergangenheit nicht bloß durchführte, obwohl sie risikoreich waren, sondern gerade weil sie es waren. Man denke nur an die Aufsehen erregende öffentliche Autopsie in London, die erste wieder seit rund 200 Jahren, mit der er damals nicht nur die Ausstellung, sondern auch seinen Ruf aufs Spiel setzte. Sicherlich war er über Nacht erneut in allen Schlagzeilen, vor allem hierzulande, und dazu bot er seinen Gegenspielern eine Steilvorlage für harte Kritik. Allerdings bringt er normalerweise sich und sein Unternehmen weder blind noch selbstmörderisch in bedrohliche Situationen, sondern geht bei gewagten Aktionen zumeist doch ebenso bedacht wie durchdacht vor. Er schätzt den Gefahrengrad der geplanten Wagnisse im Gespräch mit seinen vertrautesten Mitarbeitern und Sachverständigen nüchtern ab, bevor er den sicheren Standort der bloßen Idee aufgibt, um sie in der ungewissen Wirklichkeit zu realisieren. Trotz nüchterner Einschätzungen bleibt aber selbstverständlich ein gewisses Restrisiko immer bestehen;

Öffentliche Autopsie in London, 2002

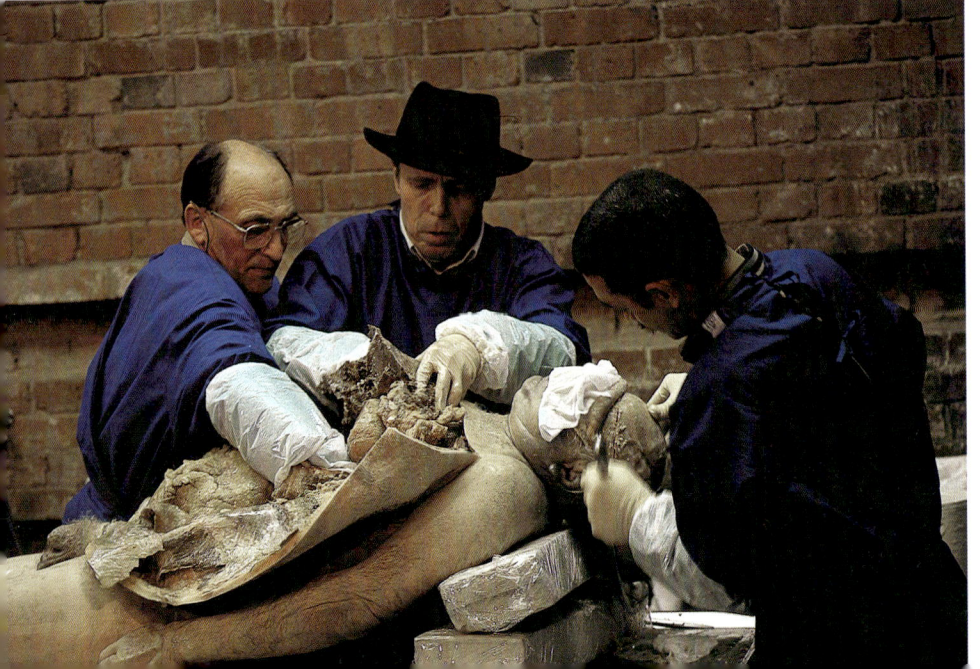

Fehleinschätzungen lassen sich niemals gänzlich ausschließen. Niemand weiß genau, ob das Restrisiko zu groß ist, wie weit man sich in die jeweilige Gefahrenzone hineinbegeben kann. Gunther von Hagens gehört zu jenen Grenzgängern, die gerne Grenzen antasten und überschreiten und die das prickelnde Gefühl riskanter Abenteuer zu beflügeln vermag, ohne hierbei die Zuversicht zu verlieren, den jeweiligen Herausforderungen gewachsen zu sein.

Balint unterscheidet zwei Charaktertypen: den Philobaten, der hohes Selbstvertrauen besitzt, das Wagnis sucht und genießt, und den Oknophilen, der Gefahren eher ausweicht, sich an einen Halt klammert und Schutz sucht. Gunther von Hagens ist eindeutig eine philobate Persönlichkeit, die nicht vor der Wirklichkeit flieht, sondern sich darauf einlässt und durch einen ihren Anforderungen gemäßen Kompetenzaufbau sowohl ein Vertrauen auf die eigenen Kräfte als auch eine Zuversicht auf die Bereitschaft der Welt, sich erobern zu lassen, entwickelt hat.

Goethe stellt diese beiden Charaktertypen einmal in der Gestalt des waghalsigen, lebenshungrigen und wissbegierigen Faust dar, der sich sogar auf einen Pakt mit dem Teufel einlässt, um den letzten Geheimnissen der Dinge auf die Spur zu kommen. Diesem stellt Goethe den trockenen Stubengelehrten und Bücherwurm Wagner gegenüber, ein wagnisscheuer, ängstlicher Gelehrter, dem jedes Streben nach Außergewöhnlichem und der Mut zur Grenzüberschreitung fehlt – der Sicherheit und Geborgenheit dem Abenteuer vorzieht. Faust hat Verständnis für Wagner, wenn er vermerkt: „Du bist nur des einen Triebs bewusst; o lerne nie den andern kennen!" Darauf folgt jene berühmte Stelle mit den „zwei Seelen", die Faust in seiner Brust verspürt: die eine, die sich nach Sicherheit, Ruhe und Zufriedenheit sehnt, die andere, die sich den Vögeln gleich von der Erde lösen sowie alle Begrenzungen und Beengungen sprengen möchte und die Faust stärker prägt als alles Übrige.

Das gilt ebenfalls für Gunther von Hagens – dem Erfinder, Wissenschaftler, Künstler, Querulant und Störenfried, so wie ich ihn kenne. Es liegt in der Eigenart kreativ anspruchsvoller Menschen mit starkem Geltungsdrang, sich gelegentlich über Konventionelles, Übliches und

Bekanntes rücksichtslos hinwegzusetzen, um sich in neue Bereiche des Denkens und Handelns vorzuwagen. Gunther von Hagens verkörpert diesen Menschentyp. Er ist ein in vielerlei Beziehung kreativer Mensch – ob als Anatom, Geschäftsmann oder Selbstinszenierer, und als solcher ist er ein Multitalent.

Seine Schöpferkraft auszuleben und die eigenen Fähigkeiten auszuschöpfen sind die höchsten Möglichkeiten menschlicher Selbstverwirklichung, die dem Einzelnen große Erfüllung und Sinn bietet. Geradezu schonungslos nutzt Gunther von Hagens seine Begabungen aus. Dabei schont er weder sich selbst noch die Mitarbeiter oder sein Publikum, erst recht nicht die Obrigkeit. Sein ruheloser Drang nach Kreativität und Originalität, die gestrige Erfolge schon heute nicht mehr ausfüllen, stellt immer neue Ansprüche an ihn selbst und lässt ihn immer neue Betätigungsfelder aufsuchen, auf denen er sich dann ungehindert austoben möchte. Damit solch rastloses Streben auch zum Erfolg führt, sind aber außer Besessenheit und Risikobereitschaft auch Geduld, Disziplin und Ausdauer notwendig. Die kühnste Idee nützt nichts, wenn es an der für ihre Verwirklichung nötigen Arbeitsaskese mangelt. In Gunther von Hagens habe ich eine Person kennen gelernt, die beides zum Leben braucht: Rampenlicht, Popularität, Öffentlichkeit auf der einen Seite, Einsamkeit, Abgeschiedenheit, Verborgenheit auf der anderen. Letzteres ist sein persönlicher Bereich, den der Plastinator – wenn er sich ausnahmsweise mal nicht mit KÖRPERWELTEN und Plastination befasst – mit Sprachenlernen und dem Violinenspiel ausfüllt. Jedoch ein Privatleben im traditionellen Sinne gibt es für ihn nicht, was jedem Besucher seines Heidelberger Domizils auf Anhieb deutlich wird. Denn seine Behausung ist ein als Privatwohnung getarnter Geschäftsort – die Küche etwa mehr ein Raum für erhitzte Köpfe als für erhitzte Töpfe!

Überhaupt scheint er kein Zuhause im herkömmlichen Sinne zu benötigen. Wohnungen sind für ihn vorrangig Arbeitsstätten und Schlaflager. Darum kann man sagen: Gunther von Hagens ist eine nomadische Persönlichkeit, für die Mobilität und Flexibilität, Weltgewandtheit und Weltoffenheit charakteristisch ist. Er ist ein ruheloser Wanderer, der sich zwar auch gerne in Gewohnheiten einrichtet, dabei aber den Fuß ständig auf der Schwelle hält, ohne dass er allerdings jede Gelegenheit ergreifen muss, woanders zu sein als eben dort, wo er sich gerade aufhält. Gleichwohl hat er Angst vor Gemütlichkeit, weil sie zu Trägheit führt. Was er nicht mag: untätig herumsitzen! Gleichförmiger Alltag, das bürgerliche Erwerbsleben mit seinen Routinen wirkt auf ihn eher abstoßend, obwohl er selbst keineswegs aus allen routinierten Verhaltensweisen ausgestiegen ist, ja sein bewegtes Leben regelmäßig sogar wieder in reguläre Bahnen lenkt. Dennoch verbringt er sein Dasein meistenteils in frei gewählter Ortlosigkeit. Er sucht weder in der Herkunftskultur noch in fremden Kulturen seine Heimat. Nur fungiert sein permanentes Unterwegssein nicht als eine Art Heilmittel gegen jene Melancholie, welche die Sesshaftigkeit für manche mit sich bringt. Das Nomadische seiner Existenz lässt sich nicht romantisieren, weil Empfindungen existenzieller Unbehaustheit ihm eher fremd sind. Er ist ein Abenteurer, aber kein Aussteiger, ein Kosmopolit, den weder Fern- noch Heimweh plagt. Im Gegensatz zu den Romantikern ist er ein rastlos Getriebener ohne Sehnsucht und ohne die melancholische Verzweiflung innerer Zerrissenheit oder Entfremdung. Ein Nomade ist gegen Heimweh immun, weil er sich an allen Orten zurechtfinden kann, überall und nirgends zu Hause ist. Er ist gleichsam in der Nichtsesshaftigkeit daheim. Es gibt zahllose Menschen, die aus politischen, ökonomischen oder diskriminatorischen Gründen im Unsteten leben müssen. Dagegen kann es sich Gunther von Hagens leisten, heimatlos zu sein und gegen einengende Häuslichkeit sowie normierte Lebensverläufe zu revoltieren. Seine notorische Ruhelosigkeit scheint ihm bereits in die Wiege gelegt worden zu sein. Er verstand und versteht es, seine Sucht nach Unruhe sogar in ein Arbeitsethos zu verwandeln. Immer auf der Suche nach abwegigen Pfaden und alternativen Strecken ist für ihn jeder Ankunftsort im buchstäblichen wie im übertragenen Sinne eine Stätte, die den nächsten Abschied schon wieder in sich trägt. Heimat ist für ihn kein durch Mauern und Einfriedungen begrenzter Raum, sondern eine offene Wegstrecke. Seine Heimatlosigkeit fängt er durch sein Wohnen in der Arbeit auf.

IMPRESSUM

© 2010 Arts & Sciences
Verlagsgesellschaft mbH, Heidelberg

Printed in Germany
Design/Layout: die werbeaktivisten, Marc Schumacher, Weinheim
Textredaktion/Lektorat: rhet publica, Pfullingen
Druck/Bindung: Druckerei J. P. Himmer GmbH & Co. KG, Augsburg

Abbildungsnachweis:
Alle Abbildungen, deren Herkunft nicht gesondert vermerkt ist,
stammen aus Beständen des Instituts für Plastination, Heidelberg,
bzw. aus privaten Quellen.

ISBN 978-3-937256-16-0